영양학 전문가가 알려주는 저염·저칼륨 식사법

콩팥병을 이기는 매일 밥상

어메이징푸드 지음

Prologue

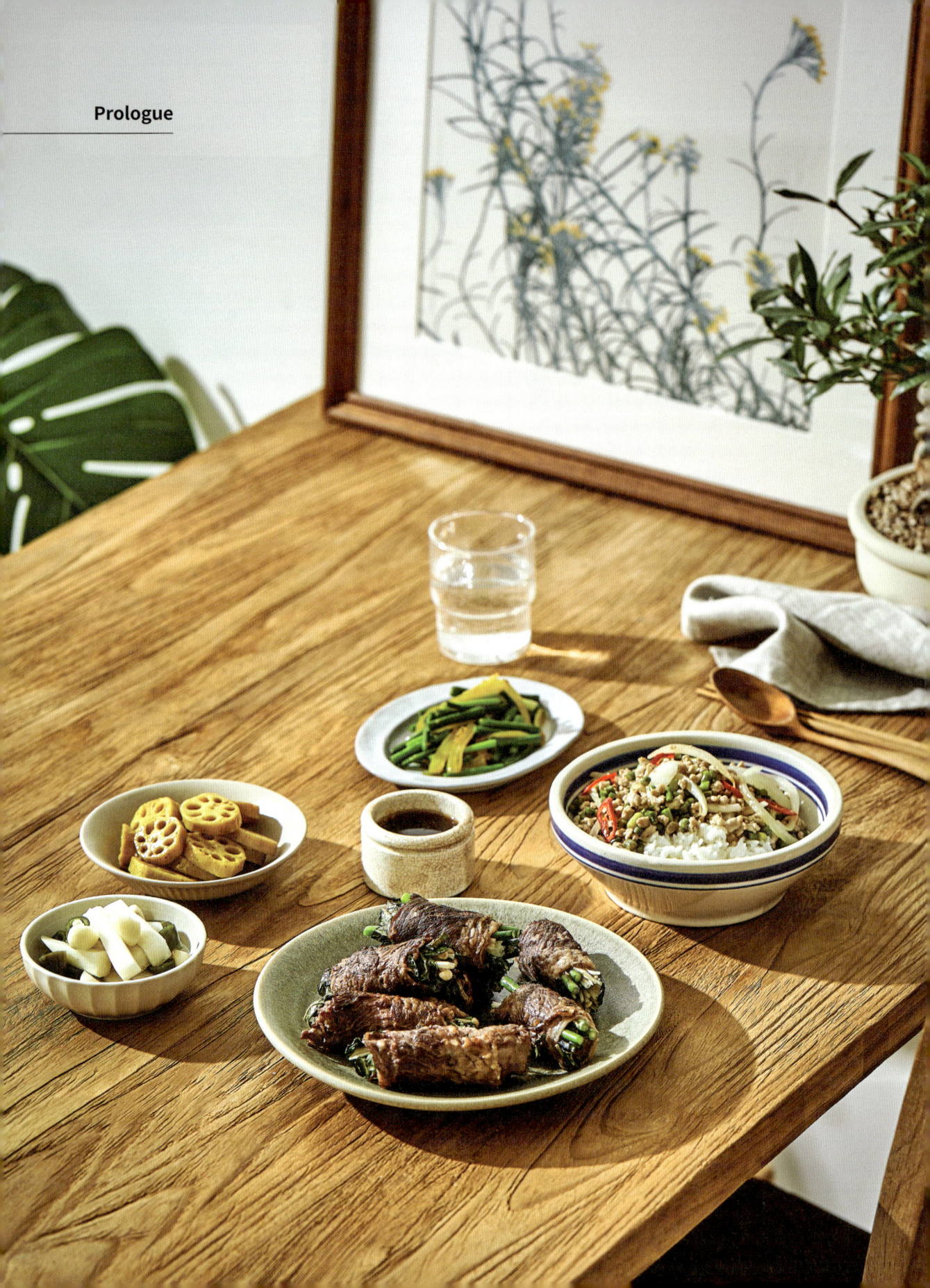

맛있는 밥상으로 콩팥 건강을 지키세요

평균수명이 늘어나면서 전보다 더 큰 관심을 받게 된 질환이 있습니다. 바로 신장병이라고도 부르는 콩팥병입니다. 5년 사이 만성 콩팥병 환자는 35% 이상 늘었습니다. 당뇨병 환자가 늘면서 당뇨병의 합병증 중 하나인 당뇨병성 신증(당뇨병으로 인해 발생하는 콩팥의 기능 이상)을 진단받는 사람들이 많아지고, 투석을 하고 있거나 콩팥을 이식하는 사람들도 주변에서 쉽게 발견할 수 있을 거예요. 진료비도 40% 넘게 증가했습니다. 만성 콩팥병은 진단 이후 제대로 관리하지 못해 투석으로 진행되면, 그 어떤 질환보다 많은 진료비가 들지요.

콩팥은 그저 소변을 잘 만들어내기만 하면 제 몫을 다 하는 것이라고 여겨지지만, 우리 몸의 원활한 대사에 아주 중요한 역할을 합니다. 그런데 콩팥병은 한 번 시작되면 점점 나빠지는 쪽으로만 진행되는 특징이 있습니다. 당뇨병이 식생활과 생활습관 등을 꾸준히 개선하면 다시 좋아질 수 있는 것과는 상황이 달라요. 따라서 진단 초기부터 주치의의 지침을 잘 실천하고 식생활을 야무지게 관리하는 것이 매우 중요합니다. 일상에서 잘 관리해야 콩팥병의 진행 속도를 늦추고 콩팥의 제 기능을 오랫동안 유지할 수 있습니다.

하지만 콩팥병을 진단받은 사람들은 "먹으면 안 되는 것만 많아지고, 먹을 게 없다", "먹는 즐거움이 없다"라고 말하는 경우가 많습니다. 실제로 콩팥병 환자의 식사요법은 저염식을 기본으로 단백질, 인, 칼륨 등 그동안 마음 놓고 먹어왔던 영양소를 조절해야 해 까다로운 편이에요. 잡곡밥, 견과류, 신선한 고기, 콩, 두부 등 몸에 좋다고 알려진 식품도 섭취량에 따라 오히려 해가 되는 경우가 있어 주의가 필요하지요.

매끼 식사할 때마다, 간식 하나를 고를 때마다 고민할 수밖에 없는 콩팥병 환자와 가족을 위해 영양학 박사와 임상영양사들이 가장 간편하고 맛있는 콩팥병 극복 요리를 제안합니다. 찬찬히 보면서 콩팥병의 특징과 식사요법을 익히고 제안한 메뉴들을 하나씩 만들어보세요. 다채롭고 맛있는 밥상이 될 것입니다.

이 책을 통해 모든 콩팥병 환자와 가족이 걱정 없이 즐거운 밥상을 즐길 수 있기를 바랍니다.

박현진 (어메이징푸드솔루션 대표이사, 영양학 박사)

Contents

프롤로그 **2**

1장 콩팥병 제대로 알기

콩팥은 어떤 역할을 할까? **10**
해마다 늘어나는 만성 콩팥병 **12**
만성 콩팥병의 다양한 원인 **14**
만성 콩팥병의 증상과 합병증 **18**
만성 콩팥병의 진단 기준 **20**
콩팥 기능을 대신하는 투석 치료 **26**
콩팥병을 예방·관리하는 생활습관 **28**
콩팥병을 이기는 단계별 식사법 **32**
콩팥 건강을 지키는 식습관 **34**
나의 하루 식사 설계하기 **38**
필요한 도구와 쉬운 계량 방법 **42**
만성 콩팥병 환자의 식사 준비 원칙 **44**
칼륨·인을 줄이는 재료 전처리 방법 **46**
콩팥병 환자를 위한 5일 식단 **48**
Q&A 영양상담실 **50**

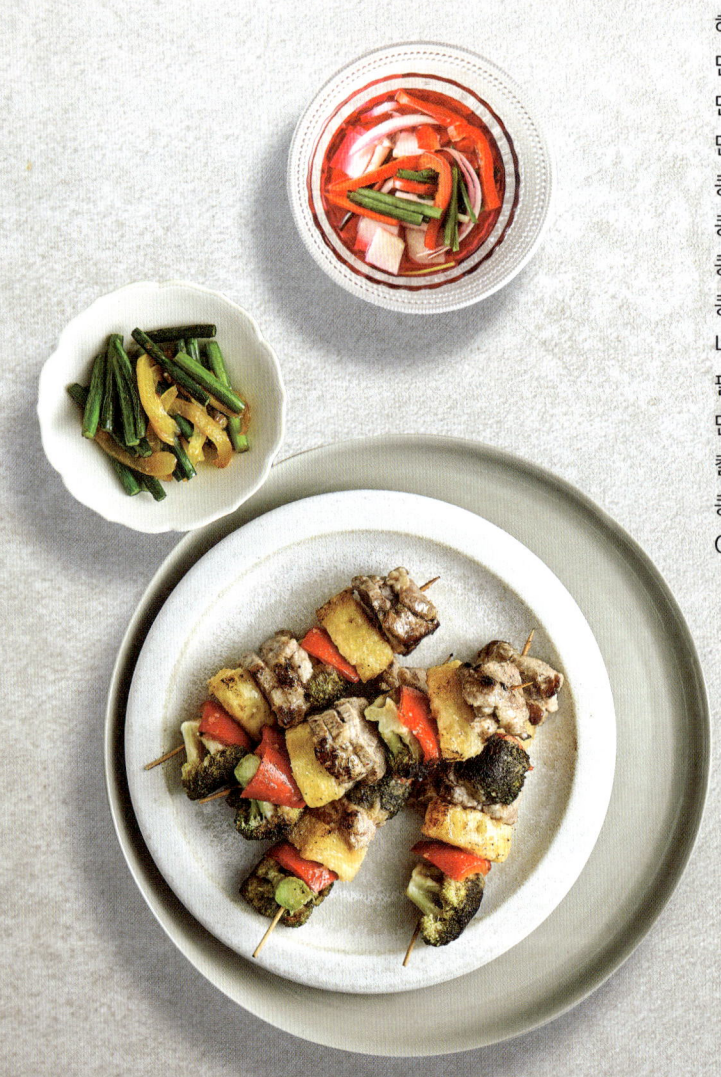

2장 콩팥병을 이기는 밥상

Part 1 한 끼에 2가지, 채소 반찬

새송이 피망 꼬치구이 58
채소 잡채 60
마늘종 옥수수볶음 62
상추 사과무침 64
삼색찜 66
더덕 간장양념구이 68
청포묵 깻잎 김무침 70
구운 애호박나물 72
우엉볶음 74
콩나물볶음 76
브로콜리 마늘볶음 78
배추 팽이버섯 말이 80
라이스 김부각 82
사과 배 냉채 84
오이 도라지 초무침 86
얼갈이배추 된장무침 88
마늘 표고버섯 고추장조림 90
가지 버터구이 92
팽이버섯 매운 구이 94
이색묵전 96
찹쌀버섯 누룽지와 블루베리 탕수소스 98
콜리플라워 샐러드와 과일 드레싱 100
적채 콜슬로 102
대파 마리네이드 104
가지 꽈리고추 간장볶음 106
연근 강황조림 108

마늘종 파프리카볶음 110
오이 목이버섯볶음 112
상추 파채무침 114
치커리 적채무침 116
우무묵무침 118
도토리묵구이와 오이무침 120
숙주 겨자무침 122
귤 파프리카 샐러드와 발사믹 드레싱 124
유부 알배추 굴소스볶음 126
고사리 들기름볶음 128
양배추 고사리전 130
무전 132
양배추 초무침 134
무 고추냉이초무침 136

피클 & 김치

양배추 깻잎 피클 138
파프리카 피클 138
양파 비트 피클 139
마늘 풋고추 피클 139
배추겉절이 140
돌나물 사과 물김치 140
삼채 물김치 141
콜라비 물김치 141

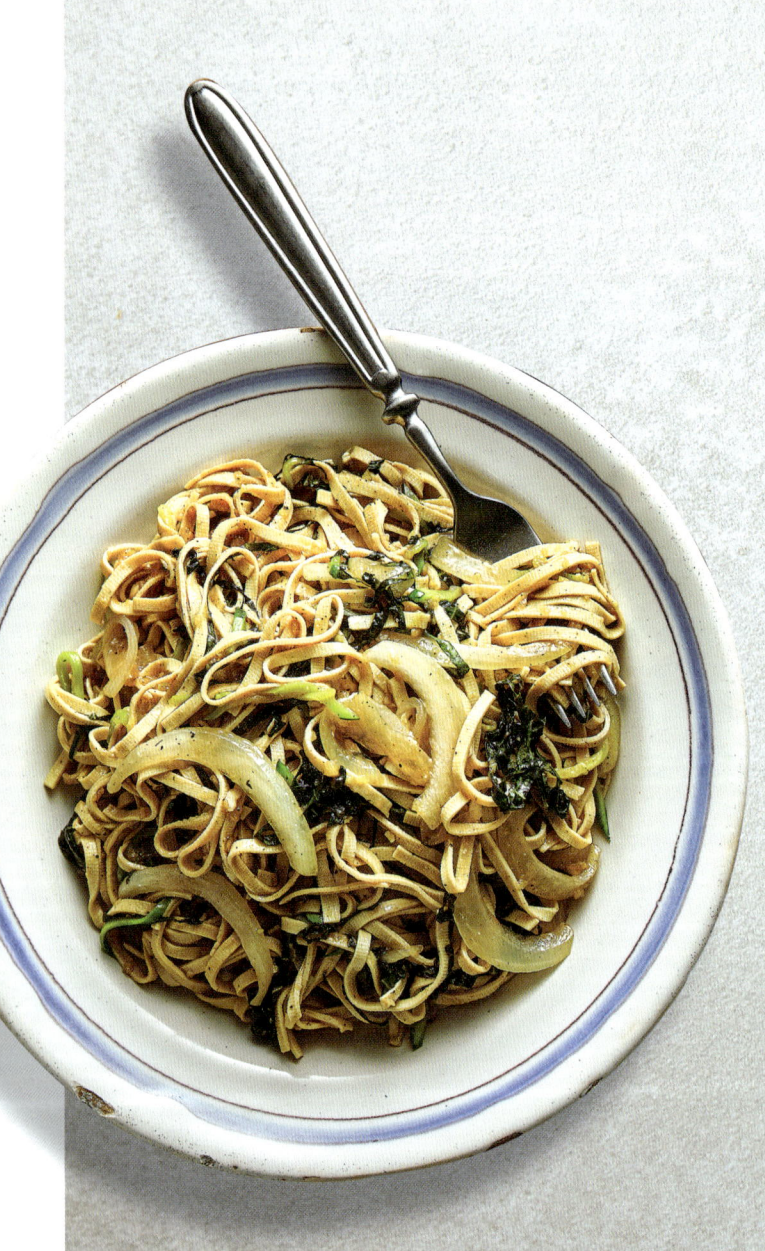

Part 2 한 끼에 1가지, 단백질 반찬

닭 버섯 된장볶음 **144**
닭살 콩나물 겨자냉채 **146**
임연수어구이와 풋고추 유자 소스 **148**
두부전과 무 레몬 소스 **150**
돼지고기 꼬치구이와 사과 꿀 소스 **152**
파프리카 돼지고기 잡채 **154**
쇠고기 우엉볶음 **156**
닭다리살 꽈리고추볶음 **158**
두부면 들기름볶음 **160**
실파 두부무침 **162**
동태살 버터구이 **164**
새우살 두부찜 **166**
브로콜리 새우전 **168**
눈송이 레몬 탕수육 **170**
쇠고기 마늘종 팽이버섯 말이 **172**
육전과 청양고추 초간장 **174**
갈릭 햄버그스테이크 **176**
무수분 수육 **178**
마늘종 제육볶음 **180**
쇠고기 낙지볶음 **182**
가자미 사과고추장구이 **184**
오이고추 고기전 **186**
닭가슴살 연근 완자전 **188**
강황 닭갈비 **190**
대파 조기찜 **192**

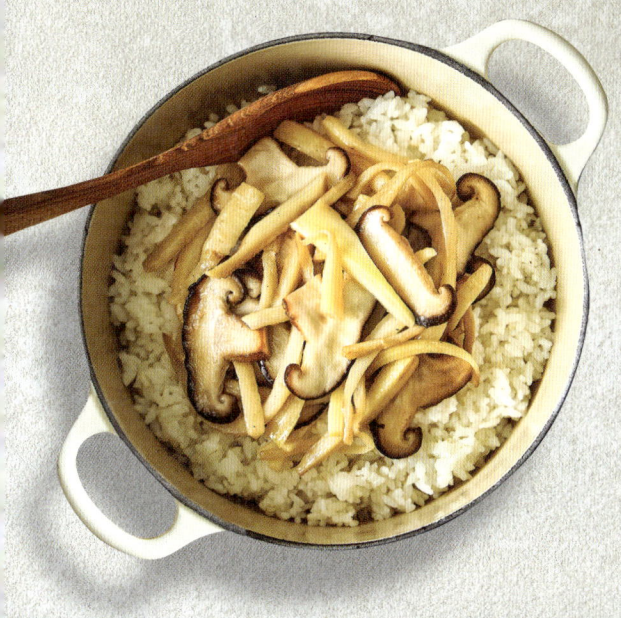

Part 3 간편한 한 끼, 한 그릇 음식

더덕 오일파스타 **196**
묵 비빔밥 **198**
닭가슴살 비빔밥 **200**
당근라페 샌드위치 **202**
달걀 누룽지죽 **204**
쌀소면 비빔국수 **206**
쇠고기 채소 주먹밥 **208**
유부 꼬마김밥 **210**
아스파라거스 골뱅이 파스타 **212**
쇠고기 대파 덮밥 **214**
마늘종 돼지고기 덮밥 **216**
도라지 표고버섯 솥밥 **218**
쇠고기 양배추죽 **220**
상하이 볶음쌀국수 **222**
닭가슴살 오이 오픈샌드위치 **224**

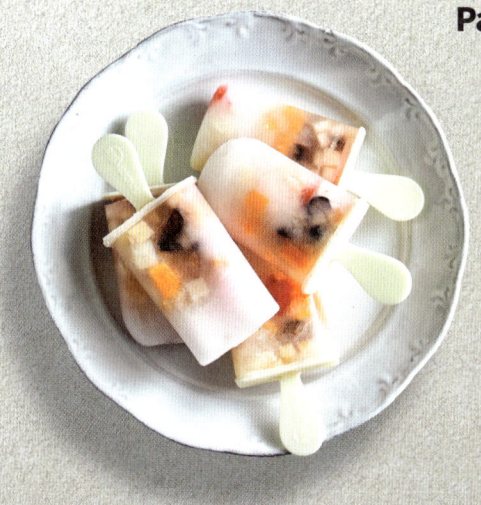

Part 4 맛있는 오후, 간식

홍시 셔벗 **228**
시나몬 누룽지튀김 **230**
과일 아이스바 **232**
프렌치토스트와 사과조림 **234**
오이 냉수프 **236**
갈릭버터칩 **238**
마늘칩 떡강정 **240**
블루베리 복숭아 젤리 **242**
영양음료 젤리 **244**
푸실리튀김과 청양마요 디핑소스 **246**

1장

콩팥병 제대로

대한신장학회 자료에 따르면, 우리나라 대도시 성인 가운데 약 13%가 콩팥의 기능이 떨어진 상태이고, 그중 치료가 필요한 사람은 5% 정도로 추정됩니다. 콩팥은 손상되는 동안 증상과 징후가 거의 없고, 한번 기능이 떨어지면 영구적인 손상으로 이어집니다. 콩팥병에 대해 제대로 알고 올바른 식사법으로 예방, 관리하는 것이 중요합니다.

_____ 알기

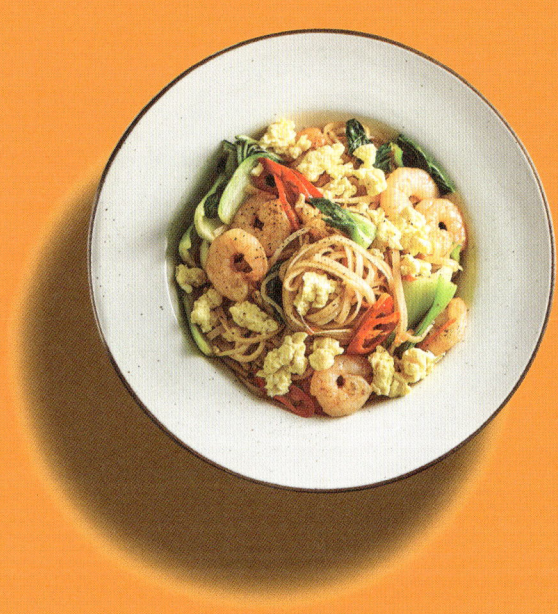

콩팥은 어떤 역할을 할까?

콩팥의 위치와 모양

콩팥은 우리 몸의 등 양쪽에 한 개씩 총 두 개가 있습니다. 두 손으로 뒤쪽 허리를 짚었을 때 조금 아래 양쪽에 자리합니다. 콩팥의 다른 이름인 신장은 심장과 발음이 비슷해, 혼동을 막기 위해 최근에는 콩팥이라는 이름을 널리 사용합니다.

강낭콩 모양의 콩팥은 각각 130g 내외로 체중의 0.5~1%에 해당하는 작은 기관이지만, 심장에서 방출되는 혈액량의 약 20%를 공급받고 있습니다. 콩팥으로 들어간 혈액은 사구체의 여과작용으로 깨끗해져 콩팥 정맥을 통해 빠져나오고, 노폐물은 소변으로 배출됩니다.

사구체는 콩팥에서 혈액을 깨끗하게 걸러주는 모세혈관 덩어리를 말합니다. 한쪽 콩팥에 100만 개씩, 총 200만 개가 있습니다. 사구체가 혈액 노폐물을 걸러내는 정도를 나타내는 수치를 '사구체 여과율'이라고 하며, 이는 콩팥 기능을 측정하는 지표로 사용됩니다.

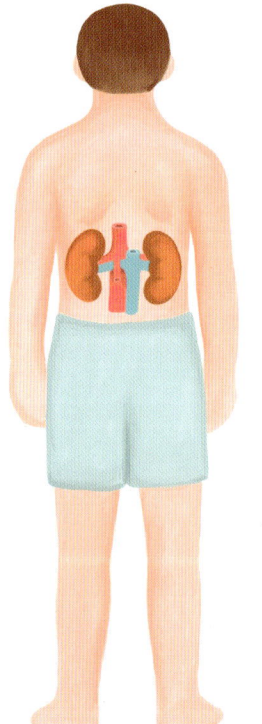
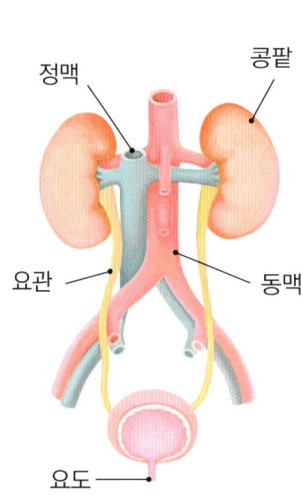
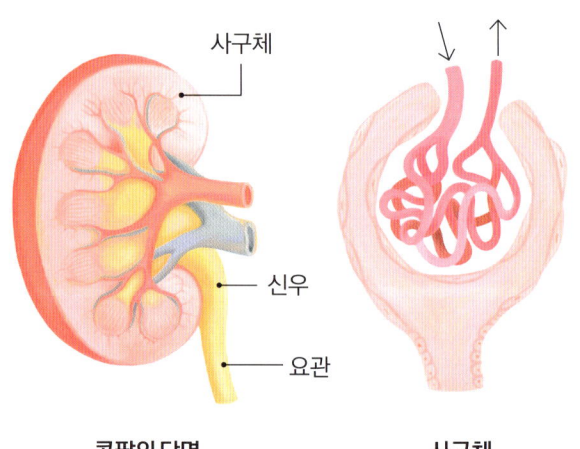

[콩팥의 위치와 모양]

콩팥의 다양한 기능

노폐물 배설 기능
우리 몸에서 생긴 노폐물을 소변을 통해 몸 밖으로 내보내는 것은 콩팥의 대표적인 기능입니다. 음식을 먹고 에너지를 만드는 과정에서 생성되는 요소, 크레아티닌, 요산 등의 다양한 노폐물을 소변으로 배출함으로써 노폐물이 쌓여 발생하는 요독증을 예방합니다. 약을 먹었을 때 생기는 대사산물도 소변으로 배출해 체내에 쌓이지 않게 합니다.

항상성 유지 기능
우리 몸이 외부 환경과 체내의 다양한 변화에 대응해 일정한 상태를 유지하는 것을 '항상성'이라고 합니다. 생명을 유지하는 데 가장 기본이 되는 항상성 유지에 콩팥이 핵심적인 역할을 합니다. 콩팥이 나트륨, 칼륨, 칼슘, 마그네슘과 같은 전해질의 균형과 수분량을 조절해 부종을 예방하고 근육을 원활히 움직일 수 있게 합니다.

혈압 조절 기능
콩팥은 우리가 살아가는 데 필요한 여러 가지 호르몬과 효소를 생산, 분비합니다. 특히 혈압이 떨어지면 레닌 호르몬이 분비되고, 이 호르몬이 혈관을 수축시키는 물질인 앤지오텐신을 활성화해 혈압을 높입니다. 레닌 호르몬은 또 물과 나트륨을 재흡수하는 알도스테론 호르몬의 생성을 촉진하는데, 이로써 소변량이 줄고 혈액량이 늘어 혈압이 높아지게 됩니다. 이 과정을 레닌-앤지오텐신-알도스테론 시스템(RAAS)이라고 하며, 이 시스템은 혈압 조절에 중요한 역할을 합니다.

조혈 기능
혈액 속 적혈구는 각 조직으로 산소를 운반해 대사가 원활하게 이루어지도록 합니다. 부족하면 산소 운반이 잘 되지 못해 빈혈이 생길 수 있습니다.
적혈구는 일정 기간이 되면 사멸하고 다시 생성되기를 반복합니다. 콩팥의 곁 세포에서 조혈 인자인 에리트로포이에틴을 분비하며, 이 호르몬은 골수에서 적혈구가 만들어지도록 촉진합니다.

비타민 D 활성화 기능
비타민 D는 소장에서 칼슘과 인의 흡수율을 높입니다. 또 콩팥에서 혈압을 높이는 레닌 호르몬이 만들어지는 것을 막고 레닌의 활성도를 낮춰 혈압이 올라가지 않게 합니다. 그 밖에도 근육 세포를 키우고 면역에 관여하는 등 다양한 역할을 합니다.
그런데 주로 햇빛(자외선)을 통해 얻어지는 비타민 D는 처음에는 비활성 상태인데, 활성형으로 바뀌어야 기능을 할 수 있습니다. 몸속에 들어온 비타민 D는 간에서 중간 활성 비타민 D로, 콩팥에서 활성형 비타민 D로 전환됩니다.

해마다 늘어나는 만성 콩팥병

만성 콩팥병이란?

콩팥 기능이 몇 시간에서 몇 주 이내에 빠르게 떨어지는 급성 콩팥병과 달리, 원인과 상관없이 3개월 이상 지속적으로 떨어져 있는 상태를 만성 콩팥병이라고 합니다. 만성 콩팥병에 걸리면 호르몬 분비, 조혈작용, 노폐물 배설, 항상성 유지, 비타민 D 활성화와 같은 콩팥 기능이 떨어집니다. 그러면 기능들이 연결되어 있는 우리 몸은 항상성을 잃고 칼륨이 체내에 쌓여 심장 정지와 같은 현상이 나타나게 됩니다.

사구체 여과율이 60mL/분/1.73m² 미만인 상태를 콩팥 기능 감소 상태라고 하는데, 만성 콩팥병은 콩팥 기능이 영구적으로 감소한 상태로 다시 좋게 만들기는 어렵습니다. 잦은 어지러움, 무기력함, 잦은 부종 등 몸에 이상을 느꼈거나 만성 질

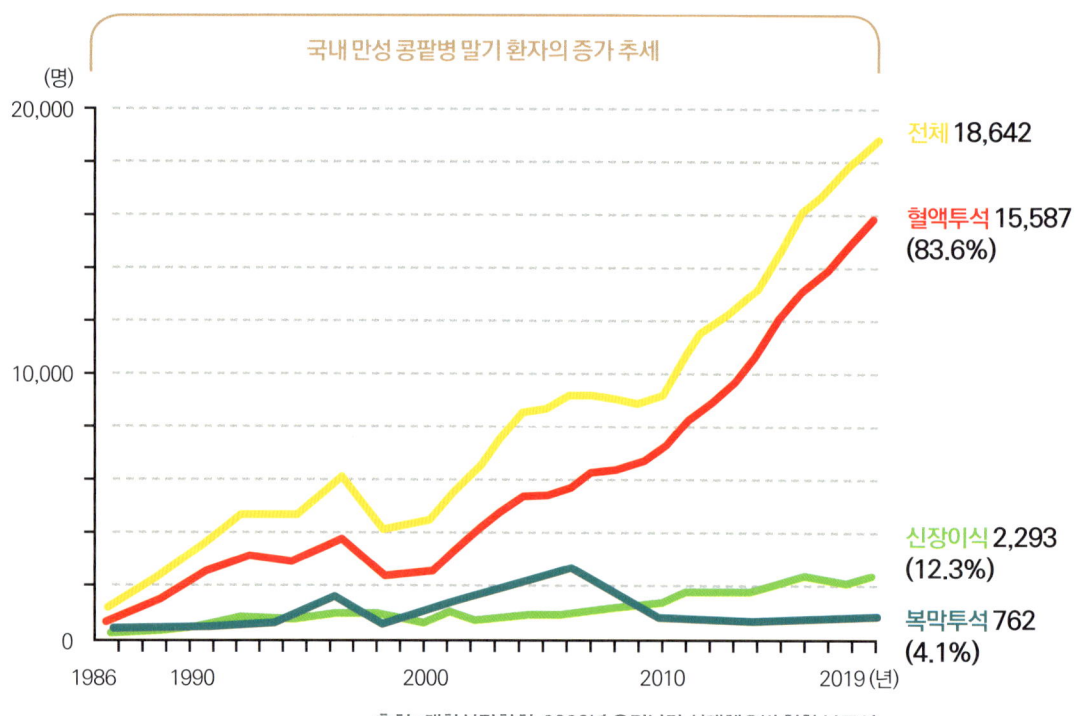

출처 : 대한신장학회, 2020년 우리나라 신대체요법 현황 보고서

환 같은 만성 콩팥병의 원인을 가지고 있다면 주기적으로 병원을 방문해 콩팥의 기능을 관찰할 필요가 있습니다.

콩팥병 환자 수 세계 6위

자료에 따르면, 국내 만성 콩팥병 말기 환자(5단계)는 매년 늘어나 지난 10년간 두 배 증가했고, 2019년 전 세계 6위로 나타났습니다. 이는 고령화, 만성 질환자 증가, 병 인식 증가 등 다양한 원인이 있습니다.
다만 투석 환자가 늘었다는 것은 병을 초기에 발견하지 못했거나, 알고 있더라도 적절한 치료와 식이요법을 진행하지 못했을 수 있다는 것을 의미합니다. 주기적인 혈액검사로 병을 초기에 발견하고 적절한 치료와 식이요법을 진행해 투석 단계까지 가지 않도록 해야 합니다.

나이 들수록 높아지는 발병률

나이가 들면 노화와 함께 사구체 여과율이 줄어들고 고혈압, 당뇨병, 심혈관질환 등 만성 콩팥병의 원인이 되는 만성 질환이 생기기도 합니다. 이로 인해 만성 콩팥병의 발병률이 점점 늘어납니다. 특히 70대 이후에 급격히 증가합니다.
나이가 들면서 콩팥의 기능이 약해지는 것은 피할 수 없습니다. 평소 건강한 식습관과 생활습관을 유지하는 것이 중요합니다. 특히 초기에는 대부분 콩팥 기능 감소로 나타나는 증상을 알기 어렵기 때문에 정기적인 건강검진으로 질병을 미리 예방하는 것이 매우 중요합니다.

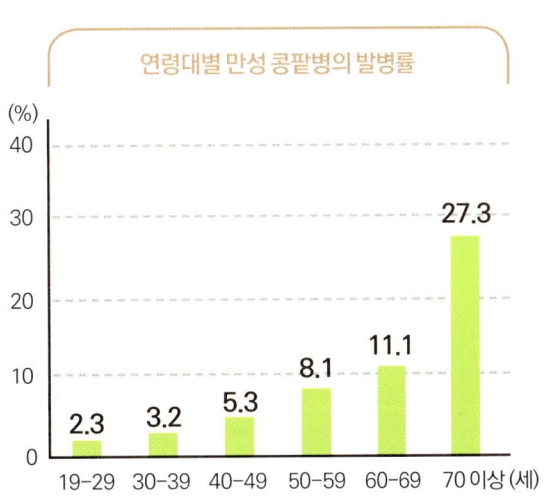

출처 : 질병관리청 만성질환관리국 건강영양조사분석과, 2020

만성 콩팥병의 다양한 원인

당뇨병

당뇨병은 췌장의 인슐린이 잘 분비되지 않거나 인슐린이 제대로 작동하지 않을 때 포도당 흡수가 원활하지 않아 발생하는 병입니다. 포도당이 잘 흡수되지 않으면 혈액 속의 포도당 농도가 올라가 혈액이 끈적이게 되고, 이로 인해 혈관에 염증이 잘 생기게 됩니다. 이런 고혈당은 다양한 장기에 합병증을 일으키는데, 콩팥도 그 장기들 중 하나가 될 수 있습니다.

대한신장학회는 2020년 우리나라 신대체요법 현황 보고서에서 말기 콩팥병의 원인 질환은 당뇨병이 49.8%로 가장 많이 차지한다고 발표했습니다. 하지만 만성 콩팥병 초기에는 단백뇨가 나타나면서 다른 증상은 없는 경우도 있습니다. 제1형 당뇨병 환자는 진단 5년 후부터, 제2형 당뇨병 환자는 진단 당시부터 매년 혈액검사를 통해 콩팥 기능의 정도를 나타내는 사구체 여과율을 확인하는 것이 좋습니다.

혈관 건강 관리를 위해 혈당 수준도 적절히 유지해야 합니다. 대한당뇨병학회에서는 제2형 당뇨병 환자의 일반적인 혈당 조절 목표를 당화혈색소(HbA1c) 6.5% 미만으로 권하고 있는데, 신체, 정신, 주변 환경, 현재 앓고 있는 질병 등을 고려해 적절한 혈당 관리가 필요합니다. 당뇨병성 콩팥질환은 혈당을 잘 조절해 콩팥 기능의 감소를 예방하는 것이 매우 중요합니다.

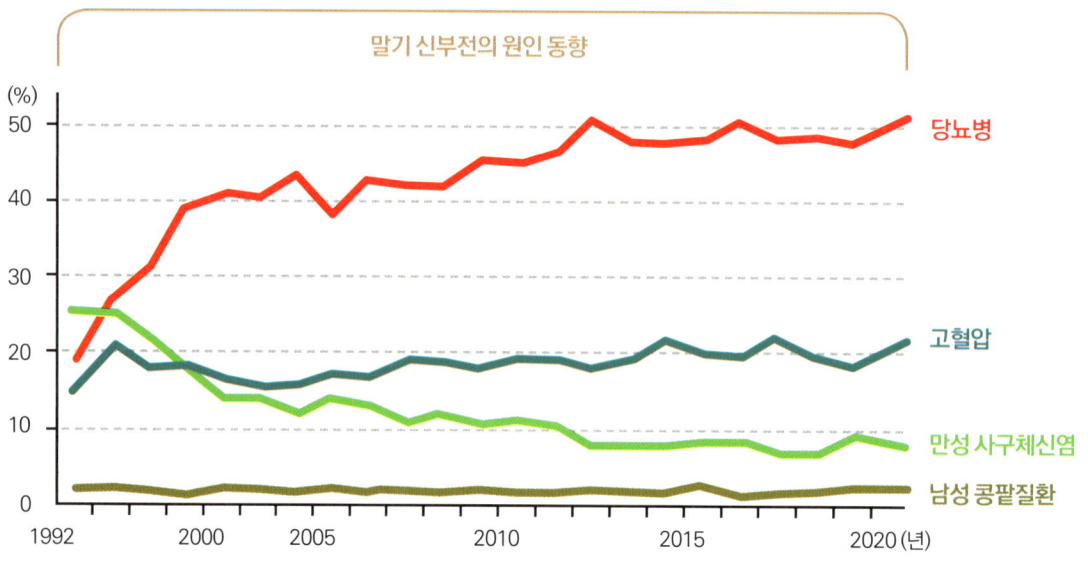

출처 : 대한신장학회, 2020년 우리나라 신대체요법 현황 보고서

고혈압

혈압이 올라가면 혈관 벽이 받는 압력이 세져 혈관이 파열되거나 염증이 생기기 쉬워집니다. 콩팥은 세밀한 혈관들로 이루어져 있어 혈압이 올라가면 스트레스를 많이 받게 되고 기능이 떨어져 만성 콩팥병이 발생할 수 있습니다.

반대로 콩팥의 기능이 떨어지면 혈압이 높아질 수도 있습니다. 콩팥은 혈압 조절을 돕는 호르몬을 분비하므로 콩팥에 이상이 생기면 호르몬 분비가 원활하지 못해 혈압이 높아집니다. 그리고 이는 다시 콩팥에 악영향을 미치게 됩니다.

이처럼 혈압과 콩팥의 기능은 서로 영향을 주고받으며 원인이 되기도 하고 증상으로 나타나기도 합니다. 세심한 관리가 필요합니다.

노화

나이가 들수록 콩팥 기능은 떨어집니다. 미국 NKF(National Kidney Foundation, 국립신장재단)에서는 콩팥질환이 없어도 나이가 들어가면서 사구체 여과율이 낮아진다고 말합니다.

사구체 여과율의 감소와 함께 여과, 재흡수, 분비의 기능을 수행하는 기본단위인 네프론의 수가 줄어들고 혈관이 노화되어 콩팥의 기능이 떨어집니다. 보통 40대부터 1년에 1% 정도씩 줄어 30년 후 70대가 되면 콩팥의 기능이 정상이라 해도 60% 정도밖에 되지 않습니다. 만약 만성 콩팥병이 있다면 기능의 감소가 정상인보다 4~5배 빠르게 진행될 수 있습니다.

가족력

네덜란드 흐로닝언대학교 메디컬센터에서 네덜란드 북부에 사는 주민 15만5천911명을 대상으로 콩팥 기능을 나타내는 주요 지표들과 콩팥병 가족력을 연구했습니다. 그 결과 직계가족 중 콩팥병 환자가 있는 경우 만성 콩팥병의 발생률은 3.04%로, 가족력이 없는 사람의 발생률인 1.19%보다 2.5배 이상 높게 나타났습니다.

가족력이 있는 사람은 만성 콩팥병에 걸릴 위험이 매우 큽니다. 정기적인 검사를 받는 것이 콩팥 건강을 지키는 데에 도움이 됩니다.

연령대별 사구체 여과율

나이	평균 사구체 여과율(mL/분/1.73m^2)
20~29세	116
30~39세	107
40~49세	99
50~59세	93
60~69세	85
70세 이상	75

출처 : 미국 국립신장재단

약물 복용

콩팥은 우리가 먹는 것에서 생기는 노폐물을 걸러주는 역할을 합니다. 약물 복용으로 생기는 노폐물도 걸러주는데, 특히 콩팥에 독성을 보이는 약물을 복용할 경우 기능에 악영향을 미칠 수 있습니다.

예를 들어 타이레놀의 성분인 아세트아미노펜 제제나 아스피린 같은 소염진통제는 적정량을 복용하면 큰 문제가 없지만, 장기간 또는 과다 복용하면 콩팥의 항상성 기능이 방해되어 독성이 생깁니다. CT(컴퓨터단층촬영)나 MRI(자기공명영상)를 촬영할 때 사용하는 조영제도 꼭 필요한 약물이지만, 혈청 크레아티닌 수치가 올라가거나 혈뇨, 빈뇨가 나타나는 등 콩팥에 직간접으로 해가 될 수 있습니다. 다이어트 약을 남용하는 것 역시 콩팥의 기능을 떨어뜨릴 수 있습니다.

자가면역질환

우리 몸은 일반적으로 세균, 바이러스와 같은 외부 물질이 들어오면 스스로 몸을 지키기 위해 면역반응을 일으킵니다. 자가면역질환은 이와 반대로 자신의 몸을 공격하는 질병입니다.

특히 온몸에 염증이 생기는 루푸스는 면역 체계가 세포나 조직, 장기들을 이물질로 오해해 공격하는 자가면역질환으로, 콩팥에 염증 반응을 일으키는 루푸스 신장염을 유발하기도 합니다. 피부에 나비 모양의 홍반이나 붉게 보이는 증상

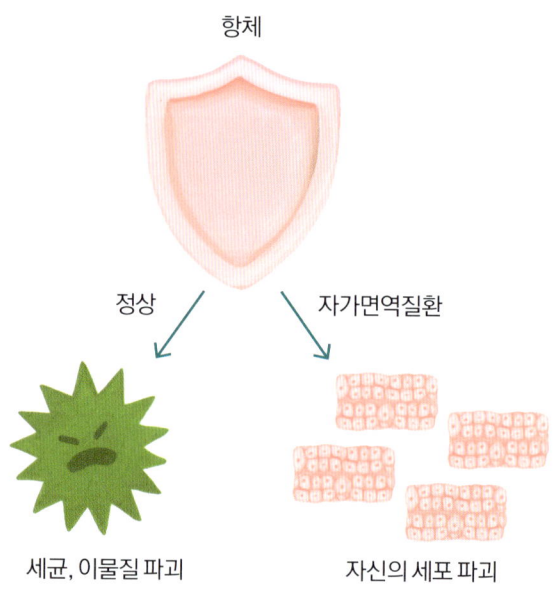

이 나타나면 눈에 띄어 발견이 쉽지만, 우울증이나 정신질환, 뇌경색과 같이 티가 나지 않는 증상을 보이기도 합니다. 위험 요인이 있으면 정기적으로 관찰하는 것이 좋습니다.

요로감염·요로결석·요로폐쇄

요로감염은 콩팥에서 몸 밖으로 소변을 내보내는 요도, 즉 오줌길에 염증이 생긴 상태입니다. 요로결석은 그 오줌길에 결석(돌)이 생긴 것이며, 요로폐쇄는 오줌길이 막힌 것을 말합니다. 이처럼 요로에 문제가 생기면 독소가 원활하게 배출되지 못하고, 요로폐쇄의 기간이나 염증의 정도, 결석의 크기와 위치에 따라 콩팥의 기능이 떨어지게 됩니다.

단일 콩팥 또는 크기 감소

여럿이 하던 일을 혼자 떠맡으면 힘이 들 듯이, 콩팥도 두 개가 하던 일을 한 개가 하려면 무리가 갈 수밖에 없습니다. 콩팥의 크기도 마찬가지여서 큰 것보다 작은 것이 더 쉽게 무리가 갑니다. 특히 나이가 들면 콩팥의 기본단위인 네프론이 줄어들고 크기가 작아져 기능이 자연스럽게 떨어집니다. 건강한 콩팥을 유지하려면 정기적인 검진을 받으며 혈관을 관리하고, 무리한 운동을 하지 않는 것이 좋습니다.

비만

몸에 불필요한 지방이 지나치게 쌓이면 인슐린 효과가 떨어져 혈당 조절이 어려워집니다. 그뿐 아니라 혈관에도 지방이 쌓이기 때문에 혈압이 상승해 콩팥에 스트레스를 주게 됩니다.
대한비만학회 학술지인 JOMES(Journal of Obesity & Metabolic Syndrome, 비만과 대사증후군 저널)에서 2009년 발표한 논문에 따르면, 비만과 만성 콩팥병의 연관성을 연구한 결과 비만도가 높을수록 콩팥의 기능 저하가 가속화되었습니다. 특히 복부비만은 사구체 여과율의 감소에 많은 영향을 미쳤고, 만성 콩팥병의 발생 위험을 높였습니다.

흡연

흡연은 혈압을 높여 혈관으로 이루어진 콩팥의 기능을 떨어뜨립니다. 그뿐 아니라 만성 콩팥병이 발생하면 혈압 조절이 어려운데, 흡연하면 혈압 조절이 어려운 상황이 되어 심혈관질환을 악화시킵니다. 대한신장학회에서는 만성 콩팥병 환자의 사망 원인 중 50% 이상이 심혈관계 합병증이라고 말합니다. 금연하는 것이 좋습니다.

만성 콩팥병의 위험 요인

- ☑ 당뇨병, 고혈압, 심혈관계 질환, 비만
- ☑ 65세 이상의 고령
- ☑ 만성 콩팥병의 가족력
- ☑ 콩팥 독성 약물 노출, 흡연
- ☑ 급성 콩팥 손상의 병력
- ☑ 요로감염, 요로결석, 요로폐쇄
- ☑ 저체중 출산
- ☑ 전신 감염
- ☑ 자가면역질환
- ☑ 단일 콩팥 또는 콩팥 크기 감소

만성 콩팥병의 증상과 합병증

만성 콩팥병의 증상

콩팥의 사구체 기능이 약해지면 몸에 대사산물이 쌓이고 내분비와 대사기능에 장애가 생겨 각 기관에서 다양한 증상들이 나타납니다.

단백뇨와 혈뇨

콩팥의 세뇨관이란 곳에서 단백질이 재흡수되지 못하면 많은 단백질이 소변과 함께 빠져나가는데 이것을 단백뇨라고 합니다. 혈뇨는 소변에 적혈구가 함께 나오는 것을 말합니다. 눈에 보이는 육안적 혈뇨도 있으나, 적혈구가 많지 않아 현미경으로 봐야 알 수 있는 현미경적 혈뇨도 있습니다. 만일 소변을 볼 때 거품이 자주 끼거나 붉은색이면 검사를 받는 것이 좋습니다.

부종

콩팥 기능이 떨어지면 하루 소변량이 500mL 이하인 핍뇨 증상이 나타납니다. 그러면 우리 몸의 노폐물과 수분이 소변으로 나가지 못해 몸이 붓게 됩니다. 일반적으로 부종이 생기면 소변량이 줄고 소변량이 늘어나면 부종이 줄어들기 때문에, 부종의 정도를 보고 콩팥 기능이 어느 정도인지 알 수 있습니다.

요독증

우리 몸은 소변을 통해 주로 산을 배출함으로써 몸의 산-염기 균형을 맞춥니다. 하지만 콩팥 기능이 떨어지면 소변량이 줄고 산 또는 여러 노폐물이 쌓이면서 몸의 균형이 깨집니다. 이때 요독증이 생기며, 이는 혈액검사를 통해 확인할 수 있습니다.

요독증이 생기면 입맛이 없어져 식사량이 줄고, 호르몬 불균형 등 여러 부정적인 기전으로 인해 영양불량의 위험이 더 커지게 됩니다. 증상이 깊어지지 않도록 적절한 식이요법과 치료가 필요합니다.

고혈압

콩팥은 '레닌'이라는 호르몬을 분비해 혈압을 조절합니다. 콩팥 기능이 떨어지면 이 조절 시스템에 이상이 생겨 고혈압이 발생하고, 고혈압은 또다시 콩팥 모세혈관의 압력을 높여 콩팥 손상이 빨라집니다.

야간빈뇨

야간빈뇨란 밤사이에 소변을 보기 위해 두 번 이상 화장실에 가는 것을 말합니다. 야간빈뇨는 다양한 질환의 증상으로, 만성 콩팥병이 있어도 나타날 수 있습니다. 보통 잠이 들면 뇌하수체에서 항이뇨호르몬을 분비해 콩팥에서 물을 재흡수하고 소변을 농축해 소변을 보지 않게 합니다. 하지만 콩팥의 기능이 지속적으로 떨어지면 소변 농축 능력이 감소해 밤에도 자주 소변을 보게 됩니다.

콩팥병으로 인해 생기는 합병증

빈혈
혈액 속 적혈구의 헤모글로빈은 산소를 각 세포 조직에 운반하는 역할을 합니다. 하지만 콩팥에서 에리트로포이에틴이라는 호르몬이 잘 만들어지지 않으면 골수에서 적혈구를 생성하기 어려워집니다. 이는 헤모글로빈 감소로 이어져 어지럼증, 창백함과 같은 빈혈 증상이 나타나게 됩니다.

골다공증
우리 몸은 주로 부갑상선호르몬과 비타민 D에 의해 조절됩니다. 하지만 콩팥 기능이 떨어지면 부갑상선호르몬의 보상 기전으로 인해 뼈에서 칼슘과 인이 빠져나오게 됩니다. 음식으로 먹거나 피부에서 만들어진 비타민 D가 활성형으로 바뀌지 못해 칼슘 흡수도 잘 안 됩니다. 몸속의 칼슘은 빠져나가고 흡수는 되지 않으니 골이양증, 골다공증과 같은 뼈질환이 생기게 됩니다.

심혈관계 질환
모세혈관으로 이루어진 사구체에 염증이 생기거나 콩팥 혈관의 협착 등 다양한 콩팥질환이 발생하면, 콩팥으로 흐르는 혈액이 적어져 혈압을 상승시키는 시스템이 가동됩니다. 이로 인해 고혈압이 발생하며, 여러 심혈관계 질환이 생기기 쉬워집니다.

질병관리청은 한국인 특성에 따른 만성 콩팥병의 콩팥 기능 저하 정도나 합병증 발병 위험인자를 규명하는 만성 콩팥병 장기추적조사를 실시했습니다. 그 결과 만성 콩팥병 환자는 심혈관계 합병증이 발생할 확률이 일반인보다 2.1배 높은 것으로 나타났습니다. 심혈관계 질환이란 심장, 혈관 등 혈액 순환 계통의 질환을 말하며 고혈압, 뇌졸중 등이 있습니다.

우울증
우울증은 현대 사회에서 자주 겪는 질환 중 하나입니다. 만성 콩팥병 환자에게도 우울증이 흔하게 나타납니다. 만성 콩팥병이 진행되면 요독증, 부종, 체중증가, 빈뇨, 수면장애 등이 나타날 수 있는데, 이런 증상이 삶의 질을 떨어뜨려 우울증이 생기게 됩니다.

만성 콩팥병 환자가 우울증을 앓게 되면 투약이나 정기적인 병원 방문을 제대로 하지 않고 스스로 병을 돌보는 일을 소홀히 해 증상이 악화할 수 있습니다. 콩팥의 기능 저하를 늦추고 삶의 질을 높이려면 우울증을 개선해야 합니다. 자신의 감정을 바르게 인식하고, 우울감이 나아질 수 있도록 주변의 도움을 적극적으로 받는 것이 좋습니다. 증상이 심하면 의료진과의 상담이 필요합니다.

만성 콩팥병의 진단 기준

콩팥 기능의 지표

사구체 여과율

콩팥의 기능은 주로 사구체 여과율로 측정합니다. 사구체 여과율은 1분 동안 혈액을 어느 만큼 깨끗하게 걸러주는지 계산한 것입니다. 콩팥 기능이 정상인 사람은 1분 동안 90~120mL의 혈액을 깨끗하게 걸러주며, 하루로 계산하면 120~180L나 됩니다.

사구체 여과율이 1분당 60~90mL 이하로 떨어지면 '콩팥 기능 감소 시작'이라고 말합니다. 대부분 증상은 없지만 혈액검사에서 이상이 나타나는 단계로, 혈압을 측정하고 콩팥 손상의 위험 요인을 찾는 등 콩팥 기능이 떨어지지 않도록 노력하는 것이 좋습니다.

요단백/크레아티닌 비율

콩팥 기능이 정상이면 단백질은 재흡수하거나 혈액으로 되돌려보내고 근육에서 생성되는 노폐물인 크레아티닌은 몸 밖으로 배출합니다. 하지만 콩팥 기능이 떨어지면, 반대로 몸 밖으로 배출하는 단백질의 양이 늘어나고 크레아티닌의 양은 줄어들게 됩니다. 요단백/크레아티닌 비율(PCR)이 높으면 그만큼 콩팥 기능이 떨어져 있다는 뜻입니다.

혈중 요소 질소

혈중 요소 질소(BUN) 수치는 혈액검사를 통해

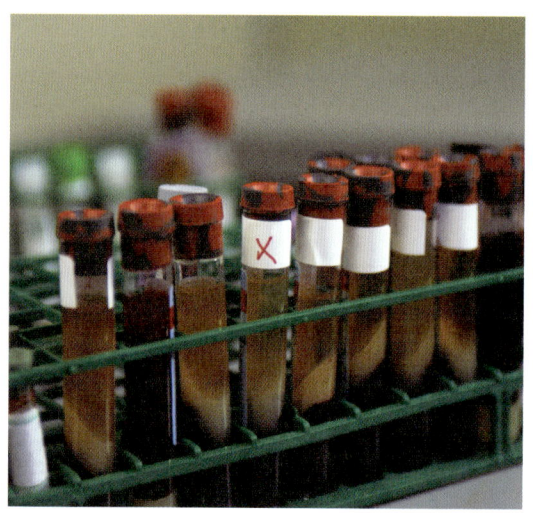

혈액 안에 요소 질소가 얼마나 있는지 측정한 값입니다. 요소 질소는 단백질 대사에서 발생하는 부산물로 간에서 만들어집니다. 혈중 농도가 높아지면 콩팥에서 오줌과 함께 밖으로 나가게 되는데, 콩팥 기능이 떨어지면 배출이 어려워져 농도의 수치가 올라갑니다.

혈청 크레아티닌

크레아티닌은 근육에서 아미노산 중 하나인 크레아틴이 분해될 때 형성되는 노폐물입니다. 콩팥 기능이 떨어지면 혈청 속의 크레아티닌도 늘어납니다. 혈청 크레아티닌 수치(혈청 속 크레아티닌의 농도)는 그 자체로도 콩팥 기능을 알 수 있을 뿐 아니라 콩팥 기능의 주요 지표인 사구체 여과율을 계산하는 데도 사용되기 때문에 콩팥 기능 검사에서 아주 중요합니다.

만성 콩팥병의 진단 기준

우리나라에서는 사구체 여과율에 따라 만성 콩팥병을 5단계로 나눕니다. 5단계에서 더 진행되어 콩팥의 기능을 잃게 되면 신장이식을 합니다.

1단계
분당 90mL 이상의 혈액을 거를 수 있는 단계로 콩팥 기능은 정상입니다. 대부분 증상이 없지만, 사구체 여과율이 정상이어도 혈뇨, 단백뇨 등 초기 콩팥 손상의 증상이 있을 수 있습니다. 콩팥의 건강을 유지하는 것이 중요하므로 콩팥 손상의 증상이 있다면 원인을 알아보고 그에 맞는 식이요법을 하는 것이 좋습니다.

2단계
분당 60mL 이상 89mL 이하의 혈액을 거를 수 있는 수준으로 콩팥 기능이 다소 감소하기 시작한 단계입니다. 몸으로 느껴지는 증상은 없을 수 있지만, 혈액검사를 하면 혈중 요소 질소나 혈청 크레아티닌 같은 혈액 수치가 정상범위가 아닐 수 있습니다. 혈압이 높다면 우선 혈압 조절부터 하고, 콩팥 손상이 악화하지 않도록 원인이 되는 질환을 찾아 적절한 식이요법을 하는 것이 중요합니다.

3단계
콩팥 손상이 더 진행되어 분당 30mL 이상 59mL 이하의 혈액을 거를 수 있는 3단계가 되면, 피로감을 느끼고 식욕이 감소하며 가려움증과 같은 증상이 올 수 있습니다. 콩팥 손상을 지연시키고 합병증의 심화를 막기 위해 콩팥 관리와 합병증 치료를 균형 있게 해야 합니다. 본격적인 식이요법도 진행하게 됩니다.

4단계
분당 15mL 이상 29mL 이하의 혈액을 거를 수 있는 4단계는 생명 유지를 위한 콩팥 기능이 매우 떨어진 상태입니다. 3단계에서 느꼈던 피로감과 식욕 감소, 가려움증도 더 심해집니다. 진료 결과에 따라 투석이나 이식을 준비하고, 투석을 진행하기 전까지 혈액 수치 범위를 적절히 유지하기 위해 엄격한 식이요법을 진행합니다.

5단계
콩팥이 지속적으로 손상되어 분당 15mL 미만의 혈액밖에 거를 수 없게 되면 투석이라는 신대체요법을 진행하게 됩니다. 투석 방법은 크게 혈액투석과 복막투석이 있습니다. 콩팥의 기능은 대부분 소실된 상태로, 잠들기 어려워지고 호흡곤란 등 좀 더 심화된 증상이 나타납니다.
투석을 진행하면 콩팥의 기능을 기계가 대신 해줘 증상이 나아질 수 있습니다. 투석으로 인해 많은 에너지가 필요하기 때문에 식사요법은 제한적인 식사요법에서 충분히 섭취하는 식사요법으로 바뀝니다.

우리나라의 만성 콩팥병 5단계					
단계	사구체 여과율	특징	증상	치료	목표
정상 또는 1단계	분당 90mL 이상	콩팥 기능은 정상이며 소변검사도 정상이지만, 혈뇨, 단백뇨 등 초기 콩팥 손상의 증거가 있는 경우에는 사구체 여과율이 정상이라도 만성 콩팥병 1단계에 속할 수 있음	무증상	혈뇨, 단백뇨 여부를 체크하고, 이상이 있을 때는 원인을 찾아 교정	동반된 원인 질환 치료
2단계	분당 60mL 이상 89mL 이하	콩팥 기능의 감소 시작	무증상 혈중 요소 질소, 혈청 크레아티닌 등 혈액검사 수치 이상이 나타남	혈압 조절 원인 치료	악화 속도를 평가하여 원인 질환 치료
3단계	분당 30mL 이상 59mL 이하	콩팥 기능의 감소 심화	피로, 식욕 감소, 가려움증 악화	혈압 조절, 콩팥 기능 악화를 늦추기 위한 치료	합병증 평가와 콩팥병 치료 진행
4단계	분당 15mL 이상 29mL 이하	생명 유지에 필요한 콩팥 기능을 겨우 유지함	피로, 식욕 감소, 가려움증 심화	투석 준비, 이식 가능성에 대한 준비	투석 준비
5단계	분당 15mL 미만	콩팥 기능이 심각하게 손상되어 투석이나 이식 없이는 생명 유지가 어려움	수면 장애, 호흡곤란, 가려움증, 구토	투석 또는 이식 시행	투석 진행

신장이식

콩팥의 기능을 거의 잃게 되면 신장이식에 대해 고려하게 됩니다. 장기를 이식할 때는 이식 장기의 거부 반응을 예방하기 위해 면역억제제를 복용합니다. 이때 메스꺼움, 구토, 식욕부진, 설사 같은 증상이 나타날 수 있으며, 혈압과 전해질에 대한 혈액 수치가 상승하는 부작용이 있을 수 있습니다.

증상에 따라 식사와 간식을 조금씩 나누어 자주 먹거나 영양보충 식품을 먹는 등의 식사 조절이 진행되어야 합니다. 부작용이 심해지지 않도록 의료진과 꾸준히 소통하는 것도 중요합니다.

미국에서는 사구체 여과율에 따른 콩팥병의 범위를 4단계로 나누고 있습니다. 사구체 여과율이 분당 90mL 이상이면 정상 범위입니다. 분당 60~89mL이면 초기 만성 콩팥병, 분당 15~59mL이면 만성 콩팥병일 수 있고, 분당 15mL 미만이면 신부전을 의미할 수 있습니다.

하지만 미국도 만성 콩팥병의 단계는 5단계로 우리나라와 같습니다. 만성 콩팥병의 발생은 세계적으로 사구체 여과율이 60mL/분/1.73m^2 미만으로 낮아졌을 때로 봅니다.

사구체 여과율에 따른 콩팥병의 범위

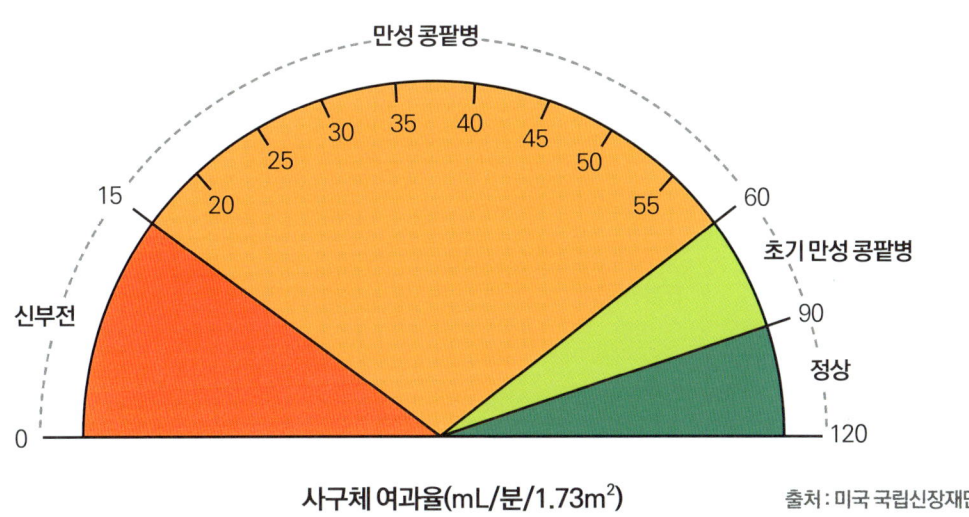

사구체 여과율(mL/분/1.73m^2)

출처 : 미국 국립신장재단

미국의 만성 콩팥병 5단계

단계	사구체 여과율 (mL/분/1.73m²)	특징	콩팥 기능(%)
1단계	90 이상	정상 콩팥에서 콩팥 기능 손상(예 : 단백뇨)	90~100
2단계	60~89	콩팥 기능의 경미한 손상	60~89
3a단계	45~59	콩팥 기능의 경증 ~ 보통 정도 손상	45~59
3b단계	30~44	콩팥 기능의 보통 ~ 중증 정도 상실	30~44
4단계	15~29	콩팥 기능의 심한 상실	15~29
5단계	15 미만	콩팥 기능 상실	15 미만

예방을 위한 단계별 검사

만성 콩팥병 환자는 콩팥 기능 감소와 합병증을 예방하기 위해 혈압을 측정하고 주기적인 혈액검사를 하는 등 지속적인 관찰을 하는 것이 좋습니다.

만성 콩팥병 단계별 검사 주기

단계	혈액검사 (사구체 여과율, 혈색소, 고지혈증)	요단백/ 크레아티닌 비율	무손상 부갑상선 호르몬 (iPTH)	칼슘, 인
1·2단계	매년	매년		
3단계	3~6개월	3~6개월	12개월	6~12개월
4단계	1~3개월	1~3개월	6~12개월	3~6개월

* 환자의 동반 질환 또는 개인의 상태에 따라 추적 관찰 기간이 단축될 수 있습니다.
* 고지혈증 검사는 공복 총 콜레스테롤, LDL 콜레스테롤, HDL 콜레스테롤, 중성지방을 포함합니다.

출처 : 1차 의료용 근거 기반 만성 콩팥병 권고 요약 정보

건강검진 결과표 읽기

구분	목표질환	검사항목	결과 (참고치)			
계측검사	비만/복부비만	키(cm) 및 몸무게(kg)	173.0 / 90.2			
		체질량지수(kg/m²) 30.1	☐ 저체중 (18.5 미만)	☐ 정상 (18.5-24.9)	☐ 과체중 (25-29.9)	■ 비만 (30 이상)
		허리둘레(cm) 91.0	☐ 정상	■ 복부 비만 (남 90 이상, 여 85 이상)		
	시각이상	시력(좌/우)	1.2 / 1.2	☐ 교정		
	청각이상	청력(좌/우)	10 / 10	■ 정상	☐ 질환의심(40dB이상)	
	고혈압 (수축기/이완기)	130 / 82 mmHg	☐ 정상 / ☐ 유질환자 / ■ 고혈압 전단계(수축기 120-139 또는 이완기 80-89) / ☐ 고혈압의심(140 이상 또는 90 이상)			
혈액검사	빈혈 등	혈색소(g/dL) 15.1	남 13-16.5 여 12-15.5	■ 정상 ☐ 기타 ☐ 빈혈 의심		
	당뇨병	공복혈당(mg/dL) 87	100미만	■ 정상 ☐ 유질환자 ☐ 공복혈당장애 의심 ☐ 당뇨병 의심		
	이상지질혈증 ☐ 해당 ■ 비해당	총콜레스테롤(mg/dL)	200미만	☐ 정상 ☐ 고콜레스테롤혈증 의심 ☐ 고중성지방혈증 의심 ☐ 낮은 HDL 콜레스테롤 의심 ☐ 유질환자		
		고밀도 콜레스테롤(mg/dL)	60이상			
		중성지방(mg/dL)	150미만			
		저밀도 콜레스테롤(mg/dL)	130미만			
	신장질환	혈청 크레아티닌(mg/dL) 1.0	1.5이하	■ 정상 ☐ 신장기능 이상 의심		
		신사구체여과율(e-GFR) (mL/min/1.73m²) 84.1	60이상			
	간장질환	AST(SGOT)(IU/L) 26	40이하	☐ 정상 ■ 간기능 이상 의심		
		ALT(SGPT)(IU/L) 38	35이하			
		감마지티피(γGTP)(IU/L) 52	남 63이하 여 35이하			
요검사	요단백	■ 정상	☐ 경계	☐ 단백뇨 의심		

우리나라 국민은 2년 또는 1년에 한 번 국가건강검진을 받습니다. 이때 콩팥 기능을 감소시키는 요인들과 현재의 콩팥 상태를 파악할 수 있는 여러 검사를 합니다.

건강검진 결과지에서 콩팥 기능 감소 요인을 알려면 비만, 고혈압, 당뇨병, 이상지질혈증 등 혈관 손상의 원인이 되는 것을 살펴보면 됩니다. 또 현재 자신의 콩팥 기능을 파악할 수 있는 지표로 사구체 여과율(신사구체 여과율), 요단백/크레아티닌 비율(PCR), 혈중 요소 질소(BUN), 혈청 크레아티닌, 요단백 등을 확인합니다. 검사에 따라 포함된 항목이 다를 수 있는데, 가장 중요한 것은 사구체 여과율입니다.

위 결과표를 보면, 고혈압 전 단계에 비만이고 사구체 여과율이 84.1입니다. 신장질환은 정상으로 되어 있지만, 사구체 여과율이 90 미만으로 콩팥 기능이 감소하기 시작한 상태입니다.

건강을 지키려면 자신의 몸 상태를 정확히 알아야 합니다. 질병을 예방할 수 있는 건강검진을 꾸준히 받고 결과를 꼼꼼히 살펴보는 것이 중요합니다.

콩팥 기능을 대신하는 투석 치료

콩팥의 기능이 85~90%까지 떨어지면 콩팥을 대신해 몸 안에 쌓이는 수분과 노폐물을 배출해주는 투석 치료가 필요합니다. 투석은 콩팥을 대신하는 기계를 이용한 시술로 신대체요법이라고도 합니다. 투석 방법은 혈액투석과 복막투석으로 나뉘는데, 개인의 생활환경이나 몸 상태가 다를 수 있으므로 의사와 상의해 적절한 방법을 선택해야 합니다.

투석은 한번 시작하면 평생 해야 하기 때문에 두려워하는 사람이 많습니다. 하지만 적절한 시기에 치료가 이루어지면 콩팥 손상의 진행을 줄이고 합병증을 예방할 수 있습니다. 두려워하기보다 치료를 고려해보는 것도 좋습니다.

[혈액투석]

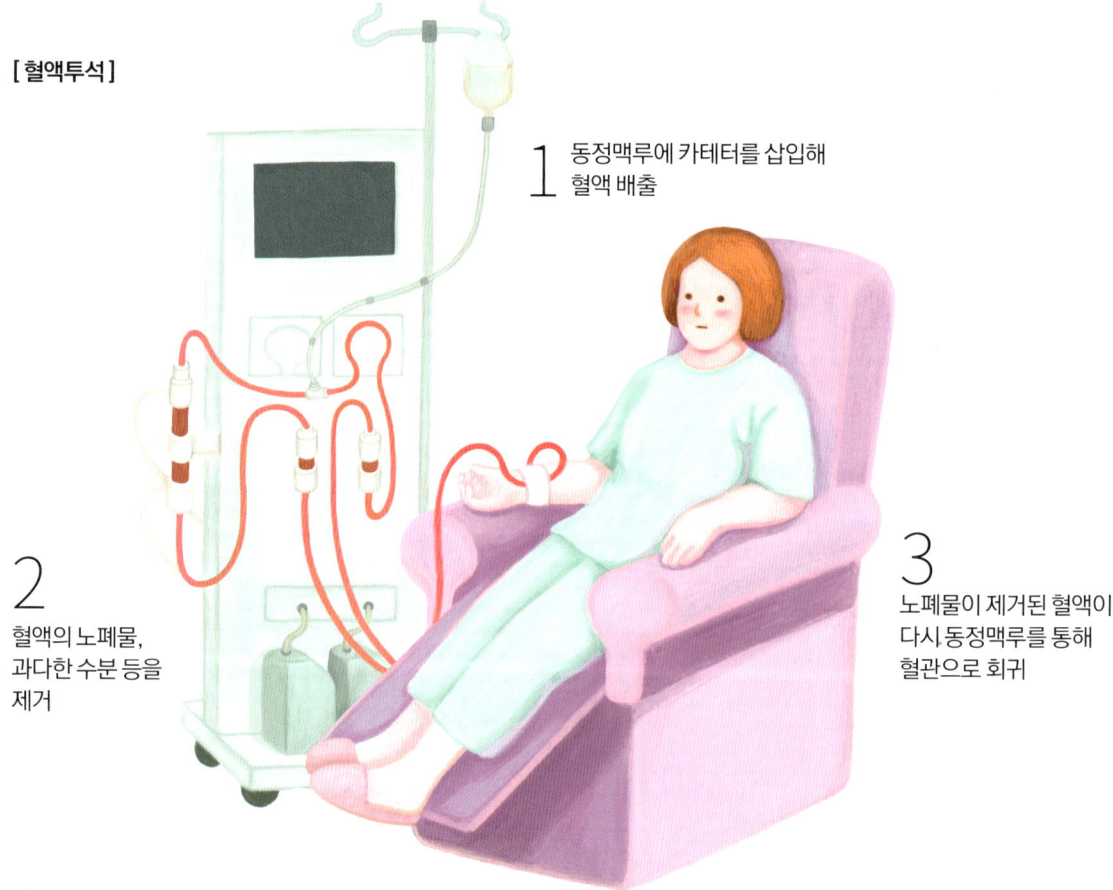

1 동정맥루에 카테터를 삽입해 혈액 배출

2 혈액의 노폐물, 과다한 수분 등을 제거

3 노폐물이 제거된 혈액이 다시 동정맥루를 통해 혈관으로 회귀

혈액투석

혈액투석은 팔의 동맥과 정맥을 연결해 만든 동정맥루에 두 개의 주사관을 꽂고 투석기에 연결해, 혈액 속의 노폐물과 수분을 배출하고 전해질 균형을 유지하는 콩팥병 치료 방법입니다. 몸속의 혈액을 빼내 투석기로 보내면 투석기에서 사구체의 여과 기능을 하는 반투과성 막을 통해 노폐물이 걸러지고 수분이 조절됩니다. 그런 다음 다시 몸 안으로 들어가게 됩니다.

혈액투석은 병원에서 이루어지기 때문에 의사나 간호사와 자주 만나면서 상태 변화에 빠르게 대응할 수 있습니다. 하지만 투석을 위해 보통 일주일에 두세 번 병원에 가야 하는 번거로움이 있습니다.

복막투석

복막투석은 하복부에 복강으로 이어지는 카테터(도관)를 삽입하고 투석액을 넣어 수분과 노폐물을 빼내는 투석 방법입니다. 복강은 장기들을 보호하는 얇은 막으로 둘러싸여 있습니다. 이 막을 복막이라고 하는데, 수분과 노폐물은 통과하지만 혈액이나 단백질은 통과하지 못합니다. 복막의 이런 특성과 물질의 농도 차를 이용해 혈액을 여과합니다. 투석액이 카테터를 통해 복강으로 들어가면 삼투와 확산작용으로 혈액 속 노폐물과 불필요한 수분이 투석액 쪽으로 이동하게 되는 것입니다.

복막투석은 투석액을 몸 안에 지니고 다니면서 천천히 여과하기 때문에 혈액투석을 할 때 부정맥이나 심한 저혈압이 나타나는 경우 대안이 되기도 합니다. 스스로 할 수 있고 병원에 가지 않아도 되며, 식사나 수분 섭취에도 비교적 제한이 적습니다.

하지만 복막이 바깥 환경에 노출된 것과 같아 카테터 출구를 매일 소독해야 하고, 투석액을 교체하는 환경도 환기가 잘되고 깨끗해야 복막 감염을 예방할 수 있습니다. 목욕할 때도 입욕을 피하고, 방수 테이프를 붙인 뒤 샤워를 해야 합니다.

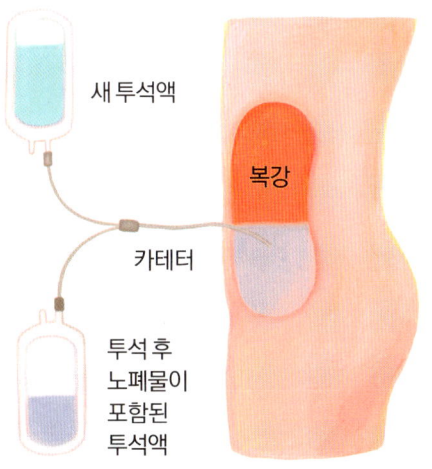

[복막투석]

콩팥병을 예방·관리하는 생활습관

만성 콩팥병은 초기에 아무런 증상이 없어 발병을 알아채기가 어렵습니다. 그러다가 적절한 치료 시기를 놓치면 콩팥 기능이 현저히 감소해 투석이나 신장이식이 필요한 상태가 될 수 있습니다.

콩팥병의 위험 요인을 가지고 있는 경우에는 정기 검진을 받고, 콩팥의 이상을 의심할 수 있는 증상이 있다면 신장내과 전문의의 진료를 받는 것이 좋습니다. 무엇보다 콩팥병이 발생하지 않도록 예방하는 것이 중요합니다.

적정 체중을 유지한다

비만은 고혈압, 당뇨병 등의 만성 질환을 유발하고, 만성 질환은 콩팥의 기능을 떨어뜨립니다. 콩팥병을 예방하려면 적정 체중을 유지해 만성 질환을 예방할 필요가 있습니다.

비만 여부는 체질량지수(BMI)로 알 수 있습니다. 체질량지수는 키와 체중을 이용해 체지방량의 정도를 추정한 값입니다. 체질량지수가 높으면 비만이며, 낮으면 저체중으로 면역 저하 또는 소모성 질환이 있지 않은지 살펴봐야 합니다.

$$체질량지수 = 체중(kg) \div 키의 제곱(m^2)$$

예) 키 175cm, 체중 70kg인 사람의 체질량지수는?
$70kg \div (1.75m \times 1.75m) = 22.86 kg/m^2 \rightarrow$ 정상 범위

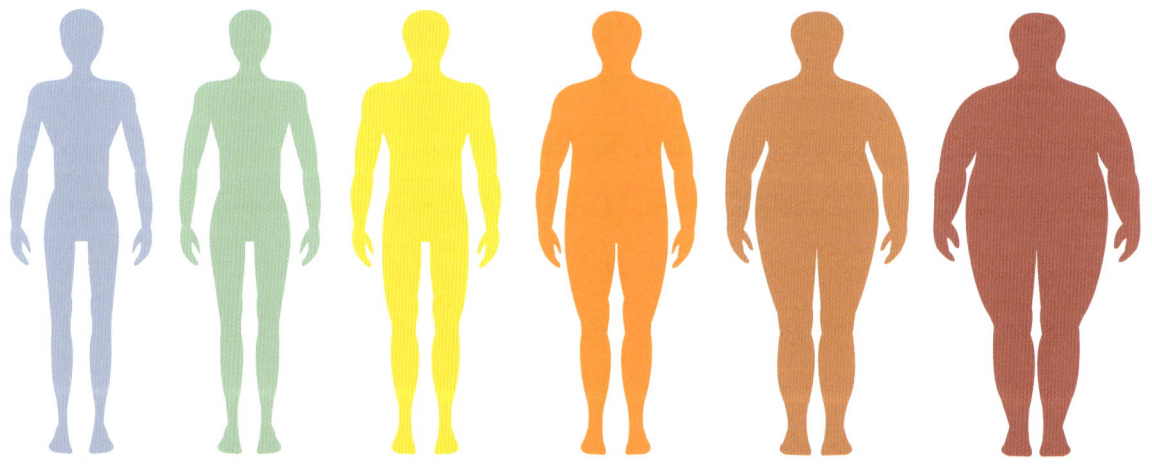

| 18.5 미만 저체중 | 18.5~22.9 정상 | 23~24.9 과체중(비만 전 단계) | 25~29.9 비만(1단계) | 30~34.9 비만(2단계) | 35 이상 고도비만(3단계) |

비만한 만성 콩팥병 환자가 체중을 줄이면 심장의 건강 상태와 대사가 개선되고, 혈압과 단백뇨가 호전되며, 콩팥 기능의 저하 속도가 늦춰지는 효과를 볼 수 있습니다. 체질량지수는 18.5~25를, 허리둘레는 남자 90cm 미만, 여자 85cm 미만을 유지하는 게 좋습니다. 다만 진행된 만성 콩팥병 환자는 저체중, 지나친 체중감량이 해로울 수 있으므로 주의가 필요합니다.

당뇨병 환자의 목표 혈당		
구분	정상 혈당	목표 혈당
공복혈당	70~100mg/dl	80~130mg/dl
식후 2시간 혈당	90~140mg/dl	180mg/dl 미만
당화혈색소	5.7% 미만	6.5% 미만

출처 : 대한당뇨병학회

규칙적인 신체활동을 한다

규칙적인 신체활동은 호르몬 균형을 적절히 유지해 콩팥의 기능이 떨어지는 속도를 늦춰줍니다. 또 혈압 조절에 긍정적인 영향을 주기 때문에 만성 콩팥병 환자의 심뇌혈관질환 발생과 사망 위험도 낮출 수 있습니다.

만성 콩팥병 환자는 중간 강도의 유산소 신체활동을 일주일에 2시간 30분 이상 하는 것이 좋습니다. 중간 강도의 유산소 신체활동으로는 빨리 걷기, 자전거 타기, 공놀이, 청소 등이 있습니다. 다만 동반 질환과 심폐기능에 따라 환자 개개인에 맞춰야 하므로 무리한 운동은 하지 않는 것이 좋습니다.

혈당을 관리한다

혈당 관리는 혈관의 염증 발생을 줄여 만성 콩팥병 예방에 도움을 줍니다. 만일 당뇨병이 있으면 혈당이 적절히 유지될 수 있도록 식이요법과 적절한 약물요법을 권합니다. 콩팥 기능이 일정 수준으로 낮아지면 식사법도 달라져야 하므로, 주기적인 혈액검사로 콩팥의 상태를 관찰하는 게 중요합니다.

혈당 수치는 적절한 범위를 정하고 있지만, 개인의 몸 상태에 맞게 관리해야 합병증 발생을 줄일 수 있습니다.

정상 혈압을 유지한다

2009년 대한신장학회의 조사 결과에 따르면, 만성 콩팥병 4단계의 경우 고혈압 빈도가 80%에 달합니다. 이는 혈압과 콩팥병이 서로 영향을 미친다는 것을 의미합니다. 콩팥 기능이 떨어지지 않게 하려면 정상 혈압을 유지하는 게 좋습니다.

고혈압은 뇌졸중, 심장마비, 심부전 등과 같은 심뇌혈관질환의 발생 위험도 높입니다. 콩팥 기능이 2단계로 떨어져 있다면 의료진과 상의해 병을 예방해야 합니다.

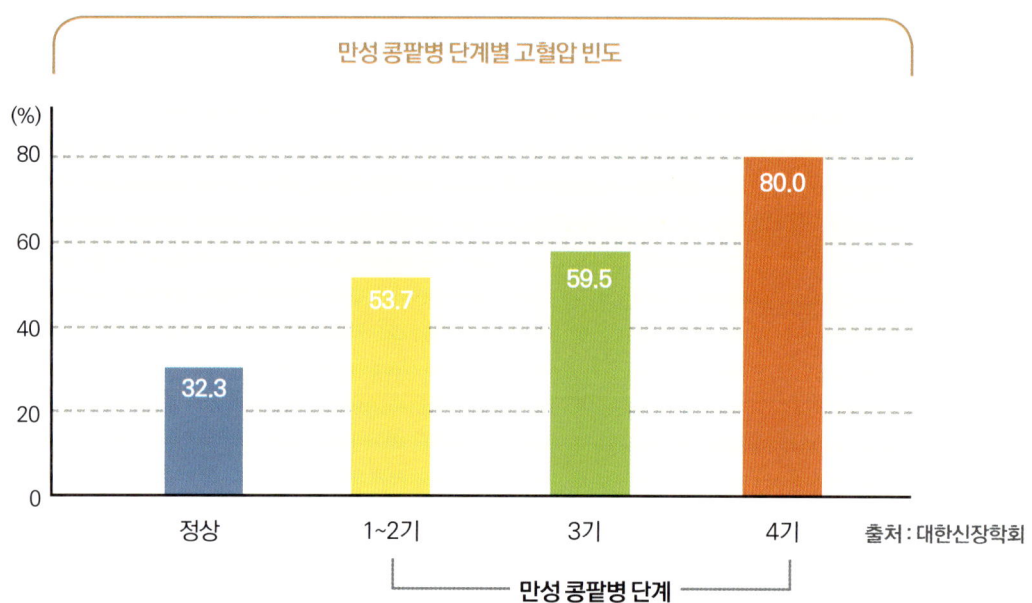

만약 혈압이 정상 범위에 있지 않다면 집에 가정용 혈압계를 두고 정기적으로 측정해 관찰하기를 권합니다. 혈압이 높다면 저염식, 적정 체중 유지 등 개인의 상황에 맞춰 생활습관을 교정함으로써 조절할 수 있습니다.

대한신장학회에서는 목표 혈압을 130/80mmHg 미만으로 유지하기를 권하고 있습니다. 하지만 가지고 있는 질환의 종류, 나이에 따라 혈압 조절의 목표치가 달라질 수 있으니 전문의와 상의해 정하는 것이 좋습니다.

생활습관에 따른 혈압 감소 효과		
생활습관	혈압 감소 효과(수축기/이완기, mmHg)	권고사항
소금 섭취 제한	-5.1/-2.7	하루 소금 섭취량 6g 이하
체중감량	-1.1/-0.9	체중 1kg 감소
절주	-3.9/-2.4	하루 1잔(알코올 10g) 이하
운동	-4.9/-3.7	하루 30~50분, 일주일에 5일 이상

출처 : 대한의학회, 질병관리청 1차 의료용 근거기반 권고 요약 정보

고혈압 환자의 목표 혈압		
구분	목표 혈압(mmHg)	
	수축기 혈압	이완기 혈압
콩팥 기능이 정상인 고혈압 환자	140 미만	90 미만
만성 콩팥병이 있는 고혈압 환자	140 미만	90 미만
만성 콩팥병과 단백뇨가 있는 고혈압 환자	130 미만	80 미만

출처 : 대한신장학회, 일반인을 위한 만성 콩팥병 바로 알기

담배를 끊는다

만성 콩팥병 환자에게 금연은 매우 중요합니다. 흡연은 만성 콩팥병 환자의 심뇌혈관질환 발생과 심뇌혈관질환 사망, 암 사망 등 모든 원인에 의한 사망 위험을 높이기 때문입니다. 모든 만성 콩팥병 환자는 금연하는 것이 좋습니다.

만성 콩팥병 예방관리를 위한 9대 생활수칙

질병관리본부는 대한신장학회, 대한소아신장학회와 함께 콩팥을 해치지 않는 올바른 습관을 실천할 수 있도록 '만성 콩팥병 예방관리를 위한 9대 생활수칙'을 개발해 안내하고 있습니다.

❶ 음식은 싱겁게 먹고, 단백질 섭취는 되도록 줄입니다.
❷ 칼륨이 많은 과일과 채소의 지나친 섭취를 피합니다.
❸ 콩팥의 상태에 따라 수분을 적절히 섭취합니다.
❹ 담배는 반드시 끊고, 술은 하루에 1~2잔 이하로 줄입니다.
❺ 적정 체중을 유지합니다.
❻ 주3일 이상 30분에서 1시간 정도 적절한 운동을 합니다.
❼ 고혈압과 당뇨병을 꾸준히 치료합니다.
❽ 정기적으로 소변 단백뇨와 혈청 크레아티닌 검사를 합니다.
❾ 꼭 필요한 약을 콩팥 기능에 맞게 복용합니다.

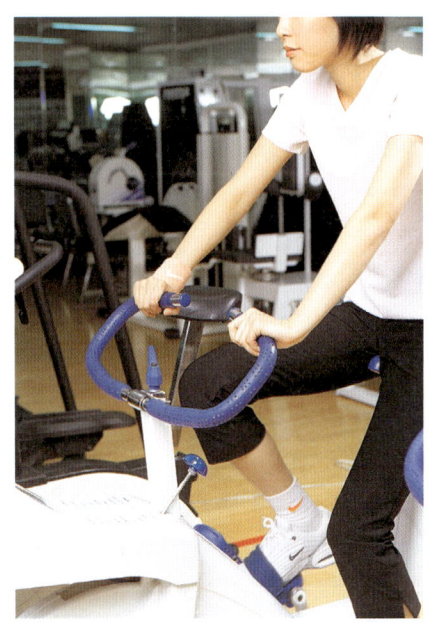

콩팥병을 이기는 단계별 식사법

콩팥 기능에 맞춰 식사를 조절한다

만성 콩팥병 환자의 식사법은 사구체 여과율과 투석 여부에 따라 크게 나뉩니다. 사구체 여과율이 60mL/분/1.73m² 이상이라면 만성 콩팥병의 원인 질환을 먼저 관리하는 식사법이 콩팥병의 악화를 늦출 수 있습니다. 하지만 그 이하라면 콩팥의 기능이 많이 떨어져 있는 상태로, 몸속에 칼륨이나 인이 쌓일 위험이 있어 혈액 수치를 살피면서 식사를 적절히 조절하는 지혜가 필요합니다. 물론 판단은 반드시 의료진의 도움을 받아야 합니다.

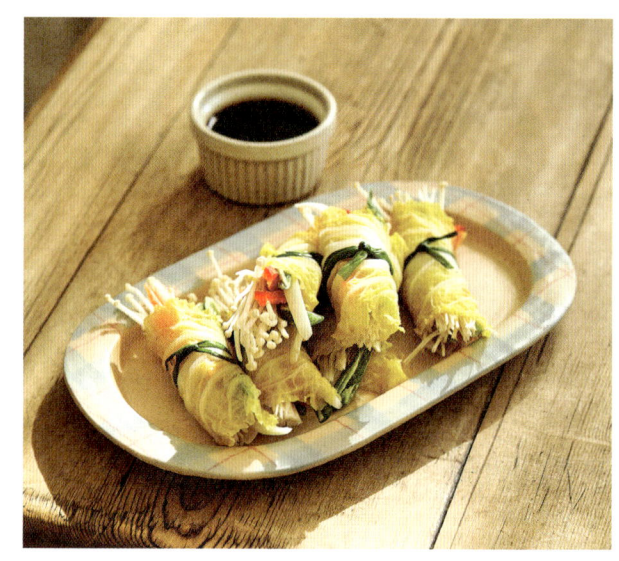

만약 지속적으로 나빠져 콩팥의 기능을 대신 해주는 투석을 하게 된다면, 투석으로 인해 손실되는 단백질을 추가로 보충하고, 부종을 예방하기 위해 저염식을 하는 것이 좋습니다.

콩팥병 환자의 단계별 식사법

단계	사구체 여과율(mL/분/1.73m²)	식사법
1단계	90 이상	영양 균형식(일반식)
2단계	60~89	저염식
3단계	30~59	저염·저인·저단백질식
4단계	15~29	저염·저인·저단백질·저칼륨식
5단계(혈액투석)	15 미만 또는 혈액투석	저염·저칼륨식
5단계(복막투석)	15 미만 또는 복막투석	저염식

단계별로 필요한 영양소를 체크한다

콩팥병의 식이요법에서 대표적으로 조심해야 하는 영양소는 단백질입니다. 콩팥이 정상이라면 체중 1kg당 0.8g을 섭취해도 괜찮지만, 콩팥이 나빠지면 체중 1kg당 0.55~0.6g만 섭취해야 합니다. 그렇지 않으면 콩팥의 부하가 커져 기능이 떨어지기 쉽습니다.

칼륨과 인은 일반적으로 하루에 각각 3,500mg과 700mg까지 섭취해도 괜찮지만, 혈액검사 결과가 정상 범위에서 벗어나 있다면 의사나 영양사와 상의해 적절한 식이요법을 진행해야 합니다.

칼슘의 경우는 부갑상선호르몬의 보상작용으로 뼈에서 칼슘과 인이 빠져나와 혈중 칼슘 농도는 정상으로 유지됩니다. 하지만 뼈 건강이 나빠지므로 이를 예방하기 위해 충분한 양을 섭취하는 것이 좋습니다.

콩팥병 환자의 단계별 필요 영양소

단계	칼로리 (kcal/kg/일)	단백질 (g/kg/일)	칼륨 (mg/일)	인 (mg/일)	칼슘 (mg/일)
1단계	30~35 (보통 활동)	0.8	3,500	700	700~800
2단계	30~35 (보통 활동)	0.8	3,500	700	700~800
3단계	25~35	0.55~0.6	혈액검사 결과 상승 시 제한	혈중 인의 농도를 정상으로 유지하도록 식사 조정	800~1,000
4단계	25~35	0.55~0.6	혈액검사 결과 상승 시 제한	혈중 인의 농도를 정상으로 유지하도록 식사 조정	800~1,000
5단계 (혈액투석)	25~35	1.0~1.2	2,000~3,000 (혈액검사 결과에 따라 조절)	혈중 인의 농도를 정상으로 유지하도록 식사 조정	2,000
5단계 (복막투석)	25~35	1.0~1.2 (복막염 발생 시 단백질 요구량 증가)	3,000~4,000 (혈액검사 결과에 따라 조절)	혈중 인의 농도를 정상으로 유지하도록 식사 조정	2,000

* 환자의 상황에 따라 필요량이 달라질 수 있습니다.

출처 : 임상영양관리지침서

콩팥 건강을 지키는 식습관

적정량의 단백질을 섭취한다

세계보건기구(WHO)는 건강한 사람의 하루 적정 단백질 섭취량으로 체중 1kg당 0.8g을 권장하고 있습니다. 하지만 콩팥 기능이 떨어진 사람의 경우는 단백질이 사구체 여과를 늘려 콩팥 기능을 더 떨어뜨릴 수 있기 때문에 적절한 양을 섭취하는 것이 중요합니다.

만약 단백뇨가 있는 만성 콩팥병 환자라면 저단백 식단을 고려할 수 있지만, 길게 진행하는 것에 대해서는 의료진의 도움을 받는 것이 좋습니다.

투석 환자는 투석 과정에서 단백질이 손실되기 때문에 일반인보다 많은 단백질이 요구됩니다. 양질의 단백질을 섭취해 근육 손실을 줄이고 적정 체중을 유지해야 합니다. 닭가슴살, 흰살생선, 소 안심과 같이 체내 흡수가 잘되는 단백질을 함유한 식품을 먹는 것이 좋습니다.

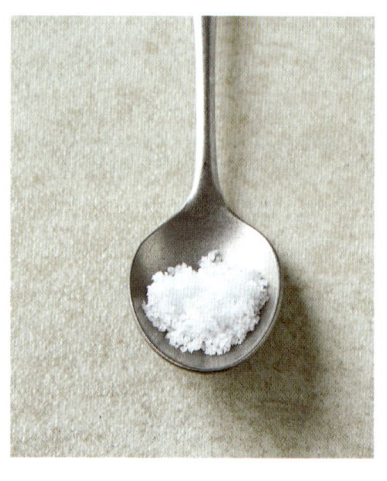

소금 섭취를 줄인다

소금의 구성 성분인 나트륨을 많이 섭취하면 혈압이 올라가 심뇌혈관질환과 전반적인 사망 위험이 커집니다. 만성 콩팥병 환자는 특히 나트륨에 민감해 소금 섭취량이 많으면 고혈압과 부종이 쉽게 발생합니다.

대부분의 자연식품에 나트륨이 들어 있어 무염으로 조리해도 소금을 하루에 1~2g 정도 섭취하게 됩니다. 하루 소금 섭취 권장량은 5g 이하로, 식품을 통해 섭취하는 소금을 빼면 하루에 총 3g 내외, 즉 한 끼에 1g 내외의 소금만 사용해야 합니다.

2011년 국민건강영양조사 자료에 따르면, 소금을 섭취하게 되는 음식은 주로 국, 찌개, 국수류와 김치류로 하루 전체 섭취량의 50% 이상을 차지합니다. 국을 물로 희석해서 먹는 습관, 국물은 먹지 않고 건더기만 먹는 습관을 들이고, 김치를 나물로 바꾸기만 해도 하루 50%의 소금 섭취량을 줄일 수 있을 것입니다.

김치를 먹는다면 배추김치보다 짠맛이 희석되고 건더기를 건져 먹을 수 있는 물김치를 추천합니다. 배추김치를 먹고 싶다면 씻어서 염도를 줄입니다.

칼륨 섭취를 줄인다

칼륨은 소변을 통해 밖으로 나옵니다. 하지만 콩팥 기능이 나빠지면 칼륨이 빠져나가지 못해 몸에 쌓이게 됩니다. 당뇨병이 있는 경우에는 없는 경우보다 빨리 칼륨이 쌓이기 시작합니다. 칼륨이 몸에 필요 이상으로 쌓이면 심장근육에 안 좋은 영향을 미칠 수 있습니다. 주기적인 혈액검사로 혈중 칼륨 농도를 관찰하는 것이 좋습니다.

혈액검사를 하지 않고 집에서 간단히 몸속 칼륨 보유량의 변화를 알아보는 방법도 있습니다. 소변량의 변화를 관찰하는 것입니다. 섭취한 칼륨의 90~95%는 콩팥을 통해 배설되는데, 하루 소변 배출량이 줄어들면 음식으로 섭취한 칼륨을 모두 배설할 수 없습니다. 그러면 칼륨이 몸속에 쌓이게 되므로 섭취 제한이 필요합니다.

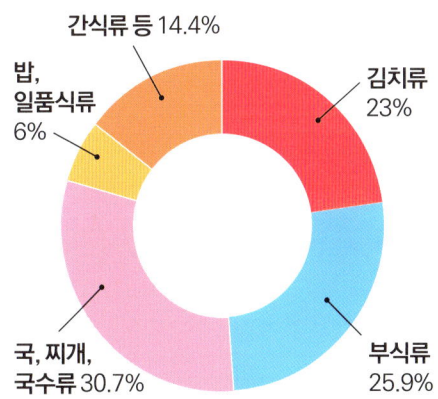

출처 : 대한신장학회, 2011년 국민건강영양 조사자료

칼륨이 많은 식품	
식품군	식품의 종류
곡류군	잡곡류(귀리, 퀴노아, 녹두, 팥 등), 호밀, 감자, 고구마, 토란 등
어육류군	검은콩, 메주콩, 구운 돼지고기, 쇠고기 육포 등
채소군	단호박, 시금치, 아욱(생), 근대, 곰취, 쑥(생), 고춧잎, 머위, 죽순, 물미역, 말린 버섯 등
과일군	참외, 아보카도, 곶감, 말린 과일 등
기타	초콜릿, 저염 소금, 죽염 등

출처 : 식약처 DB, 2022

이런 경우는 보통 만성 콩팥병 4단계 이후에 나타나지만, 그 전 단계라도 칼륨의 농도가 정상 범위에 있지 않다면 환자의 상태에 맞춰 섭취량을 조절하는 것이 좋습니다. 몸에 쌓이지 않도록 칼륨이 적은 식품 위주로 먹고, 칼륨 함량이 중간 수준인 식품은 칼륨을 빼는 전처리 과정을 거쳐 조리합니다.

인 섭취를 줄인다

사구체 여과율이 20~30mL/분/1.73m^{2}로 떨어지면 콩팥은 인을 내보내기 힘들어집니다. 몸 밖으로 나가지 못한 인이 몸에 쌓이면 칼슘-인 결합체가 혈액과 조직에 침착해 석회화를 일으키고, 이는 심혈관 합병증을 유발하는 원인이 됩니다. 혈액 내 인 수치를 적절한 범위 내로 유지하기 위해 인의 섭취량을 조절해야 합니다.

인의 주요 공급원은 식품, 가공 과정에서 첨가된 인산, 식사 보조제나 약품 등에 포함된 인산 세 가지입니다. 식품에서는 주로 어육류에 인이 많아 저단백 식사를 하는 것이 좋습니다. 단백질 식품 외에 인이 많은 식품으로 잡곡류, 견과류, 유제품 등이 꼽히는데, 이들 식품의 섭취를 줄이면 인의 섭취를 더 제한할 수 있습니다. 다만 저단백 식사에서는 칼슘 섭취가 부족하기 쉬우므로, 칼슘 흡수율이 높은 우유를 하루에 100mL 마시는 것은 추천합니다. 특히 식품첨가물에 포함된 인은 대부분 체내에 흡수되므로 가공식품보다 자연식품을 먹는 것이 좋습니다.

인이 많은 식품	
식품군	식품의 종류
곡류군	겉보리, 말린 팥, 조, 통호밀 등
어육류군	멸치·뱅어포 등의 건어물, 명란, 대구알, 육류의 간, 햄, 사골국, 달걀노른자
우유군	우유, 치즈, 요구르트, 아이스크림, 커스터드 크림
지방군	땅콩, 호두, 아몬드 등
기타	초콜릿, 콜라 등

출처 : 식약처 DB, 2022

칼슘을 적절히 섭취한다

식사로 섭취하는 칼슘은 20~25% 정도만 흡수됩니다. 콩팥 기능이 감소하면 콩팥에서 활성형 비타민 D의 생성이 줄어들어 소장에서 칼슘 흡수가 더 줄게 됩니다.

초기에는 부갑상선호르몬에 의해 뼈에서 칼슘과 인이 더 많이 빠져나가 혈중 칼슘 농도가 정상으로 유지되지만, 사구체 여과율이 40mL/분/1.73m^2 미만으로 감소하면 저칼슘혈증이 나타납니다. 합병증을 예방하기 위해 식사, 칼슘 보충제 등을 모두 합쳐 하루에 800~1,000mg 섭취하는 것을 권장합니다.

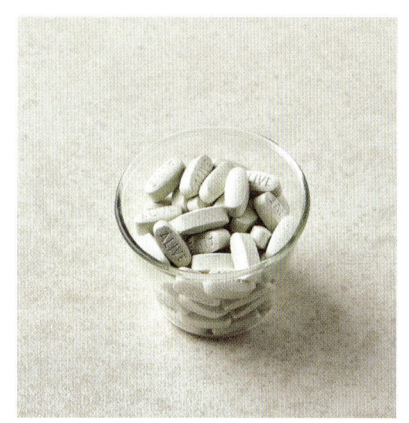

칼로리를 적절히 섭취한다

이유 없이 체중이 1개월 동안 5%, 3개월 동안 7.5% 줄었다면 식사가 부족하지 않은지 살필 필요가 있습니다. 체중이 줄면 체지방뿐 아니라 체조직도 분해될 수 있어 칼로리 섭취를 급격히 줄이는 것은 좋지 않습니다.

콩팥병 환자는 일반적으로 단백질 섭취를 제한하기 때문에 지방과 탄수화물의 섭취량을 늘리는 것이 바람직합니다. 충분한 칼로리를 섭취해 단백질이 에너지원으로 이용되는 것을 막고, 근육과 내장 단백질이 분해되는 이화작용을 줄이는 게 중요합니다. 체중 1kg당 25~35kcal를 섭취하고, 기준 체중은 개인의 상황을 고려해 적절히 적용하는 게 좋습니다.

비타민 섭취에 주의한다

만성 콩팥병 환자의 비타민 요구량에 대한 정확한 지침은 없습니다. 하지만 지용성인 비타민 D는 체내에 축적되면 고칼슘혈증이 발생할 수 있어 섭취에 주의하는 게 좋습니다. 다만 혈액검사 결과 30ng/mL 미만이면 보충이 필요합니다.

특히 비타민 C를 보충해야 할 수도 있습니다. 채소와 과일은 비타민 C가 풍부한데, 칼륨도 많아 칼륨 섭취를 제한해야 하는 콩팥병 환자는 마음껏 먹을 수 없기 때문입니다. 비타민 C 하루 권장량은 남자의 경우 최소 90mg, 여자의 경우 최소 75mg입니다. 다만, 과잉 섭취하면 부작용이 생길 수 있어 역시 주의해야 합니다.

나의 하루 식사 설계하기

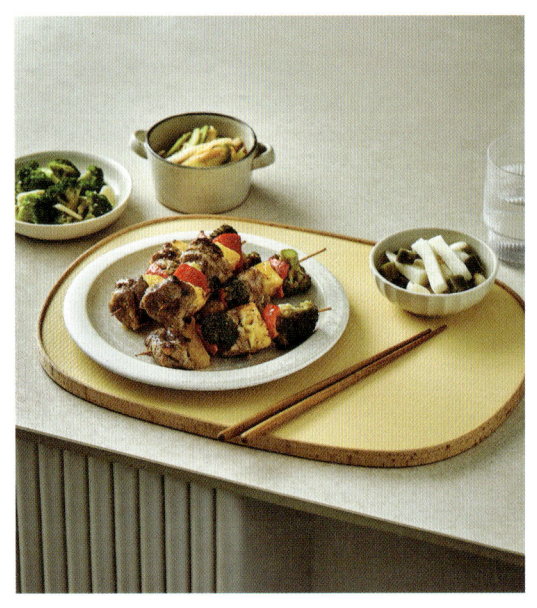

만성 콩팥병 식이요법의 목적은 콩팥의 작업량을 줄여 콩팥 손상을 늦추는 것입니다. 그러기 위해 몸 밖으로 빠져나간 영양소는 보충하고 몸 안에 쌓이는 영양소는 반대로 섭취를 줄입니다. 되도록 정상 체중과 영양을 유지함으로써 규칙적인 생활과 적절한 운동을 할 수 있게 해, 식욕을 돋우고 기분을 좋게 만드는 것이 좋습니다.

건강 체중(표준체중) 구하기

키를 m로 환산해 제곱한 뒤 남자는 22, 여자는 21을 곱하면 건강 체중이 나옵니다.

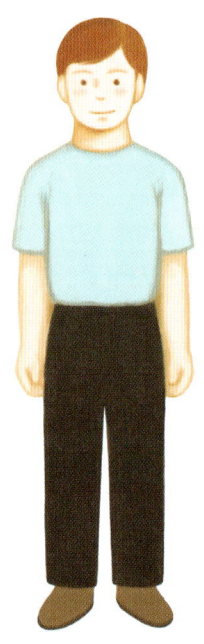

예) 키가 170cm인 남자의 표준체중은?

1.7m × 1.7m × 22

=

표준체중 63.5kg

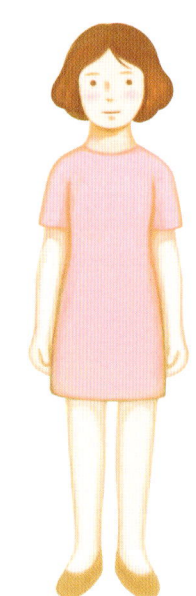

예) 키가 160cm인 여자의 표준체중은?

1.6m × 1.6m × 21

=

표준체중 53.7kg

필요 칼로리 구하기

정상 또는 1·2단계의 경우

콩팥병 환자는 적정 체중을 유지하고 혈관을 건강하게 관리하는 것이 좋습니다. 일상생활에서 보통 정도로 활동한다면 체중 1kg당 하루 30~35kcal를 섭취하고, 적절한 운동을 병행합니다. 하루에 필요한 칼로리는 표준체중에 30~35kcal를 곱해 구합니다.

> 예)
> - 키가 170cm인 남자의 하루 필요 칼로리는?
>   63.5kg × 30~35kcal = 1,905~2,222kcal/일
> - 키가 160cm인 여자의 하루 필요 칼로리는?
>   53.7kg × 30~35kcal = 1,611~1,879kcal/일

만성 콩팥병 환자의 경우

적정 체중을 유지하고 단백질을 효과적으로 이용하려면 충분한 칼로리와 흡수가 잘되는 단백질을 섭취해야 합니다.
체중 1kg당 하루 25~35kcal를 섭취하되, 당질과 지방을 적절히 이용합니다. 하루에 필요한 칼로리는 표준체중에 25~35kcal를 곱하면 됩니다.

> 예)
> - 키가 170cm인 남자의 하루 필요 칼로리는?
>   63.5kg × 25~35kcal = 약 1,588~2,222kcal/일
> - 키가 160cm인 여자의 하루 필요 칼로리는?
>   53.7kg × 25~35kcal = 약 1,343~1,879kcal/일

필요 단백질량 구하기

만성 콩팥병 환자의 경우

단백질은 혈액, 근육, 피부 등을 구성하는 물질입니다. 만성 콩팥병 환자의 경우 지나치게 제한해 섭취량이 부족해지거나, 반대로 적절한 섭취량을 몰라 과잉 섭취하기 쉽습니다.
체중 1kg당 하루 0.55~0.6g을 섭취하되, 근육의 손실을 예방하기 위해 쇠고기, 돼지고기, 생선, 달걀 등 흡수가 잘되는 단백질 위주로 섭취하는 것이 좋습니다. 하루에 필요한 단백질량은 표준체중에 0.55~0.6g을 곱한 값입니다.

> 예)
> - 키가 170cm인 남자의 하루 필요 단백질량은?
>   63.5kg × 0.55~0.6g = 약 35~38g/일
> - 키가 160cm인 여자의 하루 필요 단백질량은?
>   53.7kg × 0.55~0.6g = 약 30~32g/일

투석 환자의 경우

투석 환자는 단백질을 일반인보다 많이 섭취해야 합니다. 체중 1kg당 하루 1~1.2g을 섭취하는 것이 적절합니다. 만약 복막투석을 할 때 복막염이 발생하면 단백질 필요량이 더 늘어날 수 있습니다. 이때는 의료진과 상의하는 것이 좋습니다. 투석 환자에게 필요한 하루 단백질량은 표준체중에 1~1.2g을 곱하면 됩니다.

예)
- 키가 170cm인 남자의 하루 필요 단백질량은?
  63.5kg × 1~1.2g = 약 64~76g/일
- 키가 160cm인 여자의 하루 필요 단백질량은?
  53.7kg × 1~1.2g = 약 54~64g/일

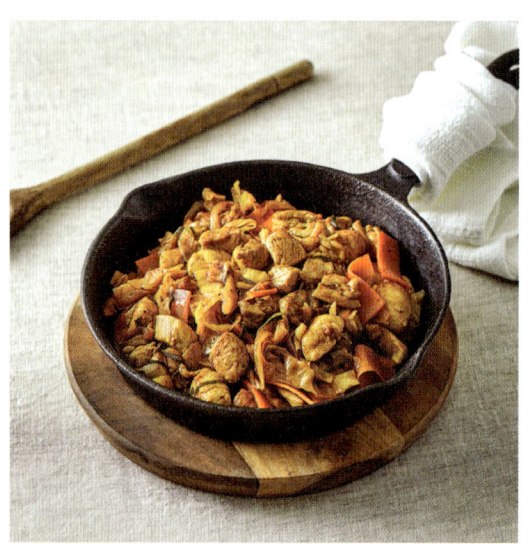

칼륨 섭취량 조절하기

칼륨 섭취 제한은 콩팥 기능의 정도와 혈중 칼륨 농도, 투석 방법 등에 따라 달라집니다. 혈액 내 칼륨이 정상 범위 내로 유지될 수 있도록 칼륨 섭취량을 조절하는 것이 좋습니다.

소변량이 없거나 아주 적으면 고칼륨혈증의 위험이 커져 칼륨 섭취에 특히 조심해야 합니다. 투석을 하는 경우에는 투석액의 농도에 따라서도 달라지므로 의료진과 의논해 적절한 투석액을 사용합니다. 가장 중요한 것은 혈액검사로 꾸준히 관찰하는 것입니다.

인 섭취량 조절하기

콩팥의 기능이 떨어지면 배출이 적절히 일어나지 않아 인이 몸에 쌓이기 쉬운데, 혈중에 인이 많아지면 심혈관 석회화, 골 형성 장애 등이 심화할 가능성이 있습니다. 혈액의 인 수치가 높아지면 섭취를 줄이는 것이 좋습니다. 대체로 단백질 식품에 인이 많이 들어 있기 때문에 단백질을 섭취하면 인의 섭취도 자연스레 많아질 수 있으니 주의하는 것이 좋습니다.

반대로 인의 수치가 낮아져도 골 형성이 잘되지 않을 수 있습니다. 이때는 인을 충분히 섭취하고, 식이요법으로 해결되지 않는다면 의료진의 도움을 받는 것이 좋습니다.

물 섭취량 조절하기

콩팥이 건강하면 호르몬이 정상으로 분비되어 소변량이 저절로 조절됩니다. 하지만 콩팥 기능이 떨어지면 소변 배출량이 현저히 적어집니다. 물이 가득한 항아리에 계속 물을 부으면 넘치듯이 소변 배출량에 맞춰 물 섭취량을 조절해야 합니다.

하지만 일상생활에서 소변의 양을 정확히 알기는 어렵습니다. 또 수분은 물이나 국물 같은 액체로만 섭취하는 것이 아니라 우리가 먹는 식품에도 함유되어 있고 대사 과정에서 생기기도 합니다. 그렇기 때문에 물을 하루에 몇 L, 한 번에 몇 mL를 먹어야 한다는 생각에 얽매이지 않아도 괜찮습니다. 평소에 목이 마르지 않을 정도로 조금씩 자주 마시고, 소변량이 눈에 띄게 줄거나 부종이 생기면 국의 양을 줄이는 것이 좋습니다.

콩팥병 환자에게 도움 되는 사이트

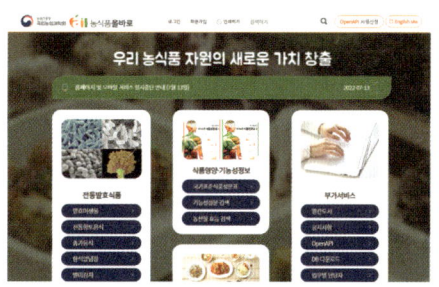

농식품올바로 koreanfood.rda.go.kr
농촌진흥청 국립농업과학원에서 제공하는 사이트로, 국가표준의 식품 성분을 제공합니다. 식품의 칼로리, 단백질, 나트륨, 칼륨, 인 등의 영양성분을 확인할 수 있습니다.

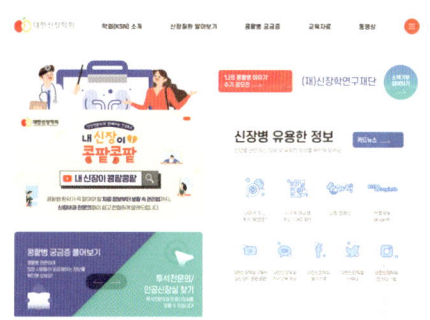

대한신장학회 ksn.or.kr/general
콩팥질환의 연구와 발전을 위해 설립한 학술단체 사이트입니다. 전문 지식이 없는 일반인도 쉽게 알 수 있도록 콩팥병에 관련한 다양한 교육과 정보를 제공합니다.

필요한 도구와 쉬운 계량 방법

갖춰야 할 3가지 도구

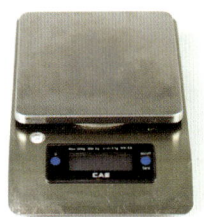

저울

아날로그 저울보다는 0.1g 단위까지 계량할 수 있는 디지털 저울이 좋습니다. 평평한 곳에 올려놓고 사용해야 하며, 그릇에 담아서 잴 때는 그릇을 먼저 올려놓고 영점(tare) 버튼을 눌러 0g을 만든 뒤 재료를 담아 측정합니다.

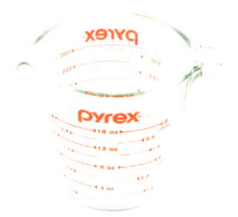

계량컵

1컵이 200mL이며, 내용물과 눈금을 정확히 확인하려면 투명한 내열 플라스틱이나 유리로 된 계량컵을 사용하는 것이 좋습니다. 평평한 곳에 올려놓고 재료를 담은 뒤 눈금과 같은 높이에서 봐야 정확하게 계량할 수 있습니다.

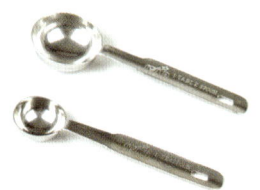

계량스푼

적은 양을 계량할 때 유용합니다. 주로 사용하는 것은 1큰술 기준인 15mL, 1작은술 기준인 5mL입니다. 가루나 장류는 수북하게 담은 뒤 젓가락이나 칼등으로 평평하게 깎고, 액체는 넘치지 않을 정도로 찰랑거리게 담습니다.

밥숟가락을 사용할 때의 계량

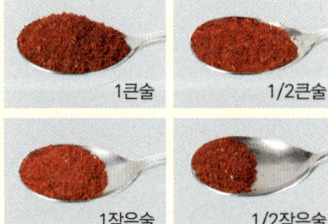

1큰술 = 15mL 가루나 되직한 장은 밥숟가락에 수북이, 액체는 밥숟가락으로 3숟가락

1/2큰술 = 7.5mL 가루나 되직한 장은 밥숟가락에 조금 봉긋하게, 액체는 밥숟가락으로 1½숟가락

1작은술 = 5mL 밥숟가락으로 1숟가락

1/2작은술 = 2.5mL 밥숟가락으로 ½숟가락

자주 쓰는 재료의 어림치 무게

채소·버섯
양파 1개 ·················· 250g
당근(큰 것) 1개 ········· 330g
무 10cm ···················· 460g
연근 1개 ···················· 300g
우엉(지름 3cm) 20cm ······100g
애호박(큰 것) 1개 ········ 280g
가지 1개 ····················120g
풋고추(큰 것) 1개 ·········· 20g
피망 1개 ····················100g
깻잎 10장 ···················· 10g
대파 1뿌리 ··················45g
배추 1포기 ··················1kg
양배추 1통 ················ 800g
고사리 1줌 ·················100g
콩나물 1봉지 ············· 300g
느타리버섯 1개 ············10g
표고버섯(큰 것) 1개 ······ 20g
팽이버섯 1봉지 ···········100g

해물·건어물
새우(중하) 1마리 ··········· 18g
칵테일새우 10개 ············50g
대구살(삶거나 데친 것) ···50g
가자미살(삶거나 데친 것) 50g
갈치(삶거나 데친 것) ······50g

가공식품·우유
두부 1모 ··················· 480g
식빵 1장 ·····················35g
밀가루 1컵 ················100g
우유 1컵 ·····················210g

고기·달걀
쇠고기 주먹 크기 ··········120g
닭다리 1개 ·················100g
달걀 1개 ······················50g

양념
다진 마늘 1큰술 ············ 18g
설탕 1큰술 ·················· 12g
올리고당 1큰술 ············22g
소금 1큰술 ·················· 16g
간장 1큰술 ·················· 18g
된장·고추장 1큰술 ·········20g
고춧가루 1큰술 ·············· 8g
올리브오일 1큰술 ·········· 12g

계량이 필요 없는 쉬운 계량법

이유식 큐브 틀 이용하기 이유식 재료를 냉동 보관할 때 사용하는 큐브 틀을 이용하면 편합니다. 큐브 틀 한 칸의 용량은 10mL, 15mL, 20mL 등으로 다양합니다. 영양소 필요량에 맞춰 재료를 나눠 담아 냉동해두면 요리할 때마다 계량하는 번거로움을 줄일 수 있습니다.

종이컵 이용하기 계량컵이 없다면 종이컵을 이용하는 것도 좋은 방법입니다. 일반 종이컵의 용량은 180~190mL로, 계량컵 1컵에 조금 못 미칩니다. 이를 참고하면 재료의 양을 쉽게 잴 수 있습니다.

손가락 이용하기 재료의 길이를 자로 재며 썰기는 어렵습니다. 자신의 손가락 전체 길이와 한 마디의 길이가 몇 cm인지 알아두면, 재료를 썰 때 길이를 맞추기 쉽습니다.

만성 콩팥병 환자의 식사 준비 원칙

채소·과일의 칼륨을 줄인다

콩팥의 기능이 떨어지면 음식으로 섭취한 칼륨이 모두 빠져나가지 못하고 몸속에 쌓여 악영향을 미칠 수 있습니다. 만성 콩팥병 환자는 칼륨 섭취를 제한해야 합니다.

칼륨이 적은 식품을 사용하고, 칼륨이 많은 채소와 과일은 조리하기 전에 칼륨 함량을 줄이는 전처리 과정이 필요합니다. 껍질과 줄기를 제거하고 물에 2시간 이상 담가두거나 데치면 칼륨을 어느 정도 뺄 수 있습니다(p.46 참고).

가공식품의 인을 줄인다

가공식품은 식품첨가물 때문에 인이 들어 있는 경우가 매우 많습니다. 식품첨가물의 인은 자연식품의 인보다 흡수가 잘되고, 특히 두 가지 이상 함께 섭취하면 한 가지만 섭취했을 때보다 부정적인 영향이 더 커집니다.

만성 콩팥병 환자는 인이 몸에 쌓이기 쉬워 주의가 필요합니다. 가공식품을 사용할 때는 조리하기 전에 식품첨가물을 빼서 인을 줄이는 일이 중요합니다. 두부나 게맛살 등은 물에 담가두고, 육가공식품이나 통조림 등은 데쳐서 식품첨가물을 뺍니다(p.47 참고).

짜지 않게 조리한다

뜨거운 상태에서는 짠맛이 잘 느껴지지 않아 간을 세게 할 수 있습니다. 싱겁게 간하고 먹기 전에 소금을 조금 더 넣는 것이 좋습니다. 간장, 된장, 고추장 등을 사용할 때는 한 번에 다 넣기보다 처음에 색이 나는 정도로만 넣고 조금씩 더 넣는 식으로 조리합니다.

1g, 5g 등으로 소량 포장된 제품을 사용하면 염분을 조절하기 쉽고, 하루 섭취량을 정확히 알 수 있습니다. 가공식품은 식품첨가물에 나트륨

		소금 1g(나트륨 322mg)에 해당하는 양념과 김치			
식품명	무게	어림치	식품명	무게	어림치
굵은 소금	1g	1/5작은술	마요네즈	70g	4⅔큰술
양조간장	7g	1/2큰술	토마토케첩	30g	2큰술
된장(개량)	8g	8/15큰술	우스터소스	25g	3작은술
고추장(개량)	15g	1큰술	배추김치	55g	

* 농촌진흥청 국가표준식품성분(2021년)을 토대로 산출한 값입니다. 제품에 따라 차이가 있을 수 있습니다.

이 포함되어 있으므로 식품첨가물을 제거하는 것이 좋습니다. 짠맛 대신 다른 맛이나 향을 살리는 것도 좋은 방법입니다.

설탕 대신 대체 감미료를 사용한다
혈당을 관리해야 하는 경우라면 설탕 대신 스테비아, 에리스리톨, 아스파탐 등의 대체 감미료를 사용하는 것이 좋습니다. 대체 감미료는 설탕보다 단맛이 강하면서 칼로리는 거의 없어 체중 관리에 도움이 됩니다. 또 몸속에서 소화되지 않고 빠져나가는 특성이 있어 혈당을 조절하기가 쉽습니다.

검은 후추 대신 흰 후추를 사용한다
흰 후추는 껍질을 한 번 벗겨낸 후추입니다. 껍질에 인이 많기 때문에 흰 후추를 사용해 조리하면 검은 후추를 사용하는 것보다 인의 섭취량을 줄일 수 있습니다.

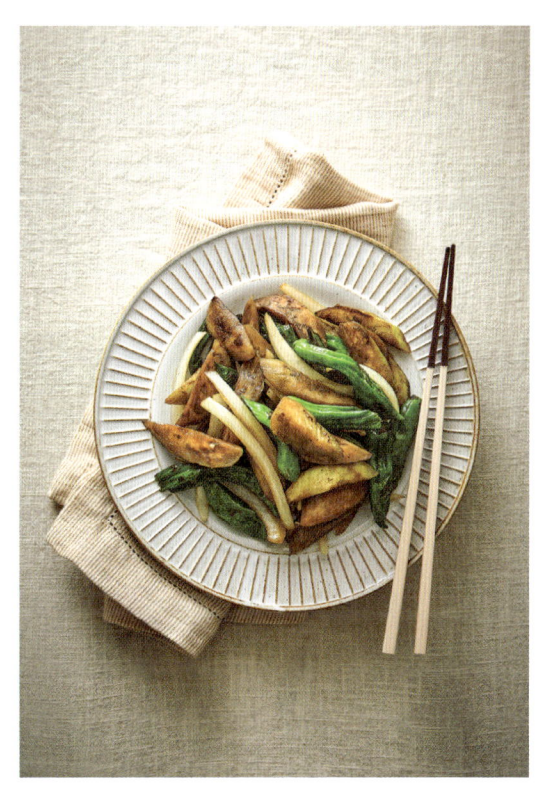

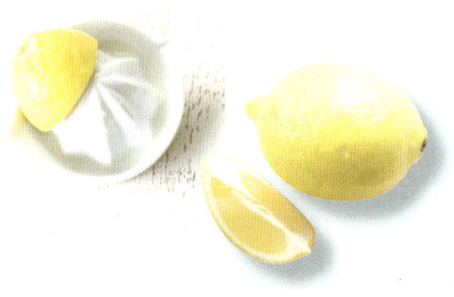

짠맛 대신 맛과 향을 살리는 방법

- 식초, 레몬즙 등으로 신맛을 살립니다.
- 설탕, 꿀 등으로 단맛을 냅니다.
- 겨자, 후추 등으로 매운맛을 더합니다.
- 마요네즈 등으로 고소한 맛을 더합니다.
- 마늘, 양파 등으로 향을 살립니다.

칼륨·인을 줄이는 재료 전처리 방법

채소·과일 칼륨 줄이기

칼륨은 수용성이어서 재료를 물에 담가두면 칼륨이 물에 녹아나옵니다. 데치면 더 많이 빠져나옵니다. 이때 재료를 작게 자를수록 효과가 큽니다. 껍질과 줄기 부분에 특히 칼륨이 많으므로 이 부분을 제거하고 조리하는 것이 좋습니다.

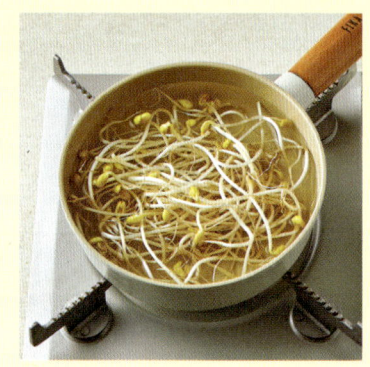

데치기

적어도 재료의 4~5배 되는 충분한 물에 삶거나 데쳐 물기를 뺀다.

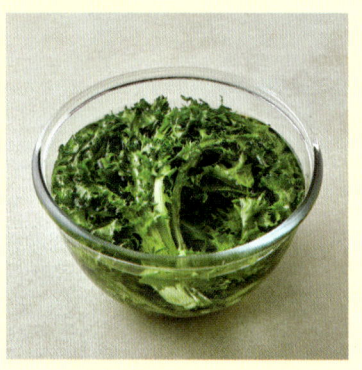

물에 담가두기

재료를 잘게 썰어 칼륨이 충분히 빠져나올 수 있도록 2시간 이상 물에 담가두었다가 물기를 뺀다.

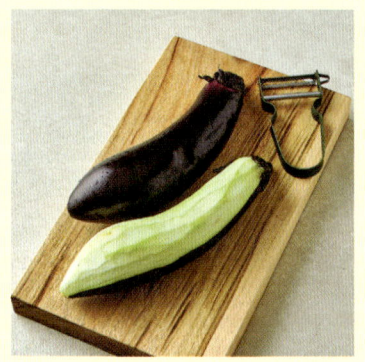

줄기·껍질 제거하기

재료의 껍질을 벗기고 줄기를 최대한 잘라내 잎 부분만 사용한다.

가공식품 인 줄이기

가공식품은 식품첨가물을 빼면 인의 함량을 줄일 수 있습니다. 조리하기 전에 물에 담가두거나 데치면 인을 줄일 수 있을 뿐 아니라 유해 성분들도 뺄 수 있어 건강에 도움이 됩니다. 육가공식품은 지방도 제거하는 것이 좋습니다.

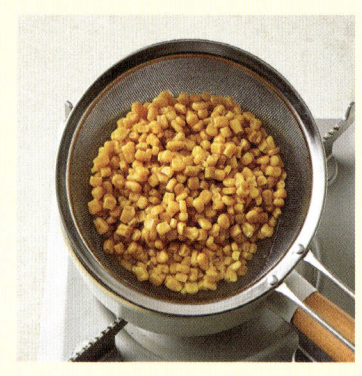

통조림 데치기

옥수수 통조림 등 통조림 식품은 물기를 빼고 끓는 물에 살짝 데친다.

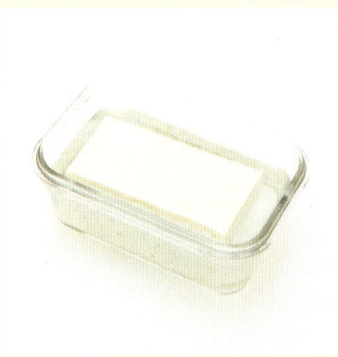

두부 물에 담가두기

두부는 물에 10분 정도 담갔다가 흐르는 물에 2~3번 헹궈 물기를 뺀다. 게맛살, 단무지 등도 같은 방법으로 식품첨가물을 뺀다.

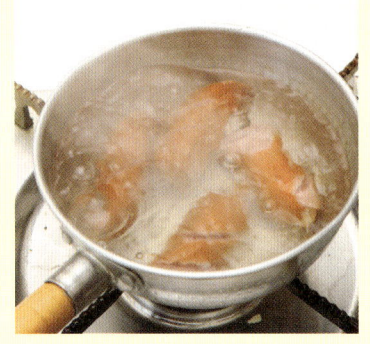

육가공식품 데치기

소시지, 베이컨, 통조림 가공육은 칼집을 내어 끓는 물에 데친 뒤 종이타월로 눌러 기름을 뺀다. 통조림 가공육은 노란색 지방도 제거한다.

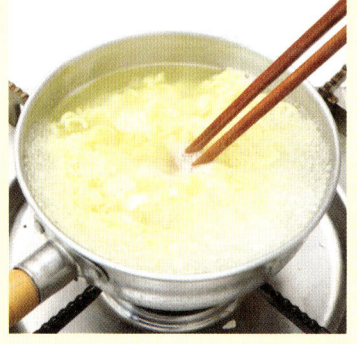

국수 데치기

가공 국수류는 끓는 물에 데쳐서 물을 따라 버리고 새로운 물로 조리한다.

콩팥병 환자를 위한
5일 식단

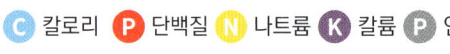 C 칼로리 P 단백질 N 나트륨 K 칼륨 P 인

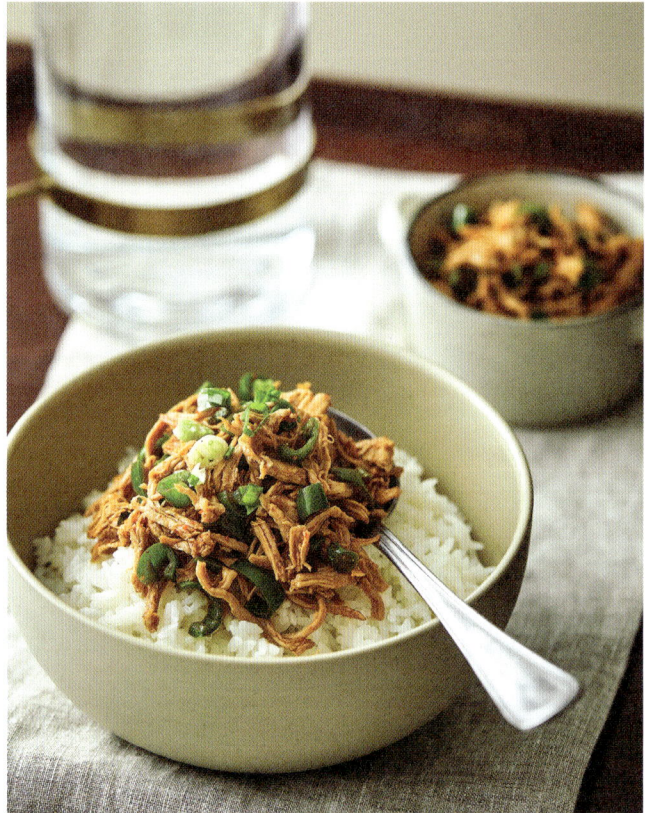

- 이 책에 소개한 메뉴에 쌀밥을 더해 식단을 짰습니다.
- 영양성분은 재료를 전처리하지 않고 계산한 값입니다.
  전처리 과정을 거쳐 조리하면 칼륨의 양이 20~30% 줄어듭니다.
- 국은 나트륨과 수분을 지나치게 섭취할 수 있어 식단에서 제외했습니다.
  국을 먹을 경우에는 다음을 참고하세요.
  - 되도록 건더기 위주로 먹는다.
  - 국에 밥을 말아 먹지 않는다.
  - 국을 끓일 때 염분이 있는 양념을 최대한 적게 넣는다.
  - 뜨거울 때는 짠맛을 잘 느끼지 못하므로 식혀서 간을 맞춘다.
  - 양념이 많이 들어간 찌개나 탕보다 맑은 배추된장국, 맑은 뭇국,
    콩나물국 등의 맑은 국을 먹는 것이 좋다.
  - 국 대신 숭늉을 건더기 위주로 먹어도 좋다.

	1일차
아침	• 쌀밥 • 임연수어구이와 풋고추 유자 소스 • 오이 목이버섯볶음 • 무 고추냉이초무침 C 513.1kcal P 17.9g N 226.3mg K 433.4mg P 105mg
점심	• 닭가슴살 비빔밥 • 양배추 깻잎 피클 C 493.7kcal P 16.3g N 31.4mg K 417.2mg P 189.3mg
간식	• 마늘칩 떡강정 C 314.1kcal P 3.9g N 343mg K 97.9mg P 48.4mg
저녁	• 쌀밥 • 쇠고기 우엉볶음 • 가지 버터구이 • 배추겉절이 C 558.6kcal P 15.4g N 610.2mg K 626.4mg P 209.2mg
칼로리	1879.5kcal
단백질	53.5g
나트륨	1210.9mg
칼륨	1574.9mg
인	551.9mg

2일차	3일차	4일차	5일차
• 닭가슴살 오이 오픈샌드위치 • 적채 콜슬로 • 귤 파프리카 샐러드와 발사믹 드레싱 C 574.7kcal P 12.5g N 587.2mg K 637.5mg P 176mg	• 쌀밥 • 가자미 사과고추장구이 • 고사리 들기름볶음 • 숙주 겨자무침 C 483.2kcal P 20g N 358.2mg K 445.1mg P 216.4mg	• 달걀 누룽지죽 • 돌나물 사과 물김치 C 399.5kcal P 13.5g N 384.4mg K 463.2mg P 198.6mg	• 쌀밥 • 마늘종 제육볶음 • 연근 강황조림 • 우무묵무침 C 537.3kcal P 15.9g N 364.3mg K 679.2mg P 223mg
• 쌀밥 • 눈송이 레몬 탕수육 • 청포묵 깻잎 김무침 • 사과 배 냉채 C 673.7kcal P 15.3g N 323.3mg K 387.8mg P 172.4mg	• 더덕 오일파스타 • 양파 비트 피클 C 481.9kcal P 10.8g N 369.5mg K 354.4mg P 182.3mg	• 쌀밥 • 파프리카 돼지고기 잡채 • 콩나물볶음 • 라이스 김부각 C 584.9kcal P 16.5g N 250.3mg K 470mg P 205mg	• 쇠고기 채소 주먹밥 • 콜라비 물김치 C 406.8kcal P 11.7g N 502.5mg K 353.6mg P 131.6mg
• 갈릭버터칩 C 177.4kcal P 2.4g N 181.9mg K 43.7mg P 21.3mg	• 푸실리튀김과 청양마요 디핑소스 C 399.4kcal P 2.6g N 125.6mg K 42.1mg P 14.1mg	• 시나몬 누룽지튀김 C 291.4kcal P 3.4g N 3.7mg K 49.5mg P 37.6mg	• 영양음료 젤리 C 167.6kcal P 2.6g N 57.4mg K 60.2mg P 40.8mg
• 쌀밥 • 오이고추 고기전 • 채소 잡채 • 오이 도라지 초무침 C 663.7kcal P 17.5g N 268.7mg K 552mg P 233.8mg	• 쌀밥 • 무수분 수육 • 얼갈이배추 된장무침 • 무 고추냉이초무침 C 473.9kcal P 15.5g N 226.8mg K 545.5mg P 203.4mg	• 도라지 표고버섯 솥밥 • 육전과 청양고추 초간장 • 마늘종 옥수수볶음 C 645.7kcal P 19.7g N 537.1mg K 608.2mg P 280.5mg	• 쌀밥 • 닭살 콩나물 겨자냉채 • 이색묵전 • 구운 애호박나물 C 604.7kcal P 24.5g N 282.7mg K 552.4mg P 309.2mg
2089.5kcal	1838.4kcal	1921.5kcal	1716.4kcal
47.7g	48.9g	53.1g	54.7g
1361.1mg	1080.1mg	1175.5mg	1206.9mg
1621mg	1387.1mg	1590.9mg	1645.4mg
603.5mg	616.2mg	721.7mg	704.6mg

Q&A 영양상담실

식사는 어떻게 해야 하는지, 커피나 술은 마셔도 되는지, 외식할 땐 어떻게 해야 하는지…. 콩팥병 진단을 받으면 궁금한 것들이 많아집니다. 콩팥병 환자와 그 가족들이 자주 물어보는 진짜 궁금증들을 영양 전문가들이 풀어줍니다.

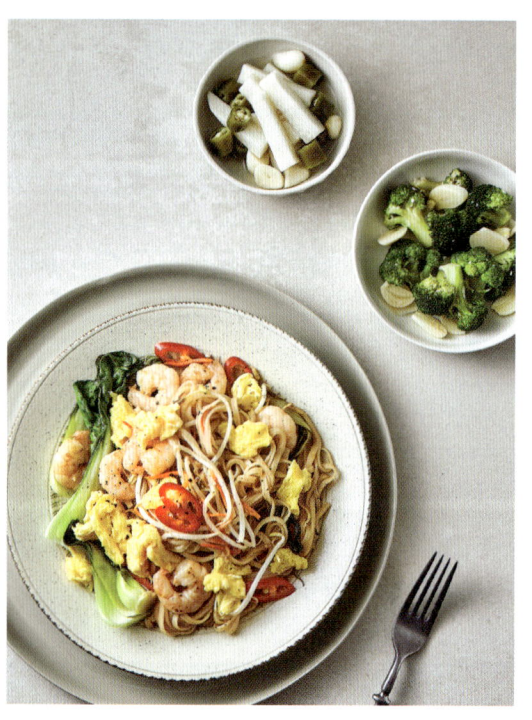

Q 당뇨병이 있어 매끼 잡곡밥을 먹고 있는데 만성 콩팥병이라는 진단을 받았습니다. 하고 있는 당뇨 식이요법을 이제 바꿔야 하나요?

A 당뇨병과 만성 콩팥병이 함께 있는 경우, 당뇨 식이요법을 바꾸는 시기는 콩팥의 사구체 여과율을 보고 결정하면 됩니다. 만약 사구체 여과율이 분당 60mL 미만으로 줄지 않았다면 혈당 관리가 우선시되므로, 당뇨 식이요법을 유지해 혈당 조절을 먼저 하는 것이 좋습니다. 다만 콩팥 기능의 감소를 늦추기 위해 규칙적인 생활과 운동 같은 생활습관 개선이 함께 이루어지면 좋습니다.
콩팥 기능이 더 감소해 3~4단계가 되면 칼륨과 인의 섭취에 조심해야 합니다. 대표적으로 당뇨식에서는 당 조절을 위해 잡곡밥을 권하는 경우가 많은데, 잡곡에는 칼륨과 인이 많으므로 이 시기에는 흰밥을 먹는 것이 좋습니다. 또 콩팥 기능이 떨어지면 칼로리 보충을 위해 꿀, 통조림 과일 같은 단순당 식품이나 지방이 많은 간식을 추천하는데, 이는 복용하는 약에 따라 달라질 수 있으니 의료진과 상의해야 합니다.

Q 고혈압 때문에 콩팥병이 생긴 것인지 의심스럽습니다. 어떤 경우에 고혈압으로 인한 콩팥병으로 볼 수 있나요?

A 보통 콩팥병은 증상이 없기 때문에 원인을 정확히 알기 어렵습니다. 여러 원인이 복합적으로 작용해 발병하는 경우가 많습니다.

하지만 정기적으로 관찰한 결과 그 기전이 명확하다면 고혈압으로 인한 콩팥병으로 진단할 수 있습니다. 몸에 이상 증상이 느껴졌을 때 주치의의 진료를 받는 것이 좋습니다. 적극적인 진료와 소통을 통해 관찰하는 것이 중요합니다.

Q 콩팥병 진단을 받았습니다. 술과 담배를 좋아하는데 끊지 않으면 더 악화될까요?

A 흡연은 혈관을 수축시켜 콩팥으로 가는 혈액의 양을 줄이고 고혈압을 유발해 콩팥 기능에 나쁜 영향을 줍니다. 만성 콩팥병의 위험이 있는 사람이 매일 한 갑씩 15년 이상 담배를 피웠을 경우, 말기 신부전에 걸릴 위험이 비흡연자에 비해 5배 이상 커집니다.

과음 역시 콩팥에 나쁜 영향을 미칠 수 있어 삼가야 합니다. 만성 콩팥병 환자가 술을 마시면 출혈성 뇌졸중이 일어날 위험이 비음주자에 비해 6배 이상 커집니다.

콩팥병이 있는 경우 흡연과 음주를 함께 하면 만성 콩팥병이 발생할 위험은 약 4.9배 커집니다. 담배는 반드시 끊고, 술은 하루에 맥주 두 잔 이하로 줄이는 것이 좋습니다.

Q 복막투석을 시작했습니다. 이제 특별한 식단 조절 없이 자유롭게 식사를 해도 될까요?

A 복막투석 환자는 24시간 지속적으로 투석을 하기 때문에 혈액투석 환자보다 식사 제한이 적은 편입니다. 하지만 개인의 영양과 투석 상태에 따라 달라지므로, 혈액검사로 전해질 농도를 확인하는 것이 좋습니다. 일반적으로 단백질 섭취는 엄격하게 제한하지 않아도 되지만, 나트륨과 인 섭취는 지속적으로 조절해야 합니다. 수분 섭취도 혈액투석 환자보다는 덜하나 부종 상태에 따라 조절해야 합니다.

Q 만성 콩팥병을 진단받은 직장인입니다. 음식을 밖에서 사 먹어야 하는 경우가 많은데, 그때마다 고민입니다. 어떤 메뉴를 선택해야 할까요?

A 저단백, 저염, 저칼륨 식사를 할 수 있는 음식점을 찾기가 쉽지 않아 만성 콩팥병 환자가 외식 메뉴를 고르는 데 어려움이 많습니다. 한정식, 불고기, 생선요리, 비빔밥, 쌈밥, 김밥, 초밥, 회덮밥 등을 선택하고, 제한해야 할 영양소가 있는 재료는 빼고 먹기를 추천합니다. 특히 조심해야 하는 재료는 햄, 소스류 등 음식점에서 많이 사용하는 가공식품입니다. 가공식품은 첨가물 때문에 인의 함량이 높으며, 이런 형태의 인은 흡수가 잘돼 적절하지 않습니다. 되도록

자연식 메뉴를 선택하는 것이 좋습니다. 찌개와 탕류, 중국요리, 패스트푸드 등은 대체로 나트륨 함량이 많은 편이라 피해야 할 외식 메뉴입니다.

Q 혈액투석 중에는 식사를 하지 않는 것이 좋다고 들었습니다. 이유가 무엇인가요?

A 혈액투석 중에는 환자에게 축적된 2~3L 정도의 과다한 수분을 혈액에서 제거하므로, 투석 시간이 경과할수록 혈압이 떨어지고 그에 동반된 여러 가지 증상이 나타날 수 있습니다. 그런데 투석하는 동안 식사를 하면 위, 소장 등에 분비되는 소화액의 양이 급격하게 늘어나고 혈류량도 장관 쪽으로 몰려 혈압이 더 쉽게 떨어질 수 있습니다. 되도록 식사를 하지 않는 것이 좋습니다.

Q 만성 콩팥병 4기라는 진단을 받았습니다. 채소와 과일에 칼륨이 많고 고기에는 인이 많다고 해서 밥을 먹기가 겁이 나네요. 먹을 게 없는데 뭘 먹어야 하나요?

A 영양소는 음식에 복합적으로 다양하게 들어 있습니다. 특정 영양소를 줄이기 위해 음식을 엄격하게 제한하기보다는 조리 과정에서 제한해야 하는 영양소를 일부 빼내는 것이 좋습니다. 채소의 껍질과 줄기를 제거하고 물에 담그거나 데치는 등의 전처리 과정을 거치면 실질적인 섭취량을 줄일 수 있으니 크게 걱정하지 않아도 됩니다.

Q 즉석밥 중 저단백밥을 먹어도 되나요?

A 먹어도 됩니다. 저단백밥은 단백질 함량이 일반 쌀밥의 1/10밖에 되지 않아 단백질 섭취를 엄격히 제한해야 하는 경우 도움이 될 수 있습니다. 다만, 저단백밥을 장기간 지속적으로 먹으면 단백질의 나머지 필요량을 육류 단백질로 채워 하게 되므로 인의 섭취량이 늘어나 영양 불균형이 올 수 있습니다. 하루에 필요한 단백질량과 장기간 저단백밥을 먹는 것에 대해 의료진과 상의하는 것이 좋습니다.

Q 커피를 너무 좋아합니다. 디카페인 커피를 마셔도 될까요?

A 디카페인 커피는 일반 커피의 카페인 함량을 90% 이상 줄인 것입니다. 만성 콩팥병이 있으면 불면증이 올 수 있으므로 일반 커피보다는 디카페인 커피를 마시는 것이 낫습니다. 하지만 커피 콩에는 칼륨이 많고, 커피믹스에 들어가는 크림에는 인이 많습니다. 커피는 되도록 마시지 않는 것이 좋습니다.

Q 만성 콩팥병 환자는 비타민을 음식으로 섭취하기 힘들다고 하던데 종합비타민제를 먹어도 되나요?

A 만성 콩팥병이 있으면 식사가 자유롭지 못해 건강기능 식품으로 보충하려는 경우가 많습니다. 실제로 칼륨을 제거하다 보면 수용성 비타민 섭취도 부족해지기 쉬워 보충해야 하는 경우가 있습니다.
하지만 시중에 나와 있는 영양제는 건강한 일반인을 대상으로 한 것이 대부분입니다. 콩팥 기능이 떨어진 환자가 먹었을 경우 부작용이 있을 수도 있으니, 마음대로 사서 먹는 것은 주의해야 합니다.
또한 주치의가 이미 영양제 성분을 약에 넣었을 수도 있습니다. 다니는 병원의 의료진과 상의하는 것이 좋습니다.

Q 국물이 없으면 뻑뻑해서 밥을 먹기 힘듭니다. 만성 콩팥병 환자는 국을 먹으면 안 된다는데 방법이 없을까요?

A 나이가 들면 침 분비가 잘 되지 않아 국물을 찾는 경우가 많습니다. 하지만 만성 콩팥병이 있으면 국물을 먹는 것에 주의해야 합니다. 이런 경우 국물 대신 물을 먹기도 하는데, 콩팥 기능에 따라 물도 먹기 어려운 경우가 있습니다. 물 섭취량은 하루 소변량을 체크해 조절해야 합니다. 집에서 소변량을 정확히 알기 어려우니 의료진과 상의하는 것이 좋습니다.

Q 아버지가 만성 콩팥병으로 신장이식을 하셨습니다. 20대인 저도 나중에 그렇게 될 것 같은데 지금부터 식사를 조절해야 할까요?

A 주기적인 건강검진을 통해 콩팥 관련 지표를 확인하는 것이 중요합니다. 고혈압, 당뇨병, 비만, 심혈관질환 등의 만성 질환을 예방하고 건강한 식생활을 유지하면 크게 걱정하지 않아도 됩니다. 미리부터 식사를 조절할 필요는 없습니다.

Q 몸이 아파 병원에 갔더니 CT를 찍어야 한다고 합니다. 콩팥에 안 좋다는데 찍어도 될까요?

A 살다 보면 이런저런 이유로 병원에 가는 일이 생길 수 있습니다. 병원에 가면 먼저 의료진에게 자신의 병을 알리고 현재 어떤 상태인지 충분히 이야기하는 것이 중요합니다. CT 조영제가 콩팥에 부정적인 영향을 미치는 것은 사실이지만, 상황에 따라 불가피하게 진행해야 하는 경우도 있습니다. 만성 콩팥병 환자임을 밝히고 의료진과 상의해 진행하는 것이 좋습니다.

2장

콩팥병을 이기는

콩팥병은 식사 관리가 무엇보다 중요합니다. 채소 반찬과 단백질 반찬의 균형을 맞추고 일부 영양소는 제한하는 등 주의를 기울여야 합니다. 콩팥 건강을 지킬 수 있는 맛있는 밥상을 준비했습니다. 채소 반찬 두 가지와 단백질 반찬 한 가지를 기본으로 하고, 한 그릇 음식과 간식을 적절히 이용하면 매일매일 즐겁게 식사할 수 있습니다.

밥 상

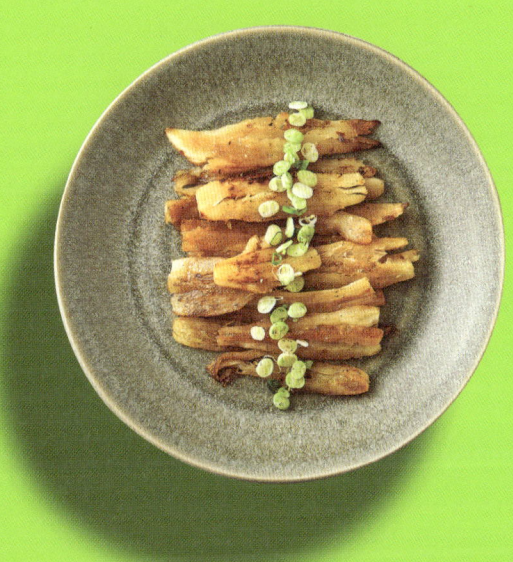

[레시피는 이렇게 만들었어요]

- 만성 콩팥병 3·4단계 환자와 투석 환자 모두 먹을 수 있습니다.
- 반찬은 밥 + 단백질 반찬 1개 + 채소 반찬 2개로 구성된 한 끼 식사를 기준으로 만들었습니다.
- 영양성분은 1인분 기준입니다.
- 단순당 함량이 많은 메뉴에는 '당 주의'라고 표시했습니다. 단순당은 탄수화물의 구조가 단순해 체내에서 바로 소화 흡수되고 혈당을 빠르게 높입니다. 비만, 당뇨병 등이 있는 경우에는 주의하세요.
- 칼륨과 인의 함량이 많은 식품은 사용하지 않았습니다.
- 채소와 과일은 우리기, 데치기, 껍질과 줄기 제거하기 등의 전처리 과정을 거쳐 칼륨 함량을 줄였습니다.
- 설탕 대신 대체 감미료를 사용했습니다. 혈당에 영향을 주지 않아 체중과 혈당 관리에 도움이 됩니다.
- 재료의 양에서 '조금'은 1g 미만의 아주 적은 양입니다.

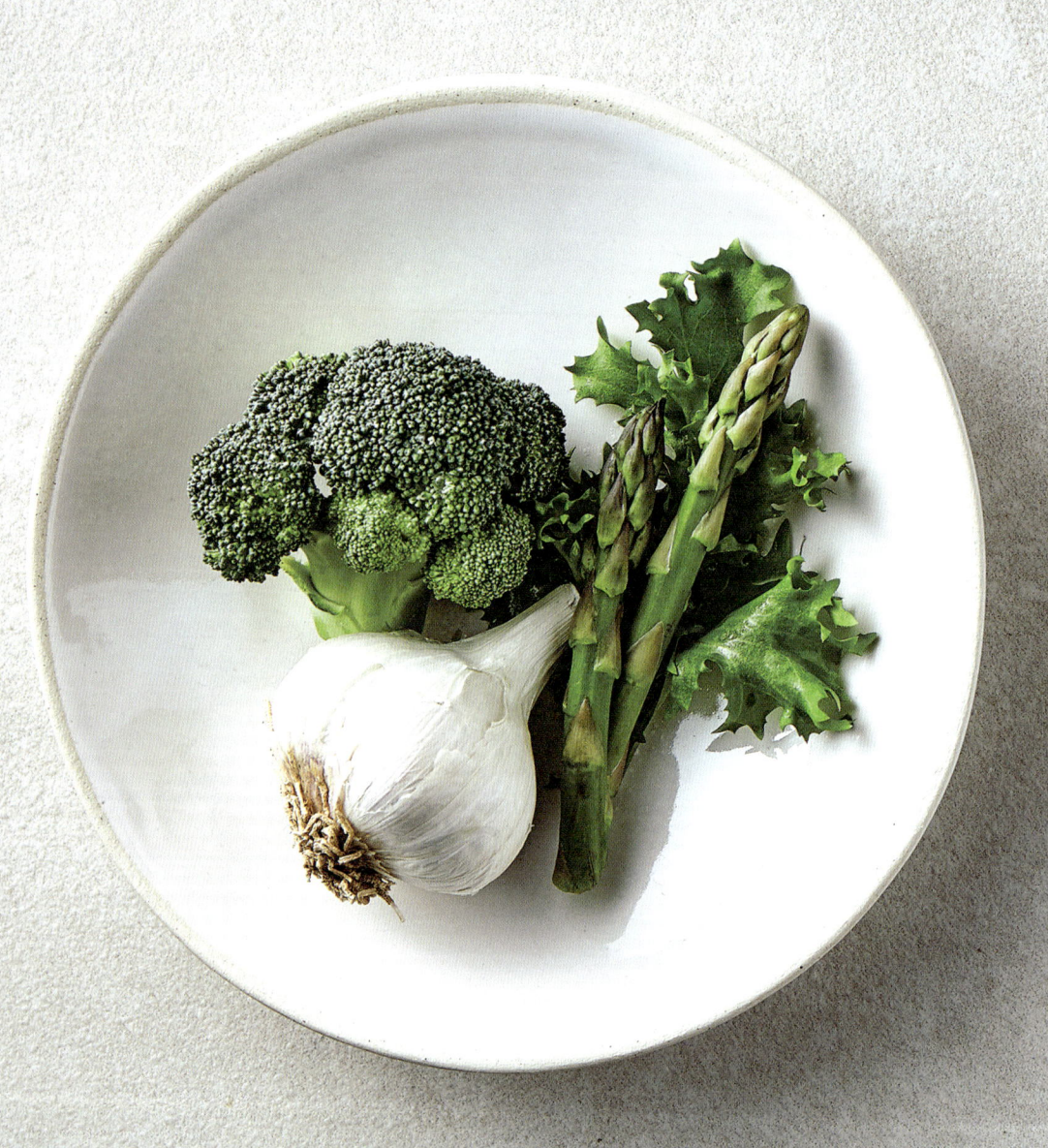

Part 1

한 끼에 2가지, 채소 반찬

만성 콩팥병 환자는 칼륨 섭취를 제한해야 하기 때문에
신선한 채소와 과일 섭취가 부족할 수 있습니다.
칼륨 걱정 없이 다양한 제철 식품을 골고루 먹을 수 있는
반찬을 준비했어요.
매끼 두 가지씩 먹으면 좋습니다.

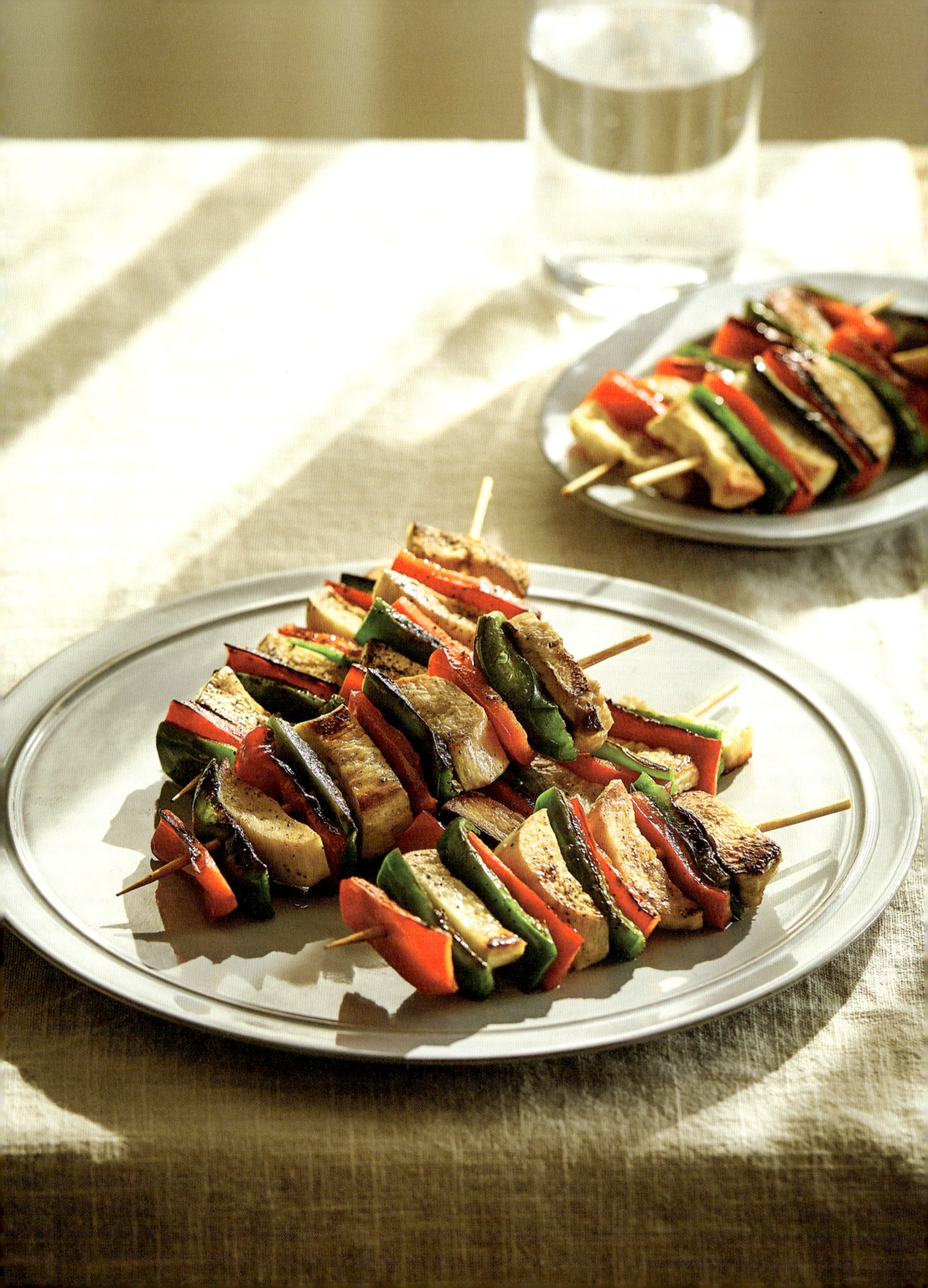

새송이 피망 꼬치구이

• 칼로리 **108.1kcal** • 단백질 **1.4g** • 나트륨 **2.7mg** • 칼륨 **167.5mg** • 인 **43mg**

새송이버섯은 비타민 C가 많고, 골다공증을 예방해주는 트레할로스 성분도 풍부합니다. 골다공증이 생기기 쉬운 만성 콩팥병 환자에게 좋아요. 구워서 먹으면 고기처럼 쫄깃한 맛이 일품입니다.

재료(2인분)

새송이버섯 80g
청·홍피망 20g씩
참기름 조금
후춧가루 조금
식용유 20g

1. 새송이버섯은 밑동을 잘라낸 뒤 4cm 길이로 도톰하게 썰고, 피망도 씨를 빼고 같은 크기로 썬다. 모두 물에 2시간 이상 담갔다가 물기를 뺀다.
2. 새송이버섯과 피망을 끓는 물에 살짝 데친다.
3. 꼬치에 새송이버섯, 청피망, 홍피망을 번갈아 끼워 후춧가루를 뿌린다.
4. 달군 팬에 식용유를 두르고 앞뒤로 살짝 구운 뒤 참기름을 바른다.

● ● **알아두세요**
후춧가루는 소량이어서 검은 후춧가루를 사용해도 괜찮지만, 칼륨이 적은 흰 후춧가루를 사용하면 더 좋아요.

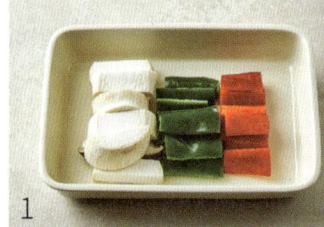
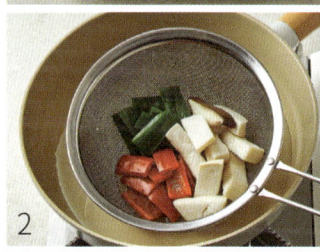
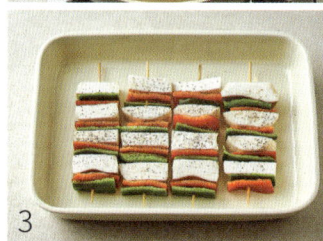
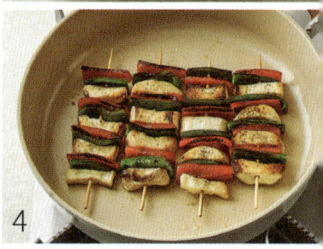

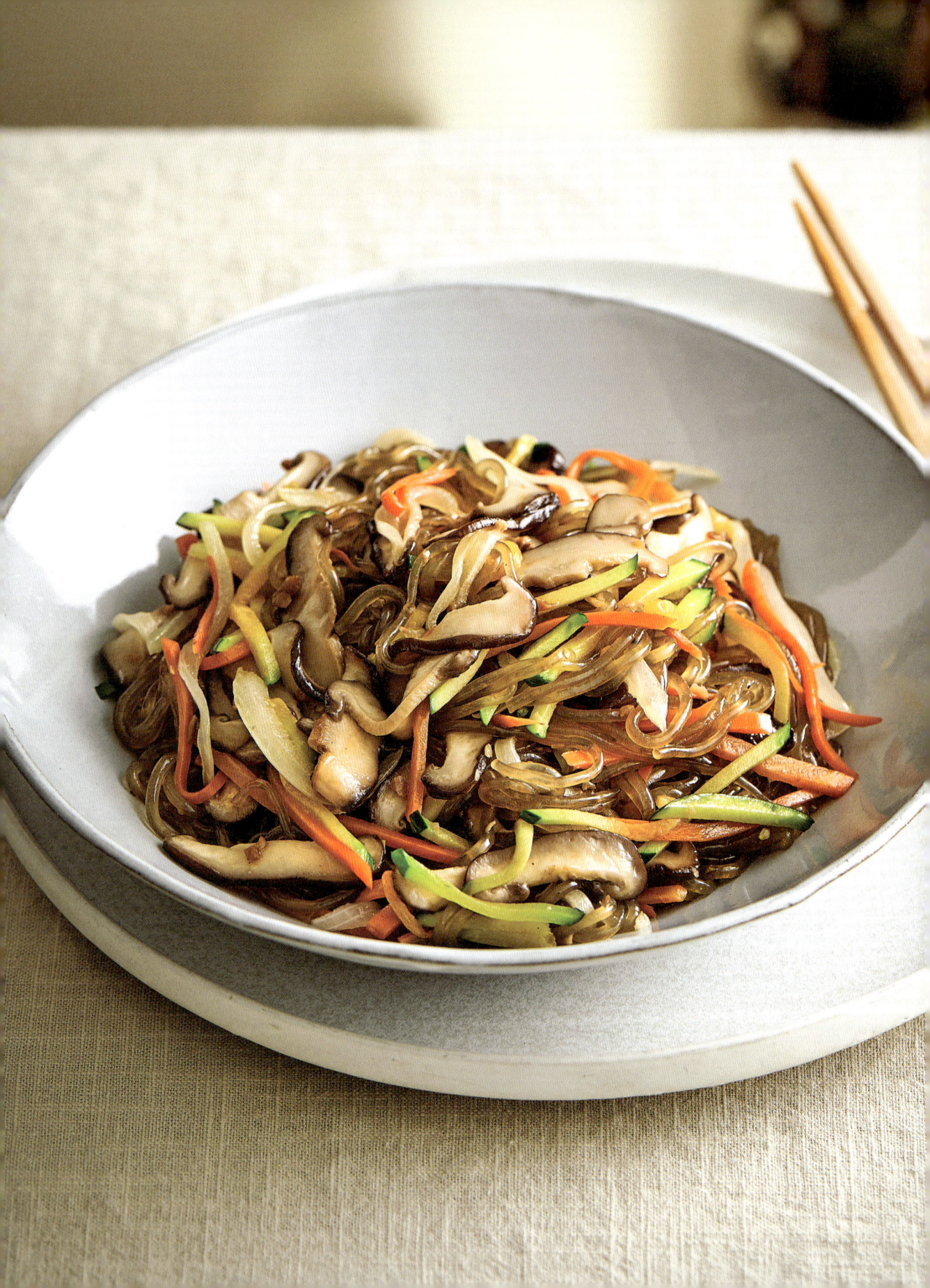

채소 잡채

• 칼로리 **88.2kcal** • 단백질 **1g** • 나트륨 **112.7mg** • 칼륨 **93.2mg** • 인 **32.6mg**

잡채는 주로 고기와 채소, 당면을 함께 버무려 만들지만, 고기 없이 채소로만 만들면 깔끔하고 가볍게 먹을 수 있습니다. 제철 채소를 활용해 다양한 채소를 즐기세요.

재료(2인분)

당면 30g
표고버섯 20g
애호박 10g
당근 10g
양파 10g
식용유 4g

볶음 양념

간장 4.6g
대체 감미료 3.2g
다진 마늘 4g
참기름 조금

1. 표고버섯은 갓만 떼어 저미고, 애호박, 당근, 양파는 5cm 길이로 채 썬다. 모두 물에 2시간 이상 담갔다가 물기를 뺀다. 당면도 물에 1시간 정도 담가 불린다.
2. 표고버섯, 애호박, 당근, 양파를 끓는 물에 살짝 데친다.
3. 볶음 양념 재료를 고루 섞는다.
4. 팬에 식용유를 두르고 당면과 버섯, 채소를 넣어 볶다가 볶음 양념을 넣어 좀 더 볶는다.

• • **알아두세요**

볶음 양념을 넣어 볶을 때 물을 조금 넣으면 타는 것을 막을 수 있어요. 대체 감미료는 스테비아, 에리스리톨, 아스파탐 등을 사용하면 됩니다.

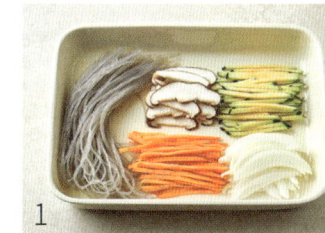

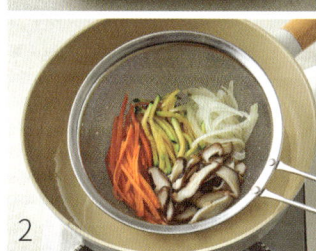

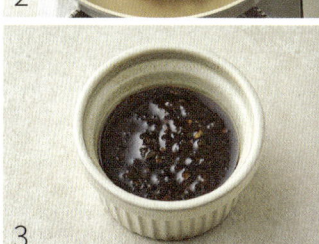

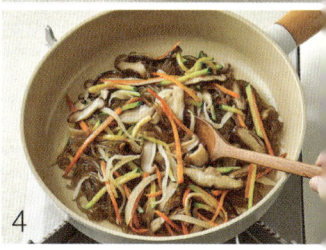

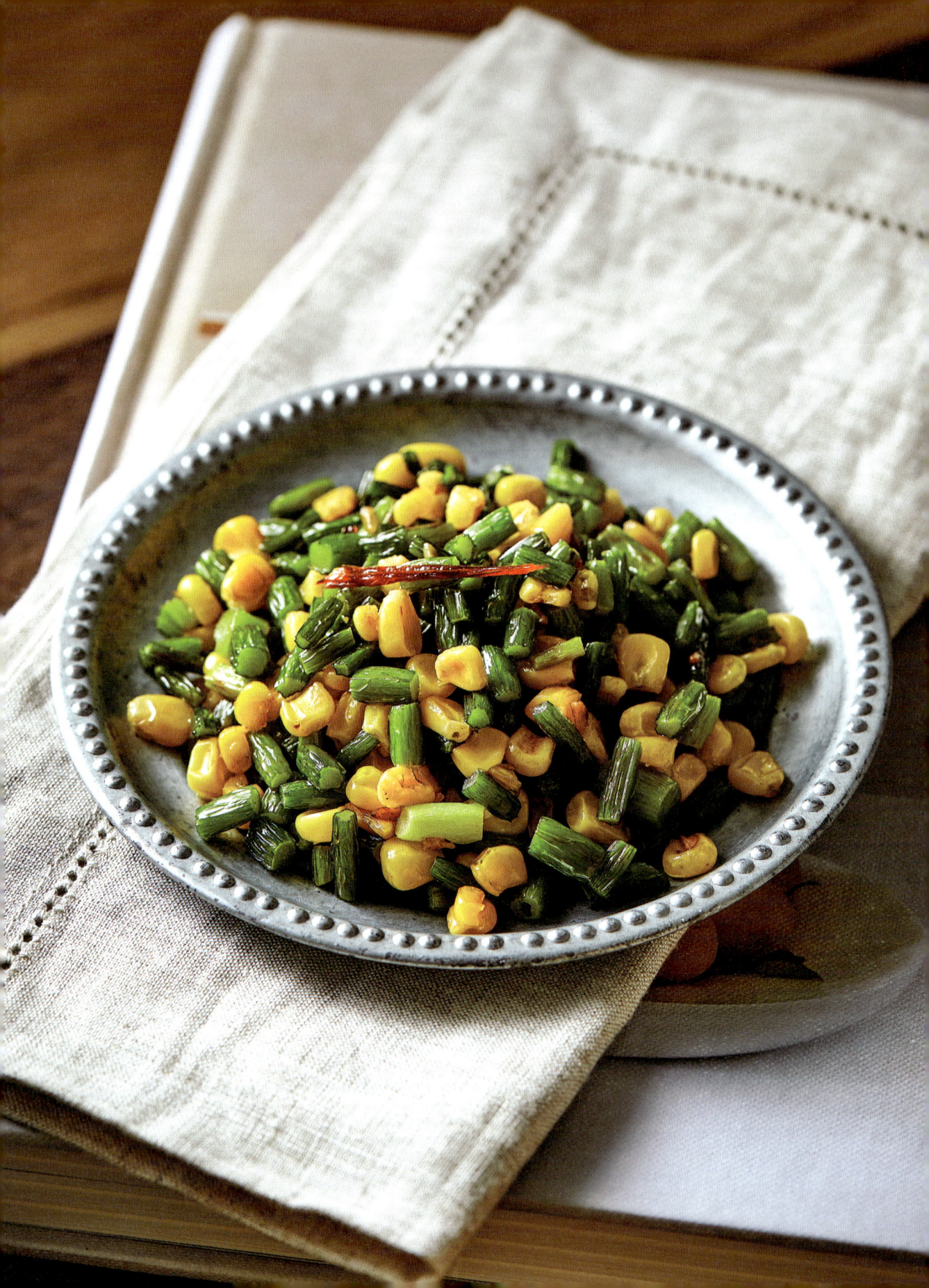

마늘종 옥수수볶음

• 칼로리 **116.6kcal** • 단백질 **1.2g** • 나트륨 **54.8mg** • 칼륨 **116.7mg** • 인 **29.6mg**

마늘종과 옥수수를 버터에 볶아 버터 향과 씹는 맛이 좋습니다. 옥수수는 생옥수수보다 칼륨이 적은 통조림 옥수수를 사용했어요. 통조림 옥수수를 사용할 때는 반드시 끓는 물에 데쳐 나트륨, 당분 등을 줄이세요.

재료(2인분)

마늘종 50g
통조림 옥수수 50g
마른고추 조금
무염 버터 20g

1. 마늘종은 1cm 길이로 썰어 물에 2시간 이상 담갔다가 물기를 뺀다.
2. 통조림 옥수수는 체에 밭쳐 물기를 빼고, 마른고추는 씨를 빼고 채 썬다.
3. 마늘종과 옥수수를 끓는 물에 1분간 데친다.
4. 팬에 무염 버터를 녹이고 마른고추를 볶아 향을 낸 뒤, 마늘종과 옥수수를 넣어 함께 볶는다.

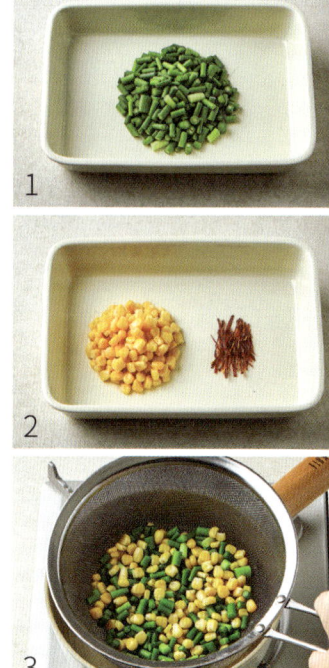

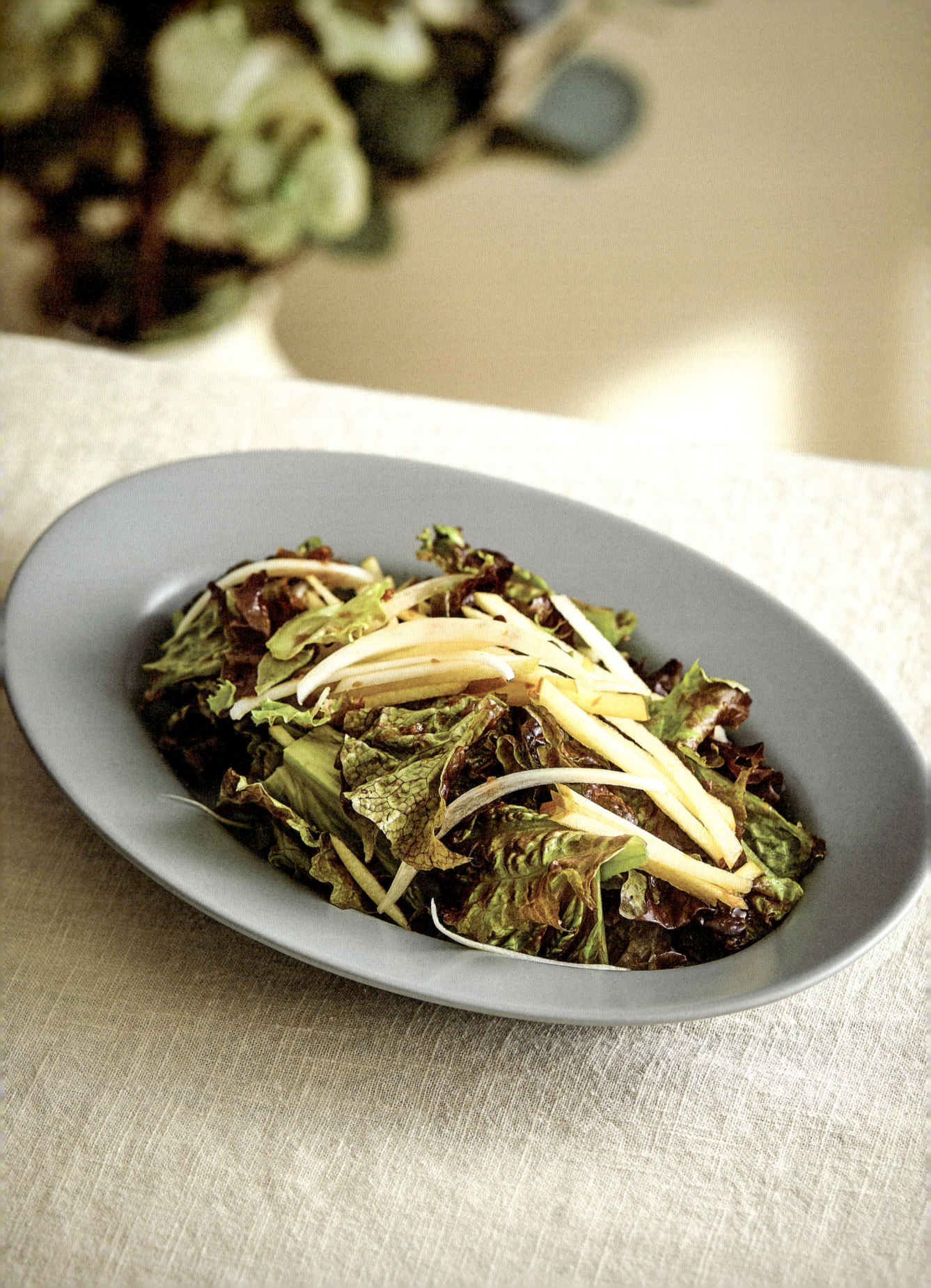

상추 사과무침

• 칼로리 **22.4kcal** • 단백질 **0.8g** • 나트륨 **113.7mg** • 칼륨 **172.8mg** • 인 **20.7mg**

상추는 식이섬유가 많아 장내 환경 개선과 변비 해소에 효과가 있고, 비타민 A와 C도 풍부합니다. 신선한 상추와 달콤 상큼한 사과를 함께 버무리면 김치처럼 즐기면서 나트륨 섭취를 줄일 수 있어요.

재료(2인분)

사과 40g
청상추 40g
양파 10g

무침 양념

간장 4.6g
식초 6g
대체 감미료 3.2g
다진 마늘 4g

1. 사과는 5cm 길이로 채 썰고, 양파도 채 썬다. 청상추는 한입 크기로 썬다. 모두 물에 2시간 이상 담갔다가 물기를 뺀다.
2. 무침 양념 재료를 고루 섞는다.
3. 상추와 사과, 양파를 한데 담고 무침 양념을 넣어 버무린다.

● ● **알아두세요**

양념에 버무린 뒤 시간이 지나면 숨이 죽고 색이 변하며 아삭한 맛이 떨어집니다. 먹기 직전에 버무리세요.

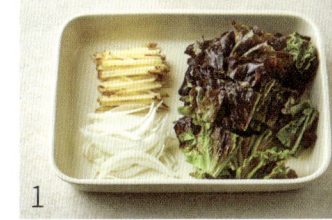
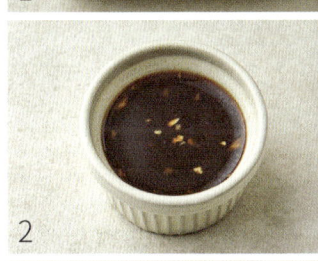
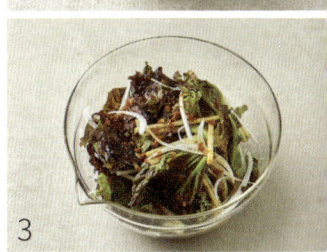

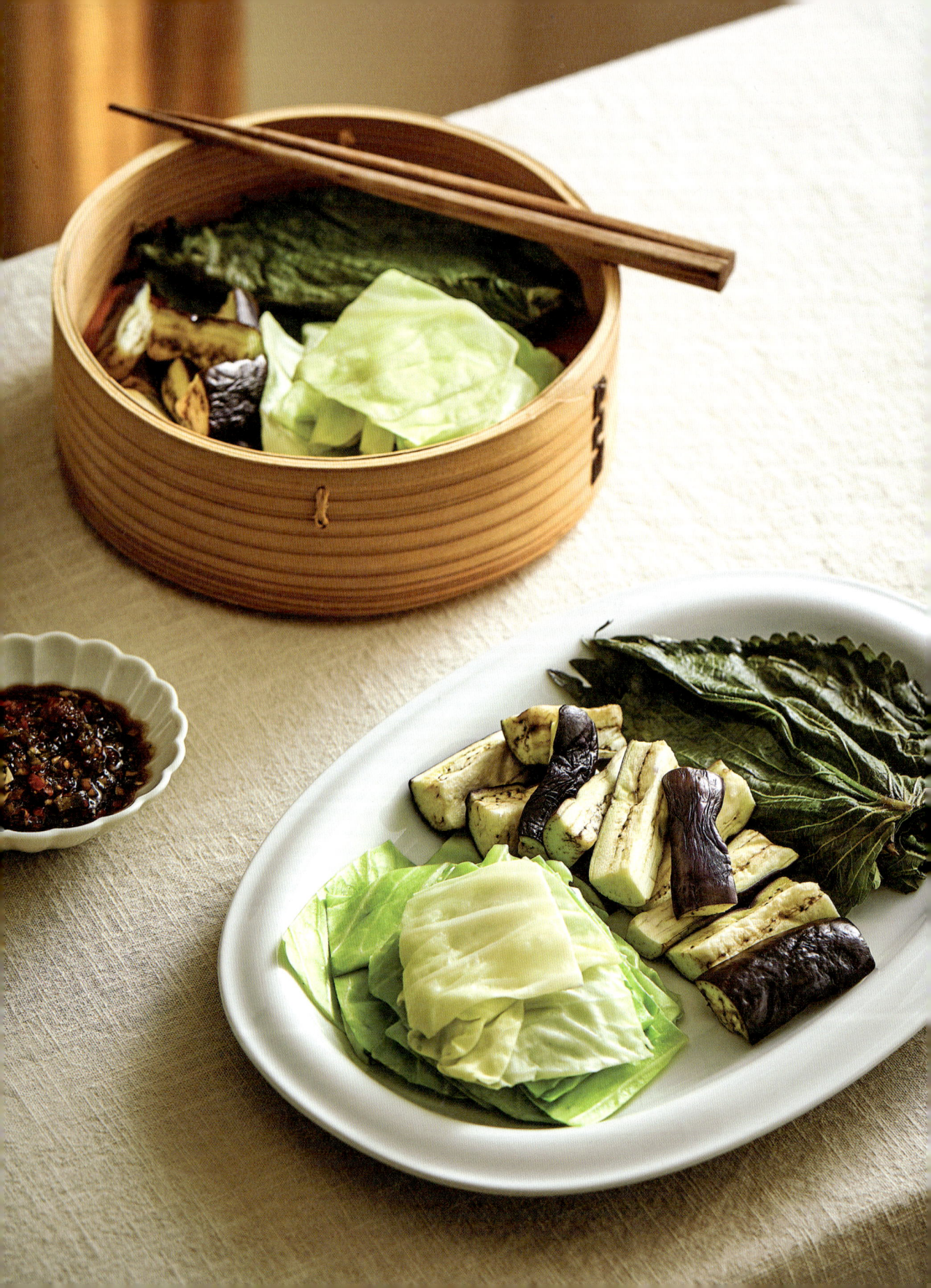

삼색찜

• 칼로리 **22.9kcal** • 단백질 **1.5g** • 나트륨 **112.2mg** • 칼륨 **188.5mg** • 인 **32.2mg**

양배추와 가지, 깻잎은 찜에 잘 어울리는 재료입니다. 양배추는 쪄도 질감이 살아 있고, 가지는 수분이 많아 찌면 더 부드러워요. 깻잎도 찌면 풍부한 향을 즐길 수 있습니다.

재료(2인분)

가지 50g
양배추 50g
깻잎 20g

양념장

양파 4g
청·홍피망 4g씩
간장 4.6g
다진 마늘 2g
들기름 조금

1. 가지는 5cm 길이로 4등분하고, 양배추는 큼직하게 썬다. 양파와 피망은 다진다. 모두 2시간 이상 담갔다가 물기를 뺀다.
2. 깻잎도 꼭지를 떼고 2시간 이상 담갔다가 물기를 뺀다.
3. 찜기의 물이 끓으면 가지, 양배추, 깻잎을 올려 10분 정도 찐다.
4. 다진 양파와 피망, 나머지 재료를 섞어 양념장을 만든다.
5. 찐 채소를 접시에 담고 양념장을 곁들인다.

● ● **알아두세요**
생채소는 칼륨이 많아 쌈으로 먹고 싶으면 쪄서 칼륨을 줄이는 것이 좋아요.

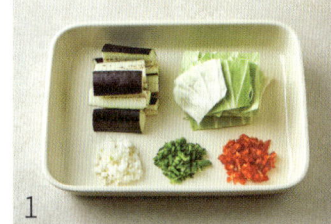

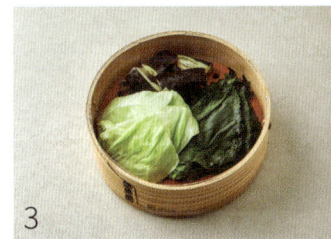

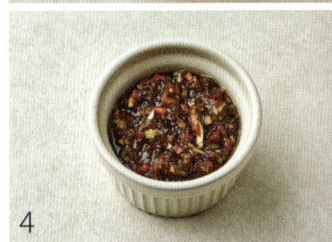

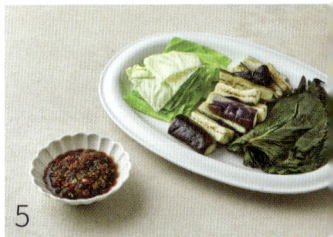

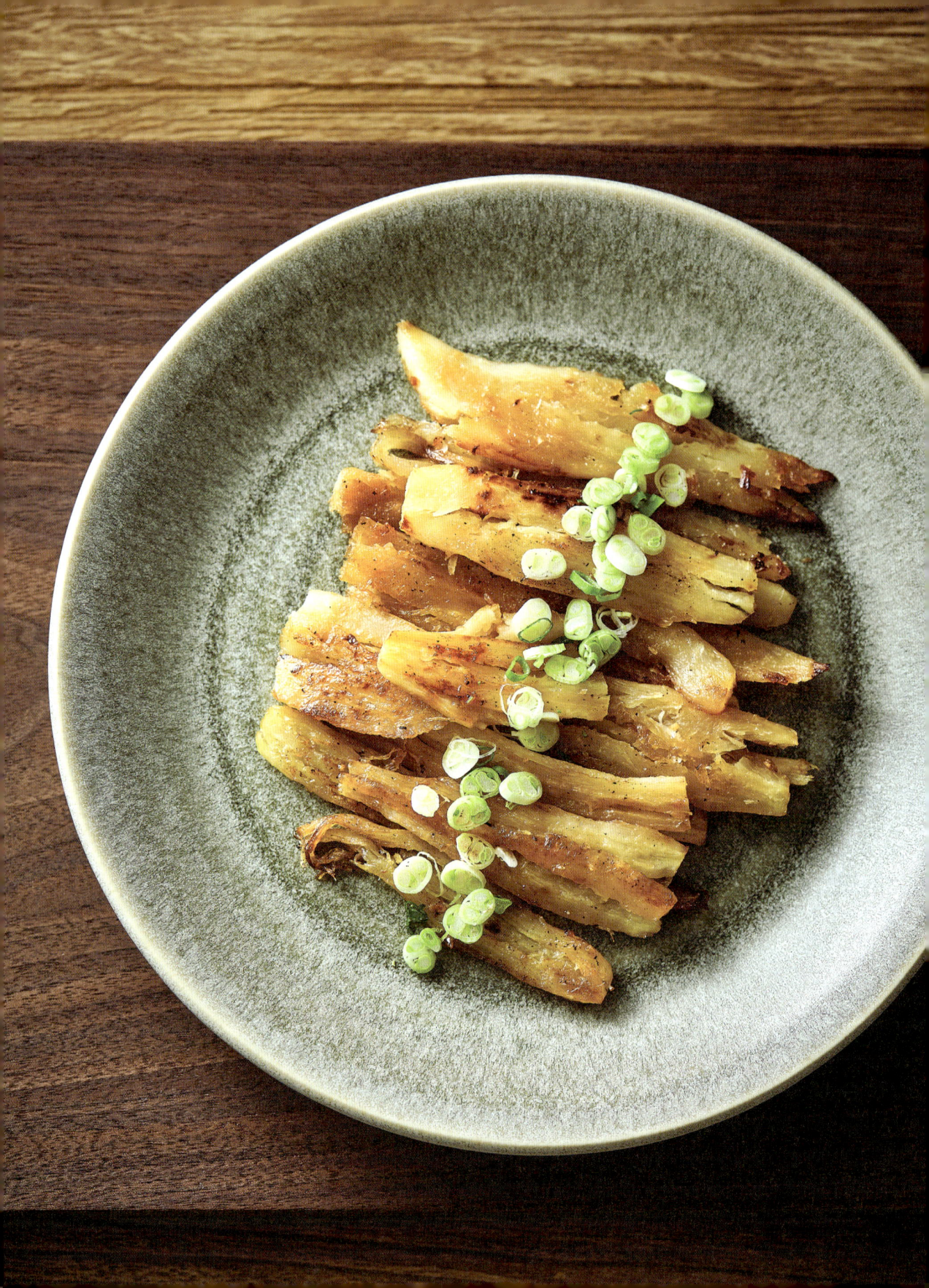

더덕 간장양념구이

• 칼로리 **76.6kcal** • 단백질 **1g** • 나트륨 **110.8mg** • 칼륨 **117mg** • 인 **37.6mg**

더덕은 식이섬유가 많아 씹는 맛이 좋습니다. 물에 담가두었다가 끓는 물에 데쳐도 질감이 떨어지지 않아요. 더덕을 얇게 펴서 간장양념을 발라 구우면 맛과 질감을 모두 즐길 수 있습니다.

재료(1인분)

더덕 80g
실파 4g
들기름 조금
식용유 조금

구이 양념

간장 4.6g
대체 감미료 8g
올리고당 4g
다진 마늘 조금
참기름 조금

1. 더덕은 껍질을 벗기고 굵은 것은 반 갈라 6cm 길이로 썬다. 실파는 송송 썬다. 모두 물에 2시간 이상 담갔다가 물기를 뺀다.
2. 더덕을 끓는 물에 데친다.
3. 더덕을 살살 두드려 찢어지지 않을 정도로 얇게 편다.
4. 구이 양념 재료를 섞어 더덕을 버무린다.
5. 달군 팬에 식용유와 들기름을 두르고 양념한 더덕을 앞뒤로 굽는다.
6. 접시에 구운 더덕을 담고 실파를 뿌린다.

● ● **알아두세요**

더덕은 껍질을 벗기기가 까다로운 편이에요. 솔로 흙을 털어내고 물에 10분 정도 담가 껍질을 불린 뒤 필러로 벗기면 쉬워요. 손질할 때 진액이 많이 나오는데, 손에 묻으면 가려울 수 있으니 위생장갑을 끼는 게 좋습니다.

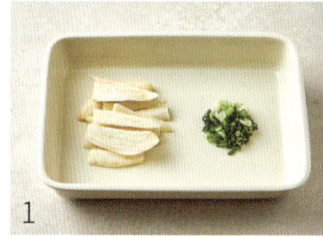
1

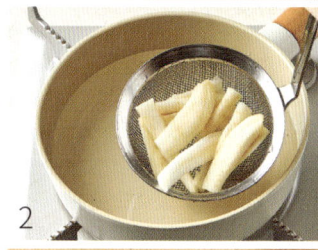
2

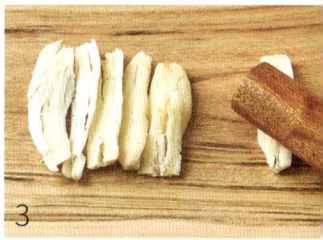
3

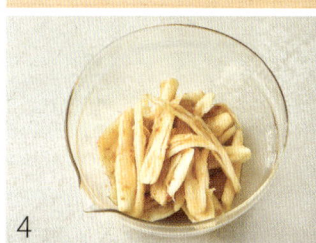
4

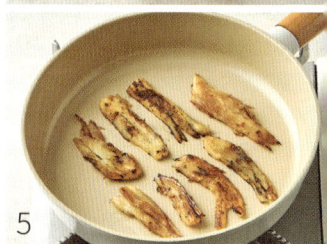
5

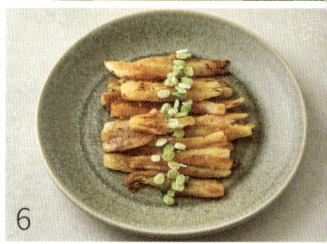
6

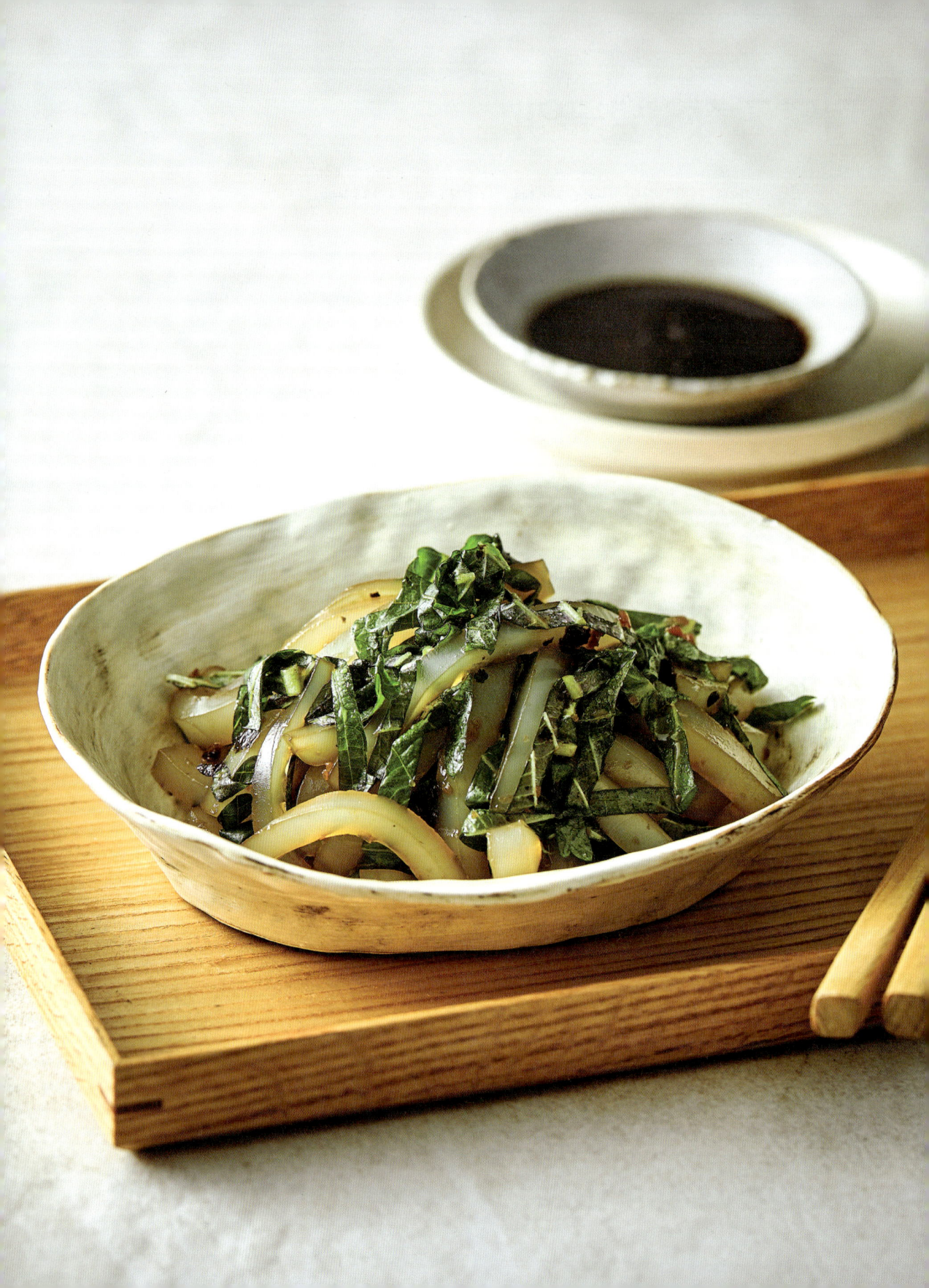

청포묵 깻잎 김무침

• 칼로리 **45.4kcal** • 단백질 **1.1g** • 나트륨 **184.1mg** • 칼륨 **75.4mg** • 인 **18.5mg**

탱글탱글한 청포묵과 깻잎의 향긋함이 잘 어우러진 음식입니다. 녹두로 만든 청포묵은 필수아미노산이 풍부하고 칼로리가 낮아 반찬에 이용하면 좋아요. 끓는 물에 데치면 더 투명하고 부드러워집니다.

재료(2인분)

청포묵 150g
깻잎 10g
김 2g

무침 양념

간장 4.6g
다진 마늘 4g
참기름 조금

1. 청포묵은 4cm 길이로 도톰하게 썰어 끓는 물에 데친다.
2. 깻잎은 꼭지를 떼고 채 썰어 물에 2시간 이상 담갔다가 물기를 뺀다.
3. 김은 구워서 잘게 부순다.
4. 무침 양념 재료를 고루 섞는다.
5. 청포묵과 깻잎, 김가루를 한데 담고 무침 양념을 넣어 버무린다.

● ● **알아두세요**

청포묵은 끓는 물에 1~2분 정도만 데치세요. 너무 오래 데치면 묵이 쉽게 부서집니다.

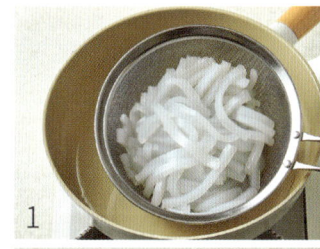

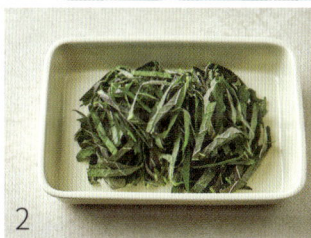

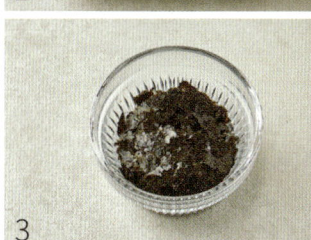

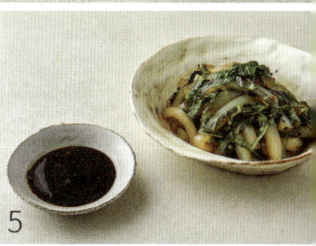

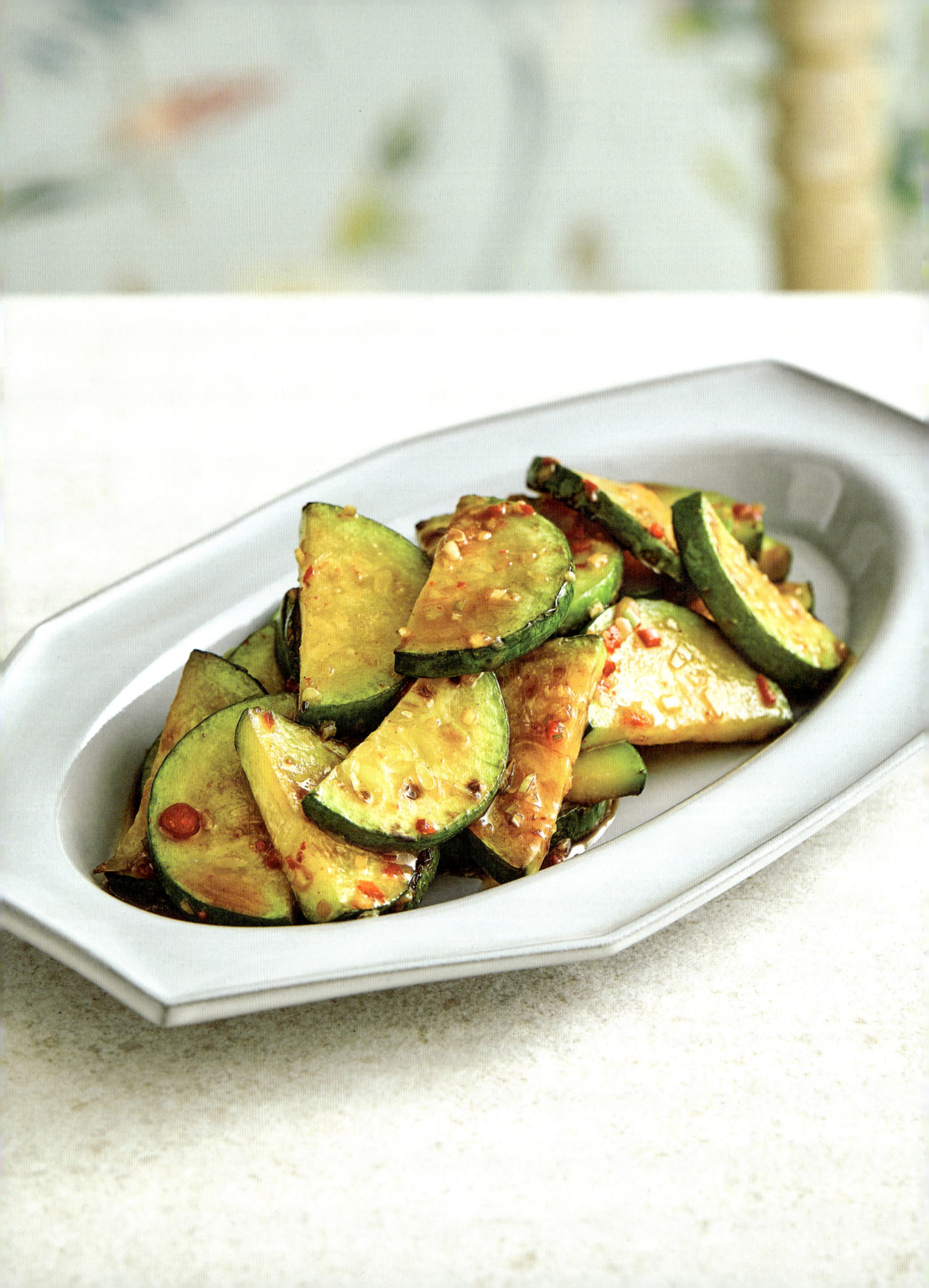

구운 애호박나물

• 칼로리 **45.1kcal** • 단백질 **1g** • 나트륨 **110.3mg** • 칼륨 **168.9mg** • 인 **31mg**

애호박을 한 번 구워서 무치면 색다른 나물이 됩니다. 수분이 줄어 맛이 더 깊어지고 단맛도 강해져요. 애호박은 탄수화물이 많고 식이섬유도 풍부하며 질감이 부드러워 소화가 잘됩니다.

재료(2인분)

애호박 100g
식용유 조금

무침 양념

대파 5g
붉은 고추 3g
다진 마늘 조금
간장 4.6g
대체 감미료 조금
고춧가루 조금
참기름 조금
물 조금

1. 애호박은 반 갈라 1cm 두께로 썬다. 대파는 다지고, 붉은 고추도 씨를 뺀 뒤 다진다. 모두 물에 2시간 이상 담갔다가 물기를 뺀다.
2. 달군 팬에 식용유를 두르고 애호박을 앞뒤로 살짝 굽는다.
3. 다진 대파와 붉은 고추, 나머지 재료를 섞어 무침 양념을 만든다.
4. 구운 애호박에 무침 양념을 넣어 버무린다.

● ● **알아두세요**

애호박을 구운 뒤 바로 무치지 말고 식혀서 무치세요. 뜨거울 때 무치면 물이 생겨 질척거릴 수 있어요.

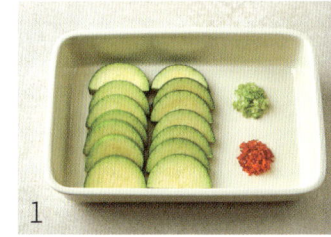

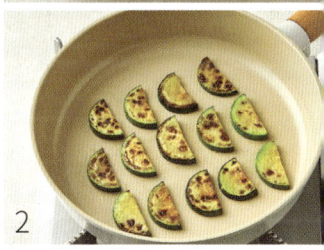

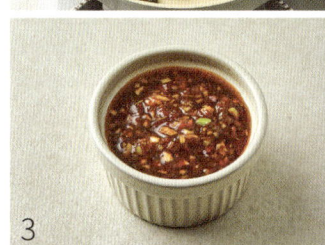

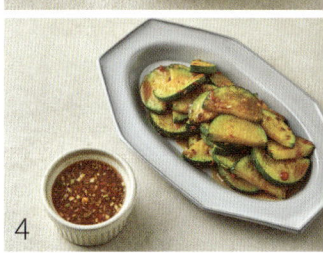

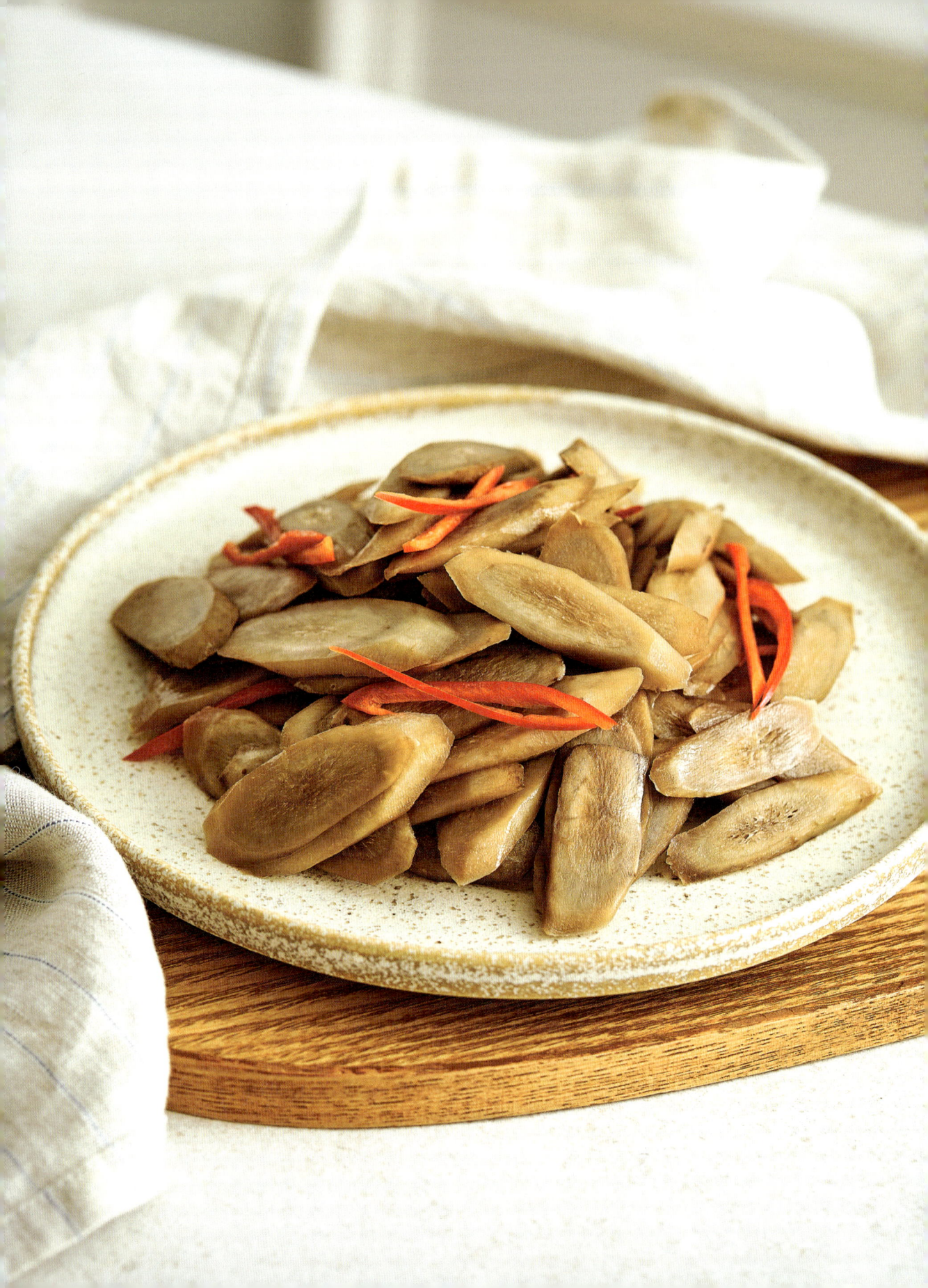

우엉볶음

• 칼로리 **54.6kcal** • 단백질 **1.3g** • 나트륨 **112.7mg** • 칼륨 **185mg** • 인 **39.9mg**

독특한 향과 아작아작 씹는 맛이 좋은 우엉을 간장양념에 볶아 맛과 영양이 풍부한 밑반찬을 만들었어요. 우엉은 식이섬유가 많아 당뇨병을 예방하고, 노화를 억제하는 효능도 있습니다.

재료(2인분)

우엉 80g
붉은 고추 4g
참기름 조금
식용유 4g

볶음 양념

간장 4.6g
대체 감미료 조금
올리고당 조금
맛술 조금

1. 우엉은 껍질을 벗겨 어슷하게 썰고, 붉은 고추는 씨를 뺀 뒤 채 썬다. 모두 물에 2시간 이상 담갔다가 물기를 뺀다.
2. 우엉은 끓는 물에 살짝 데친다.
3. 볶음 양념 재료를 고루 섞는다.
4. 달군 팬에 식용유를 두르고 우엉과 붉은 고추를 볶다가 볶음 양념을 넣어 좀 더 볶는다.
5. 마지막에 참기름을 넣고 한 번 더 볶는다.

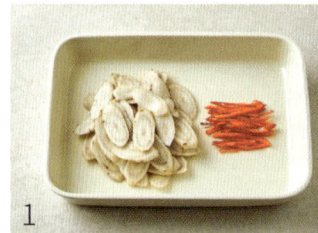
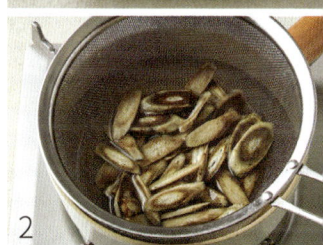
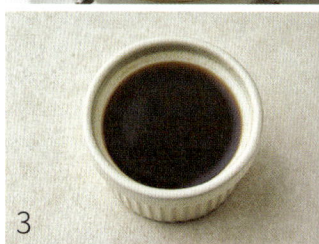
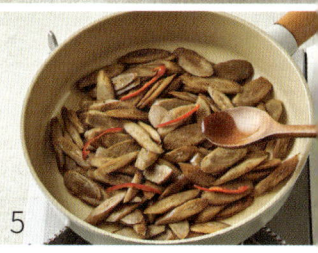

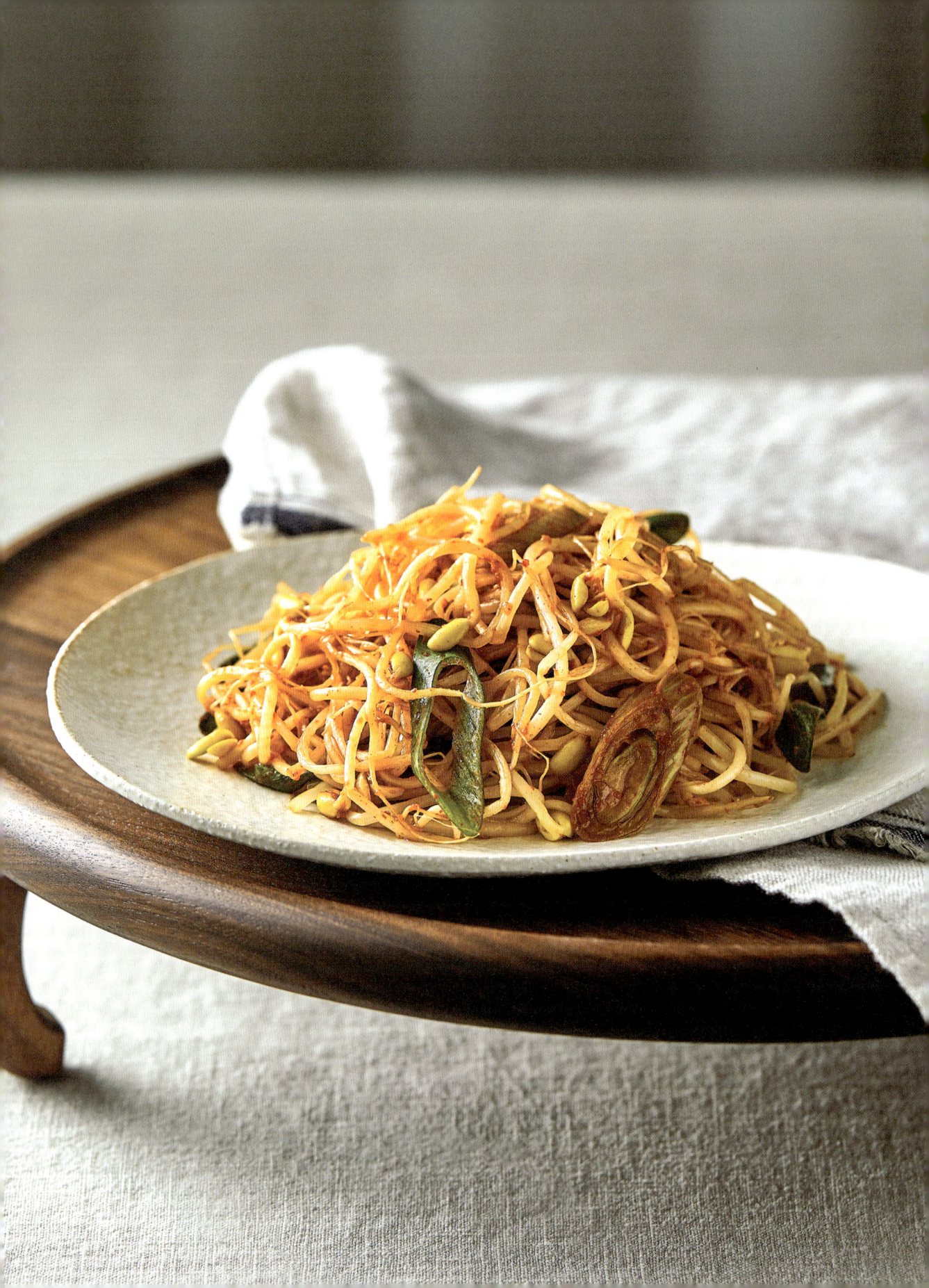

콩나물볶음

• 칼로리 **45.1kcal** • 단백질 **2.7g** • 나트륨 **110.9mg** • 칼륨 **154.5mg** • 인 **51.6mg**

콩나물을 삶아서 살짝 볶은 색다른 나물 반찬입니다. 콩나물에는 비타민 C가 풍부하고 양질의 식이섬유도 많아요. 뿌리에는 아스파라긴산이 매우 많아 알코올을 해독하는 효과가 있습니다.

재료(2인분)

콩나물 100g
대파 4g
다진 마늘 조금
식용유 4g

볶음 양념

간장 4.6g
고춧가루 조금
맛술 조금
참기름 조금

1. 대파를 어슷하게 썬 뒤, 대파와 콩나물을 물에 2시간 이상 담갔다가 물기를 뺀다.
2. 볶음 양념 재료를 고루 섞는다.
3. 콩나물은 끓는 물에 삶아 건진다.
4. 달군 팬에 식용유를 두르고 다진 마늘을 볶아 향을 낸 뒤, 콩나물을 넣어 센 불에 살짝 볶는다.
5. 마지막에 볶음 양념과 대파를 넣어 볶는다.

● ● 알아두세요

콩나물을 삶을 때 뚜껑을 닫았다가 중간에 열면 비린내가 날 수 있어요. 처음부터 뚜껑을 닫고 열지 않거나 반대로 계속 열어두어야 비린내가 나지 않습니다.

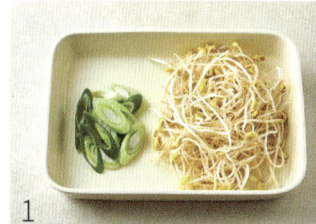
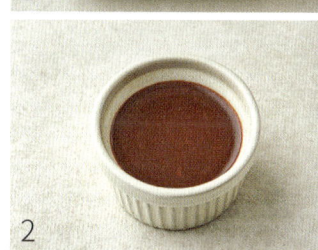
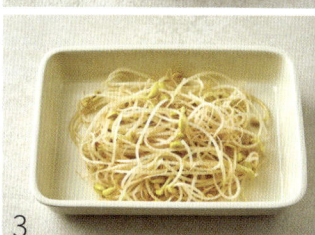
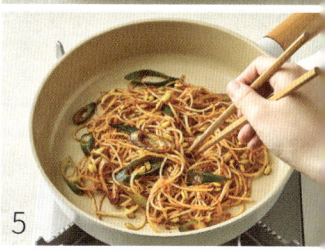

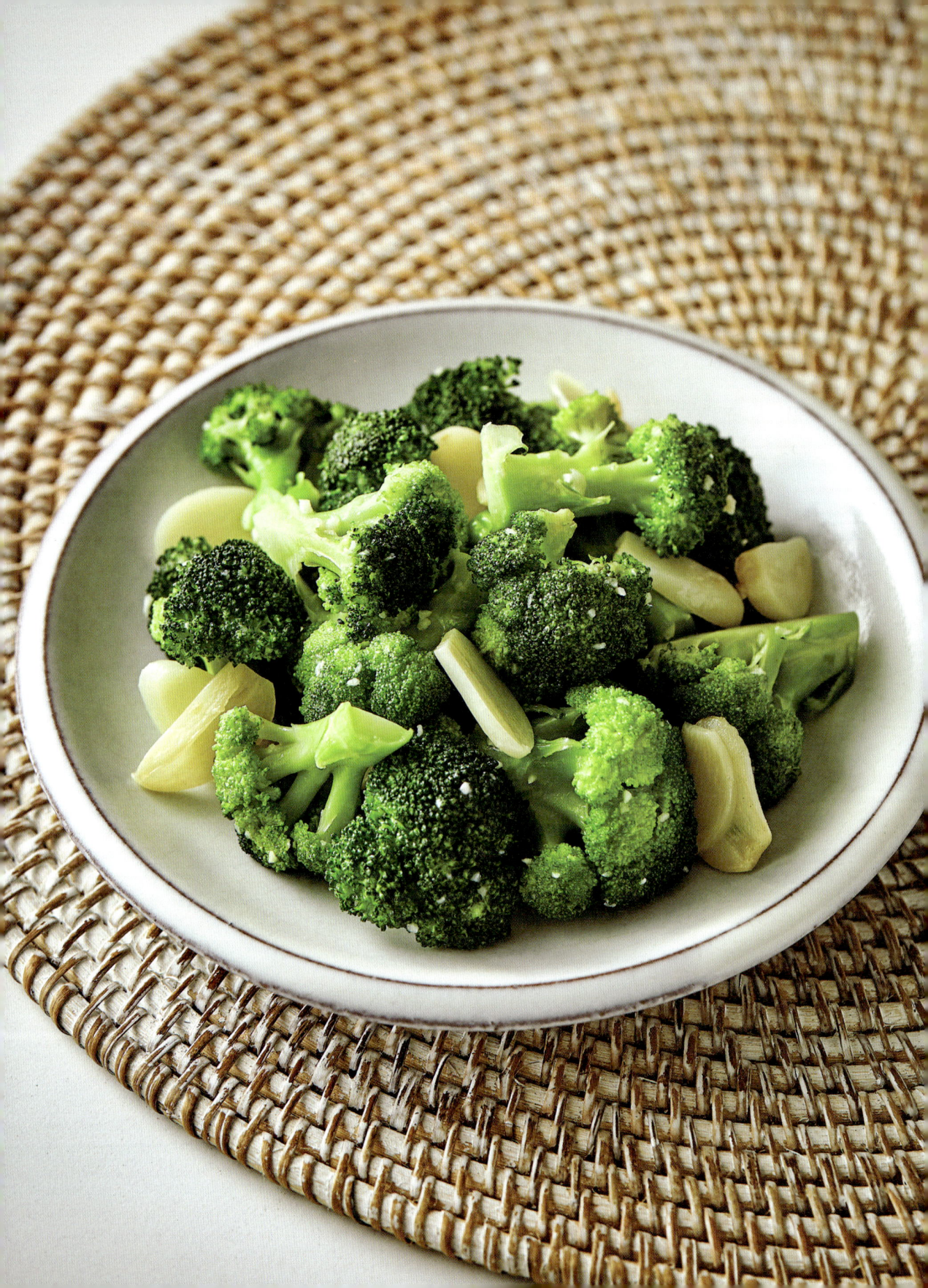

브로콜리 마늘볶음

• 칼로리 **45.2kcal** • 단백질 **2g** • 나트륨 **109.6mg** • 칼륨 **206.1mg** • 인 **44.4mg**

〈타임〉지가 항암식품으로 선정한 브로콜리와 마늘을 함께 볶았어요. 항산화 영양소인 베타카로틴의 흡수를 높이려면 브로콜리를 기름에 볶는 게 좋습니다. 마늘을 단맛이 우러나도록 충분히 볶은 뒤 브로콜리를 넣으세요.

재료(2인분)

브로콜리 80g
마늘 20g
다진 마늘 조금
소금 조금
식용유 4g

1. 브로콜리는 한입 크기로 썰고, 마늘은 밑동을 잘라낸 뒤 저민다. 모두 물에 2시간 이상 담갔다가 물기를 뺀다.
2. 브로콜리는 끓는 물에 살짝 데친다.
3. 달군 팬에 식용유를 두르고 다진 마늘을 볶아 향을 낸 뒤, 브로콜리와 마늘을 넣고 소금으로 간해 볶는다.

● ● **알아두세요**
브로콜리는 꽃봉오리가 빽빽해서 잘 씻어야 합니다. 식초를 조금 섞은 물에 흔들어 씻으세요.

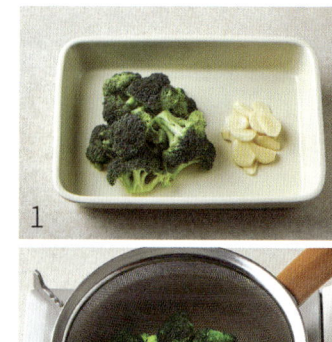

1

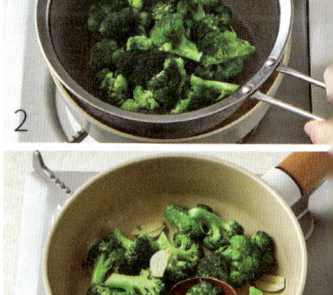

2

3

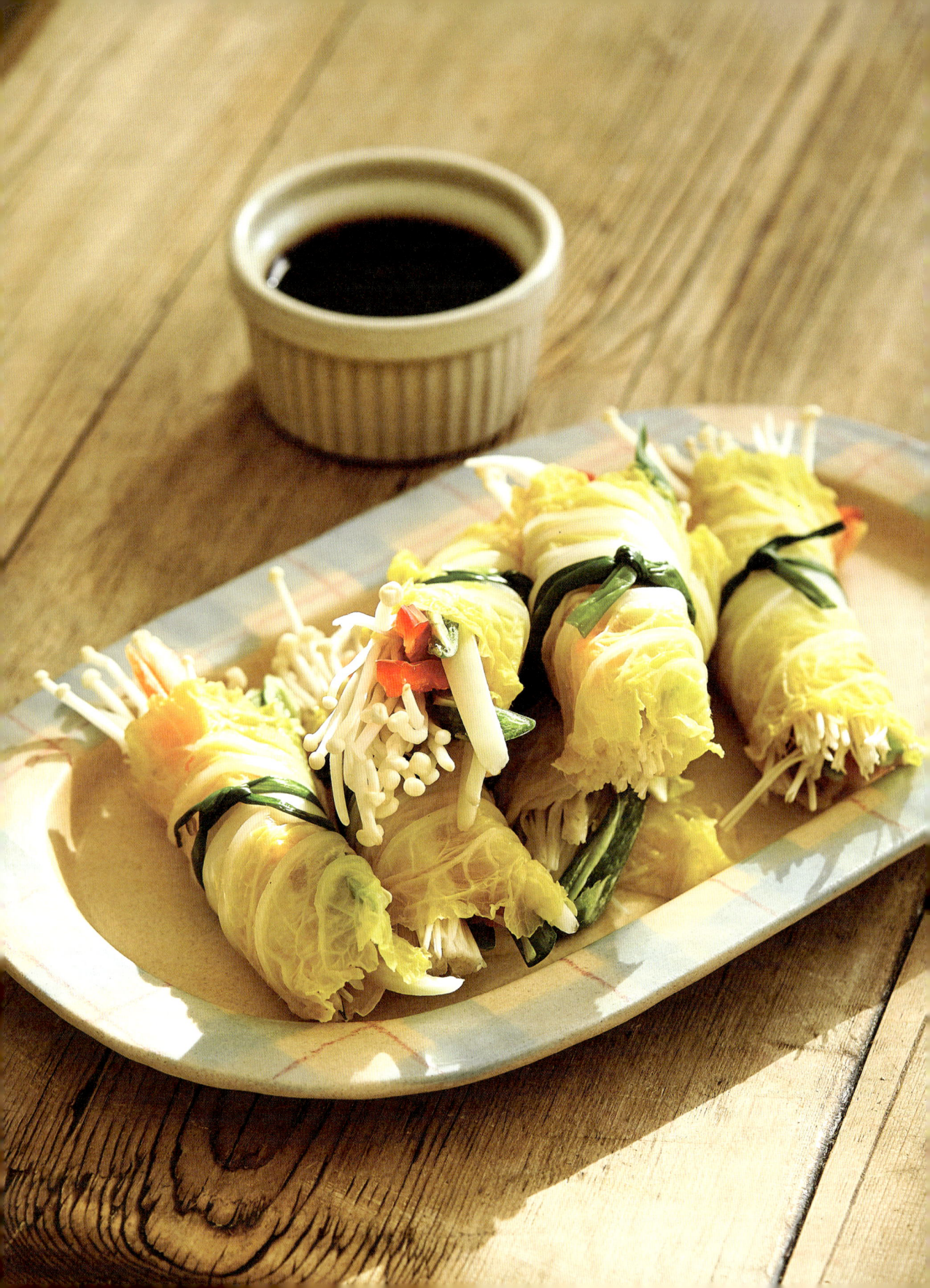

배추 팽이버섯 말이

• 칼로리 **41.8kcal** • 단백질 **1.9g** • 나트륨 **122.9mg** • 칼륨 **298.5mg** • 인 **56.1mg**

데친 배추에 팽이버섯과 피망, 양파를 볶아 넣고 말아 양념장에 찍어 먹는 음식입니다. 배추는 주로 김치를 담가 먹지만, 찌거나 무쳐도 맛있어요. 김치는 나트륨이 많으니 다양한 조리법으로 즐기세요.

재료(2인분)

배추 100g
팽이버섯 60g
양파 10g
청·홍피망 10g씩
실파 10g
식용유 4g

양념장

간장 4.6g
대체 감미료 4g
다진 마늘 4g

1. 배추는 잎을 통째로 끓는 물에 데치고, 실파는 15cm 길이로 썰어 끓는 물에 데친다. 모두 물에 2시간 이상 담갔다가 물기를 뺀다.
2. 팽이버섯은 밑동을 잘라낸 뒤 4cm 길이로 썰고, 양파와 피망도 비슷한 크기로 채 썬다. 모두 물에 2시간 이상 담갔다가 물기를 뺀다.
3. 달군 팬에 식용유를 두르고 팽이버섯, 양파, 피망을 살짝 볶는다.
4. 배춧잎에 팽이버섯, 양파, 피망을 올리고 돌돌 말아 실파로 묶는다.
5. 양념장 재료를 섞어 곁들인다.

●● **알아두세요**

배추의 줄기 부분은 두껍기 때문에 칼등으로 살짝 두드려 조리해야 잘 말리고 모양도 좋아요.

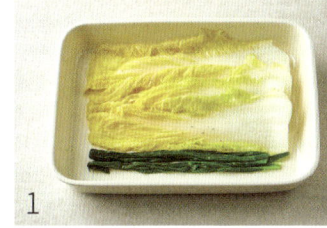
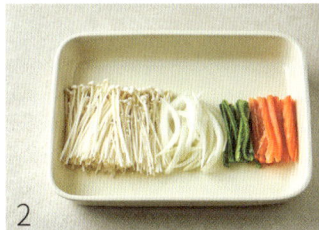
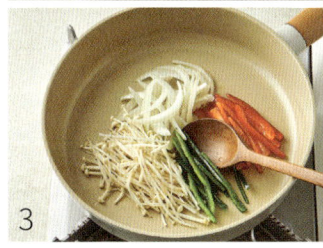
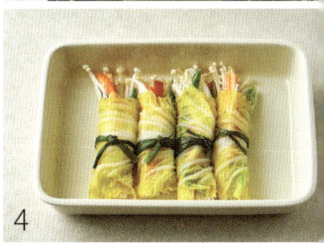

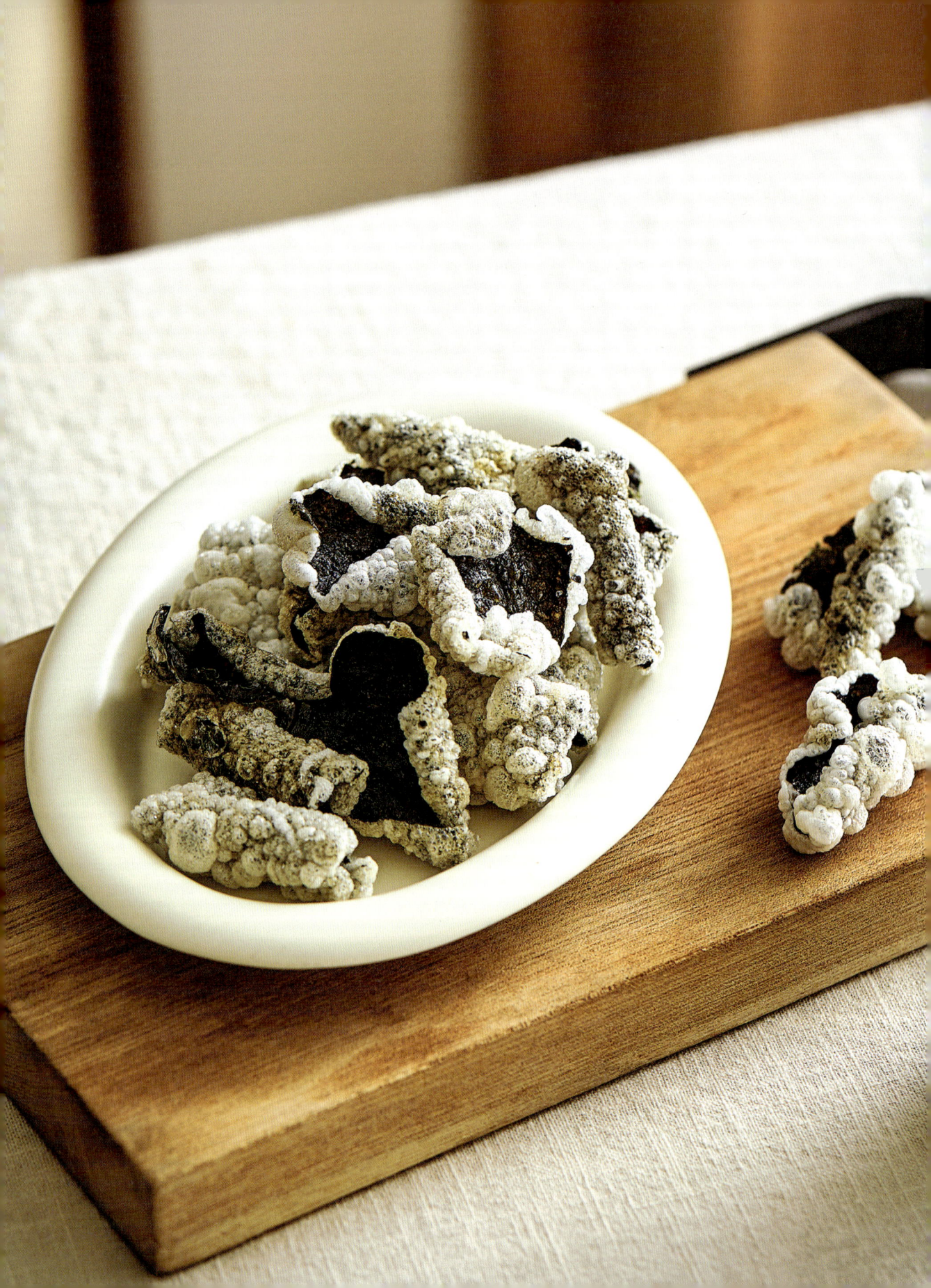

라이스 김부각

• 칼로리 **97.3kcal** • 단백질 **0.5g** • 나트륨 **7.8mg** • 칼륨 **31.1mg** • 인 **7.1mg**

김부각은 고소하고 바삭바삭해 누구나 좋아하는 반찬입니다. 김에 찹쌀풀을 바르고 말려서 튀기는 전통 방식 대신 라이스페이퍼를 붙여서 튀겼어요. 방법이 간단해 한결 쉽게 만들 수 있습니다.

재료(2인분)

파래김 2g
라이스페이퍼 2/3장
대체 감미료 8g
맛술 5g
물 20g
식용유 20g

1. 물과 맛술을 섞은 뒤 라이스페이퍼를 담갔다가 파래김에 붙인다.
2. 실온에서 살짝 말려 한입 크기로 자른다.
3. 달군 팬에 식용유를 두르고 준비한 김을 바삭하게 튀긴다.
4. 김부각에 대체 감미료를 뿌려 단맛을 더한다.

● ● **알아두세요**

김부각은 재빨리 튀겨내야 바삭하고 맛있어요. 170℃ 정도의 식용유에 3~4초 정도 짧게 넣었다가 건지세요.

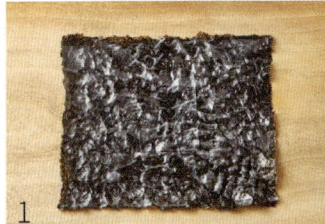
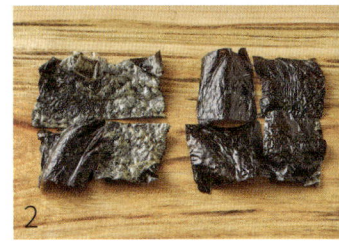
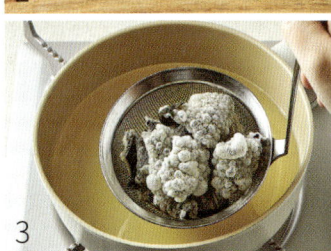
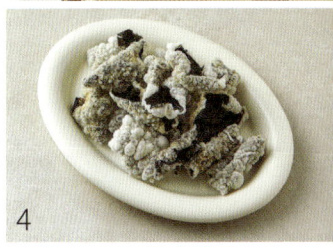

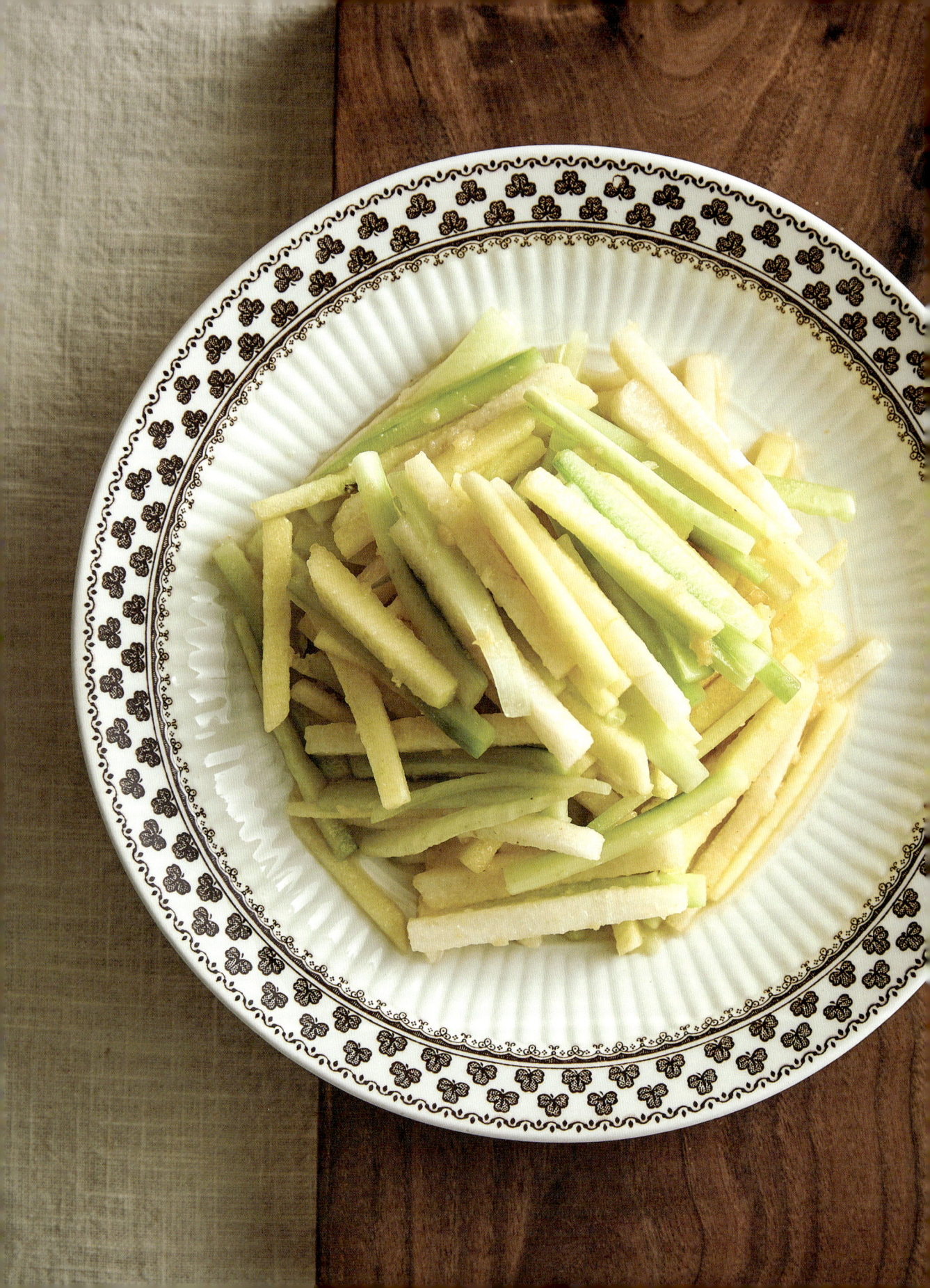

사과 배 냉채

• 칼로리 **26.5kcal** • 단백질 **0.5g** • 나트륨 **114.8mg** • 칼륨 **101.5mg** • 인 **16.1mg**

배는 껍질뿐 아니라 과육에도 강한 항산화 기능이 있어요. 칼륨 섭취를 줄이기 위해 껍질을 벗겨 먹어야 하는 만성 콩팥병 환자가 항산화물질을 섭취하기 좋습니다. 사과와 함께 겨자 소스에 버무려 상큼하게 즐기세요.

재료(2인분)

사과 40g
배 40g
오이 40g

겨자 소스

식초 6g
레몬즙 6g
대체 감미료 8g
다진 마늘 4g
겨잣가루 1.8g
소금 조금
물 3.6g

1 사과, 배, 오이는 껍질을 벗기고 5cm 길이로 채 썰어 물에 2시간 이상 담갔다가 물기를 뺀다.
2 미지근한 물에 겨잣가루를 잘 개어 10분 정도 둔다.
3 갠 겨자와 나머지 재료를 섞어 겨자 소스를 만든다.
4 사과와 배, 오이를 한데 담고 겨자 소스를 넣어 버무린다.

● ● **알아두세요**
레몬즙은 시판 제품을 써도 되지만, 생레몬을 짜서 넣으면 훨씬 상큼합니다.

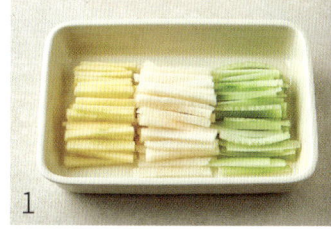
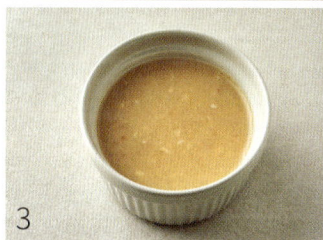
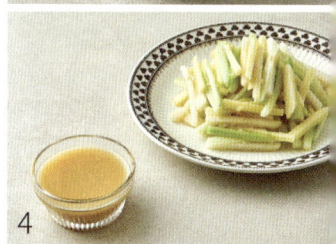

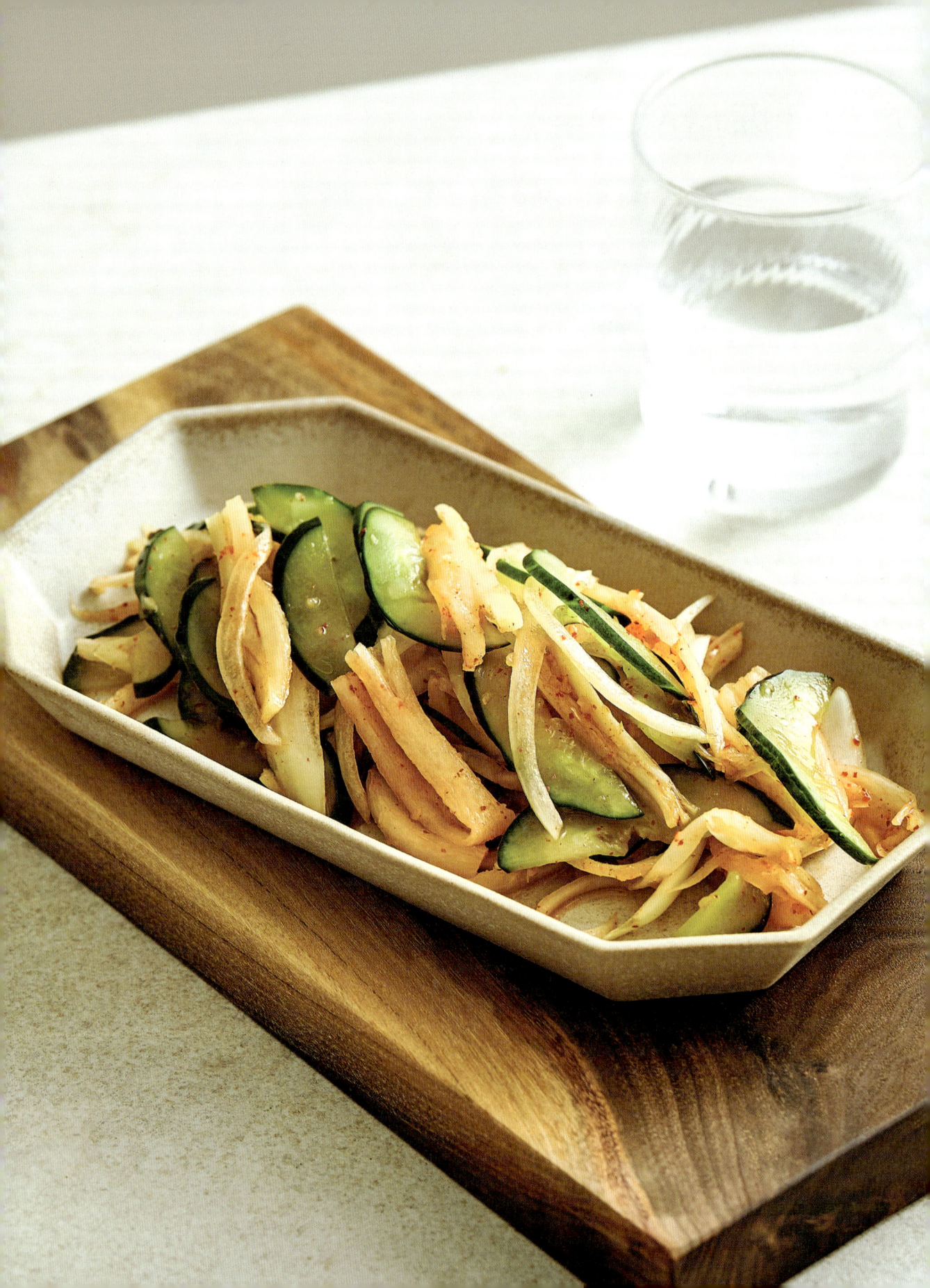

오이 도라지 초무침

• 칼로리 **30.3kcal** • 단백질 **1.1g** • 나트륨 **110.1mg** • 칼륨 **157.3mg** • 인 **35mg**

사포닌이 풍부한 도라지와 항산화 성분이 들어 있는 오이를 새콤달콤하게 무친 건강 반찬이에요. 맛은 물론 아삭아삭 씹는 맛도 좋아 따뜻한 밥에 올려 먹으면 없던 입맛도 살아납니다.

재료(2인분)

오이 60g
도라지 40g
양파 20g
소금 조금

무침 양념

식초 12g
대체 감미료 8g
올리고당 조금
다진 마늘 4g
고춧가루 조금

1. 오이는 반 갈라 어슷하게 썰고, 양파도 비슷한 크기로 썬다. 모두 물에 2시간 이상 담갔다가 물기를 뺀다.
2. 도라지는 껍질을 벗기고 살짝 두드려 오이와 비슷한 크기로 썬 뒤, 물에 2시간 이상 담갔다가 물기를 꼭 짠다.
3. 오이에 소금을 뿌려 10분 정도 절였다가 물기를 짠다.
4. 무침 양념 재료를 고루 섞는다.
5. 오이와 도라지, 양파를 한데 담고 무침 양념을 넣어 무친다.

● ● **알아두세요**

취청오이가 다다기오이보다 칼륨의 함량이 적어요. 취청오이를 사용하는 것이 좋습니다.

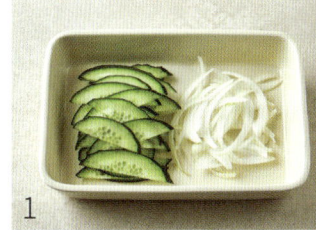
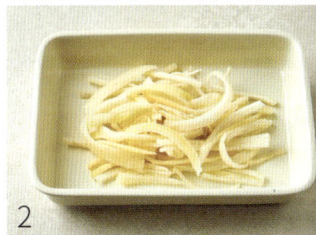
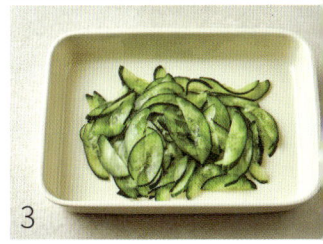
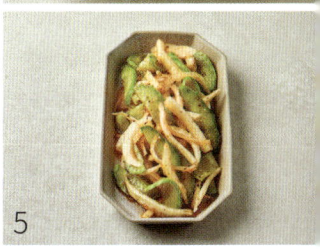

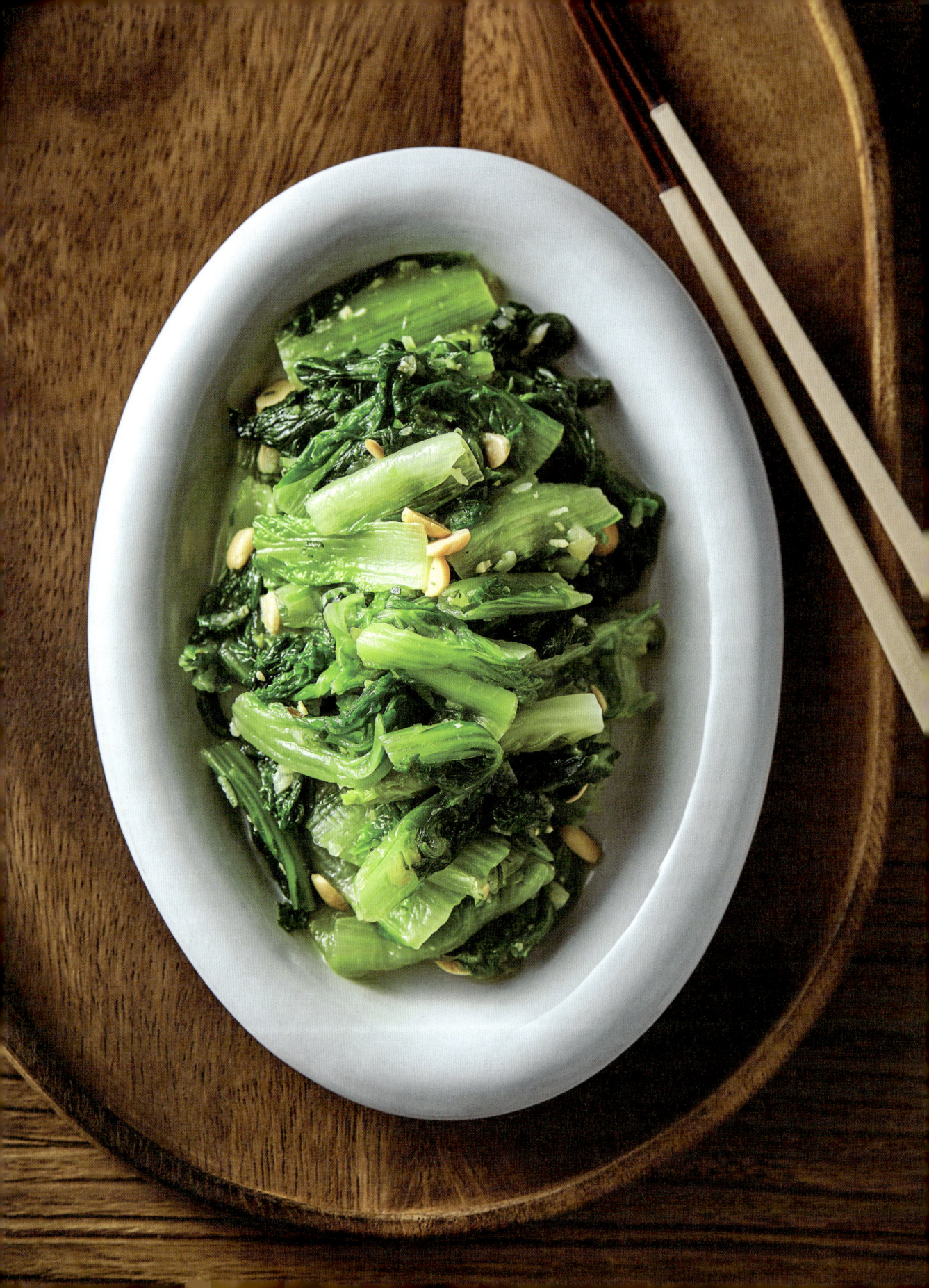

얼갈이배추 된장무침

• 칼로리 **20.3kcal** • 단백질 **1.1g** • 나트륨 **114mg** • 칼륨 **104.9mg** • 인 **31.8mg**

얼갈이배추는 베타카로틴과 비타민 A, 비타민 C, 미네랄, 식이섬유 등이 풍부한 채소예요. 데쳐서 무쳐 먹으면 좋은데, 특히 된장에 무치면 부족한 단백질을 보완할 수 있어 맛은 물론 영양 면에서도 훌륭한 반찬이 됩니다.

재료(2인분)

얼갈이배추 100g
대파 4g
된장 5.2g
다진 마늘 4g
들기름 조금

1. 얼갈이배추는 밑동을 자르고 두꺼운 부분은 반으로 썬다. 대파는 다진다. 모두 물에 2시간 이상 담갔다가 물기를 뺀다.
2. 얼갈이배추를 끓는 물에 살짝 데쳐 찬물에 헹군 뒤, 물기를 꼭 짜서 한입 크기로 썬다.
3. 얼갈이배추에 다진 대파, 된장, 다진 마늘, 들기름을 넣어 무친다.

● ● **알아두세요**

얼갈이배추는 끓는 물에 1분 정도만 데쳐 건지세요. 너무 오래 데치면 잎이 풀어져 질감이 떨어집니다.

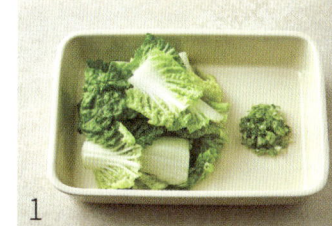
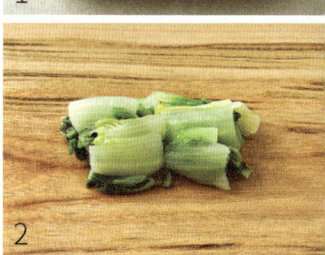
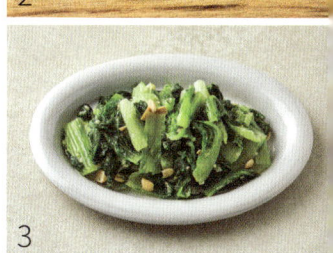

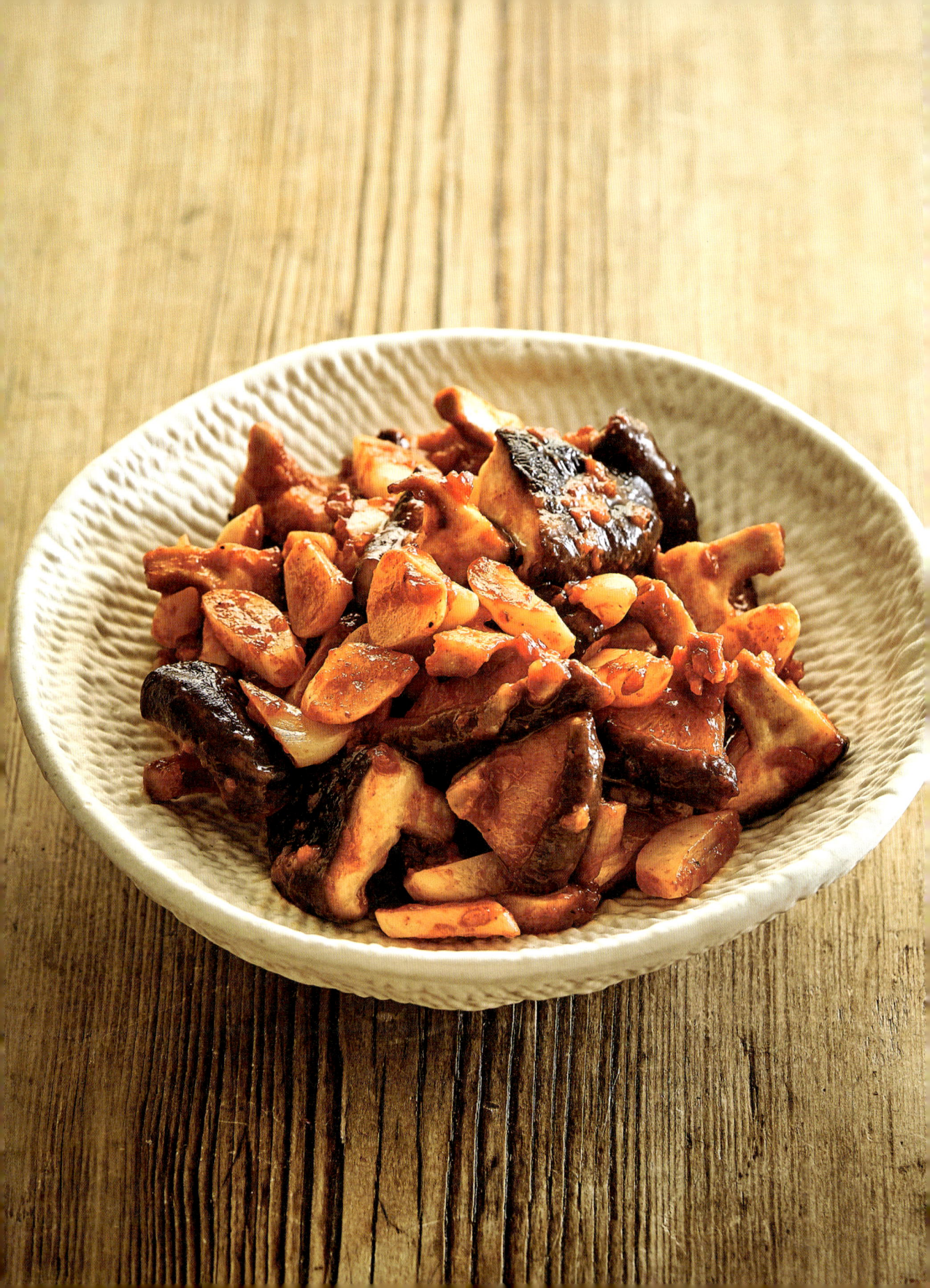

마늘 표고버섯 고추장조림

• 칼로리 **52.4kcal** • 단백질 **2.8g** • 나트륨 **22.3mg** • 칼륨 **200.6mg** • 인 **69.5mg**

칼로리가 낮은 표고버섯과 마늘을 매콤하게 조렸어요. 표고버섯은 에르고티오닌이라는 필수아미노산이 많아 항산화효과가 강하고, 풍부한 비타민 D가 칼슘 흡수를 도와 골다공증 예방에도 좋습니다. 마른 표고버섯은 칼륨이 매우 많으니 생표고버섯을 사용하세요.

재료(2인분)
표고버섯 60g
마늘 30g

조림장
고추장 10g
올리고당 4g
다진 마늘 4g
참기름 조금
물 50g

1. 표고버섯은 갓만 떼어 4등분하고, 마늘은 밑동을 잘라낸 뒤 저민다. 모두 물에 2시간 이상 담갔다가 물기를 뺀다.
2. 조림장 재료를 고루 섞는다.
3. 냄비에 표고버섯과 마늘, 조림장을 넣어 양념이 배게 조린다.

● ● **알아두세요**
표고버섯을 물에 담가두면 물을 많이 흡수해 물러질 수 있습니다. 반드시 물기를 꼭 짜서 사용하세요.

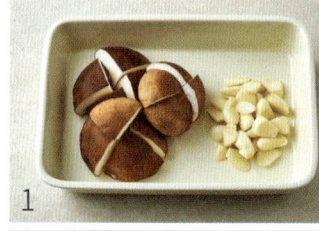
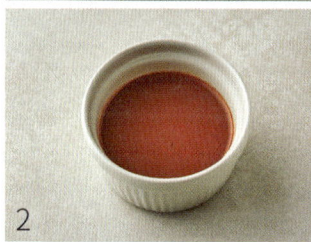
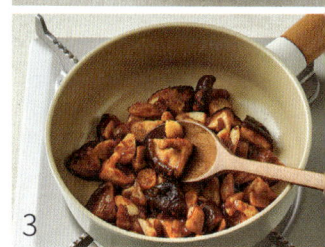

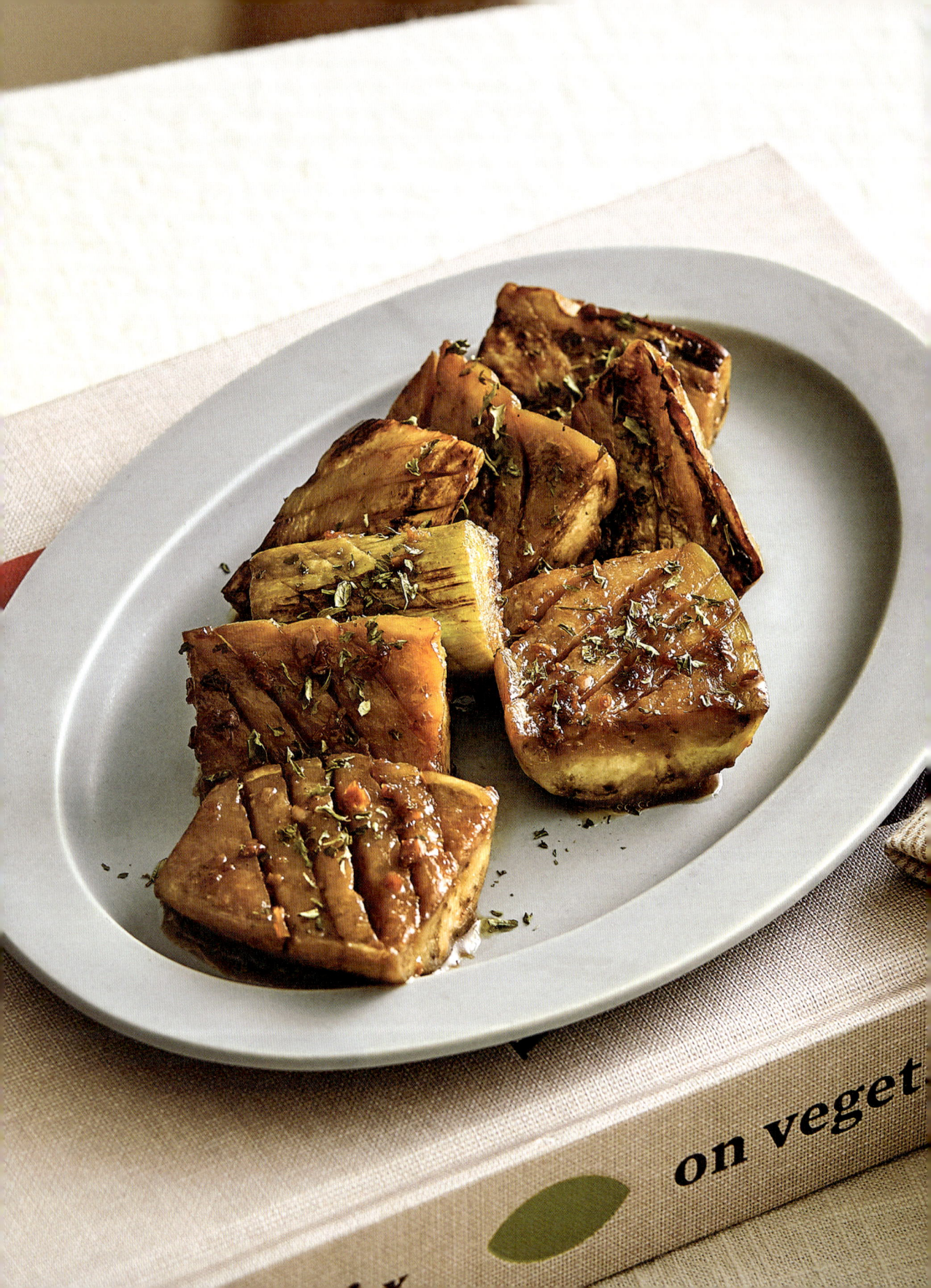

가지 버터구이

• 칼로리 **89.9kcal** • 단백질 **1g** • 나트륨 **113.1mg** • 칼륨 **137.7mg** • 인 **24mg**

가지는 칼로리가 낮고 식이섬유와 비타민 A가 풍부한 채소예요. 버터와 함께 구우면 부드럽고 풍미 넘치는 특별한 반찬이 됩니다. 가지에 양념이 잘 배도록 칼집을 넣어 구우세요.

재료(2인분)

가지 100g
파슬리가루 조금

구이 양념

간장 4.6g
대체 감미료 4g
다진 마늘 4g
후춧가루 조금
무염 버터 20g

1 가지는 껍질을 벗기고 반 갈라 5cm 길이로 썬 뒤, 물에 2시간 이상 담갔다가 물기를 뺀다.
2 가지에 앞뒤로 격자무늬의 칼집을 넣는다.
3 팬에 무염 버터를 녹이고 나머지 구이 양념 재료를 넣어 끓인다.
4 구이 양념에 가지를 넣고 양념을 끼얹어가며 앞뒤로 굽는다.
5 접시에 구운 가지를 담고 파슬리가루를 뿌린다.

● ● **알아두세요**
가지의 껍질을 벗기면 칼륨을 줄일 수 있을 뿐 아니라 양념이 잘 배어 더 맛있어요.

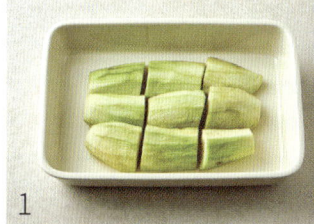
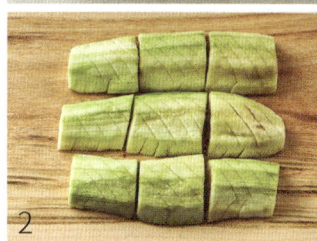
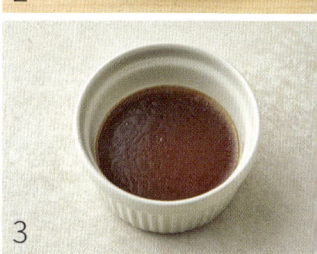
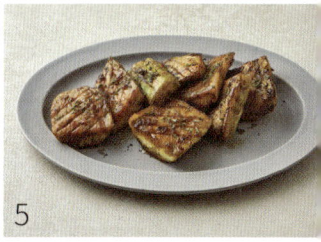

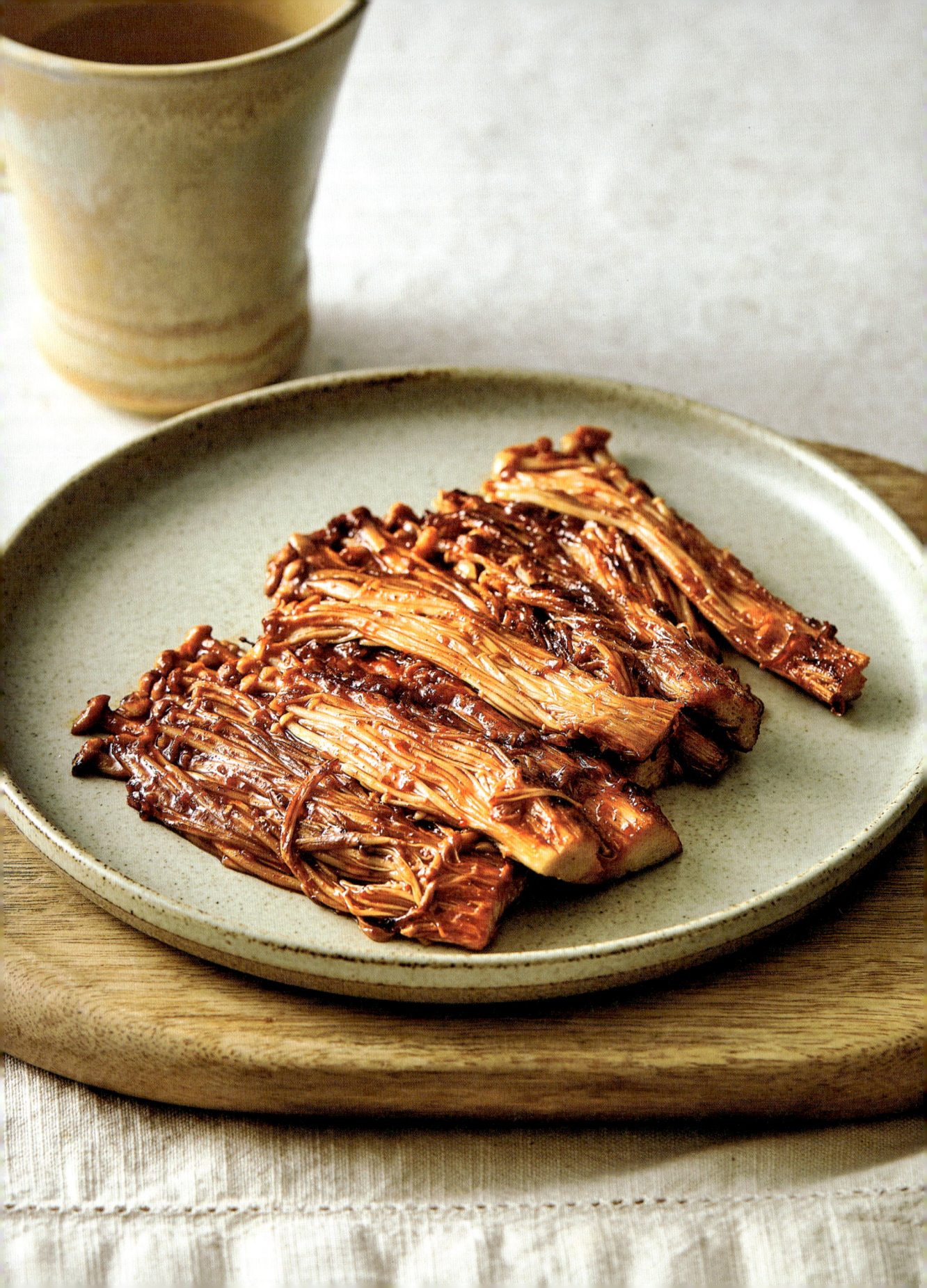

팽이버섯 매운 구이

• 칼로리 **48.2kcal** • 단백질 **1.9g** • 나트륨 **99.6mg** • 칼륨 **271mg** • 인 **59.1mg**

부재료로 많이 사용하는 팽이버섯을 고추장양념으로 구웠어요. 아작아작하고 매콤한 맛이 일품입니다. 팽이버섯은 식이섬유가 풍부하고 면역력 증진에 도움이 됩니다.

재료(2인분)

팽이버섯 120g
식용유 4g

구이 양념

고추장 5g
간장 2.4g
고춧가루 2g
다진 마늘 4g
참기름 조금

1. 팽이버섯은 밑동을 잘라내고 갈라지지 않도록 살살 두드려 편다. 물에 2시간 이상 담갔다가 물기를 뺀다.
2. 구이 양념 재료를 고루 섞는다.
3. 달군 팬에 식용유를 두른 뒤 팽이버섯을 넣고 구이 양념을 바른다.
4. 중약불에서 타지 않게 앞뒤로 굽는다.

● ● **알아두세요**

고추장양념 대신 간장양념을 발라 구워도 깔끔한 맛이 좋습니다.

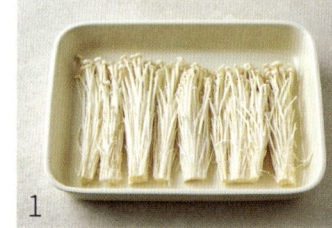
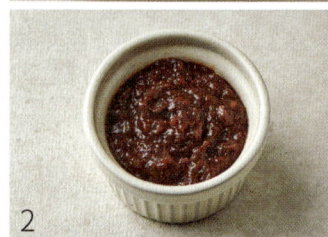
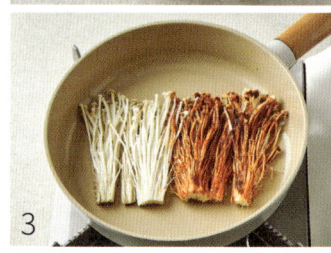
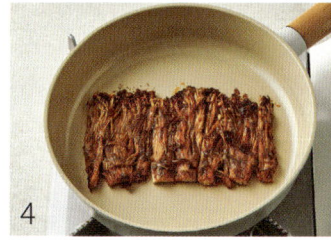

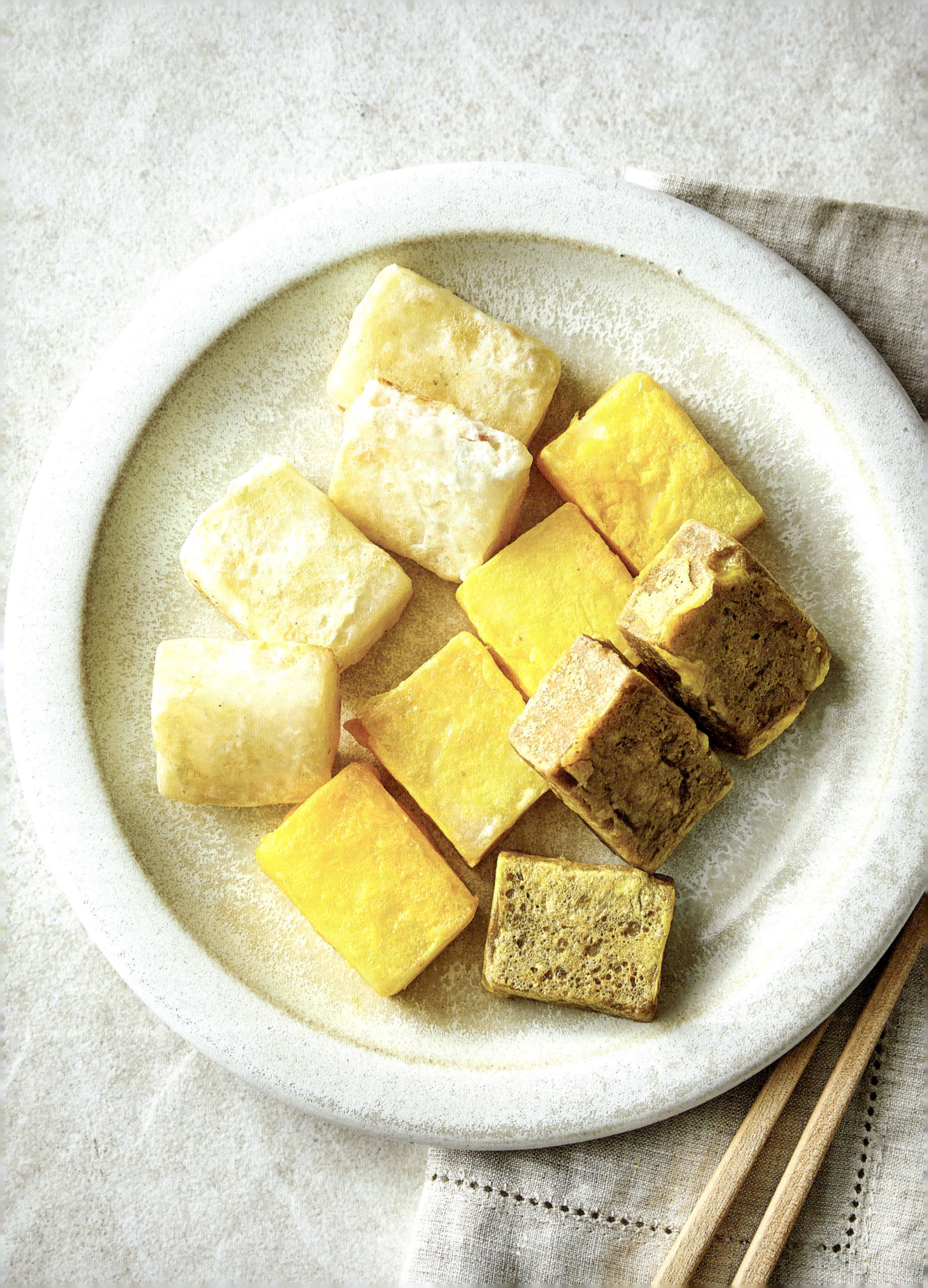

이색묵전

• 칼로리 **23.5kcal** • 단백질 **20g** • 나트륨 **153.6mg** • 칼륨 **83.1mg** • 인 **97.3mg**

묵은 소화 흡수가 잘되고 칼륨도 적은 식품이에요. 묵으로 전을 부치면 무치거나 양념장에 찍어 먹는 것과 다른 맛을 즐길 수 있습니다. 시판하는 묵은 식품첨가물이나 염분이 들어 있는 경우가 많으니 끓는 물에 데쳐서 조리하세요.

재료(2인분)

청포묵 100g
도토리묵 100g
달걀 100g
밀가루 20g
식용유 10g

1 청포묵과 도토리묵을 한입 크기로 도톰하게 썰어 끓는 물에 데친다.
2 달걀의 반은 흰자와 노른자를 나눠서 풀고, 나머지 반은 함께 푼다.
3 청포묵은 밀가루를 묻힌 뒤 반은 달걀노른자를, 반은 달걀흰자를 입힌다. 도토리묵은 밀가루를 묻힌 뒤 함께 푼 달걀을 입힌다.
4 달군 팬에 식용유를 두르고 묵을 앞뒤로 부친다.

● ● **알아두세요**

달걀은 쉽고 간편하게 즐길 수 있는 훌륭한 단백질 식품이지만, 노른자에 인이 많아 많이 먹는 것은 좋지 않습니다. 인을 제한해야 한다면 흰자만 사용하세요.

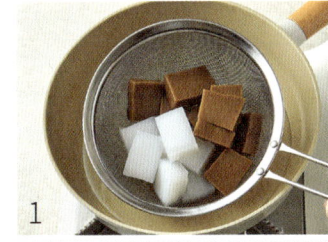
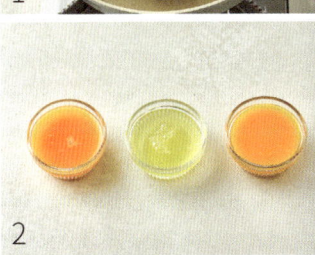
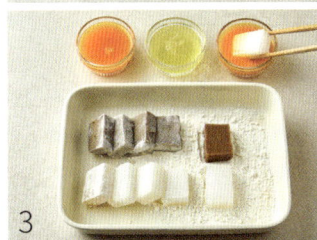
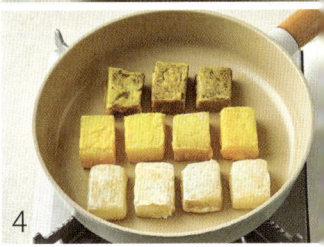

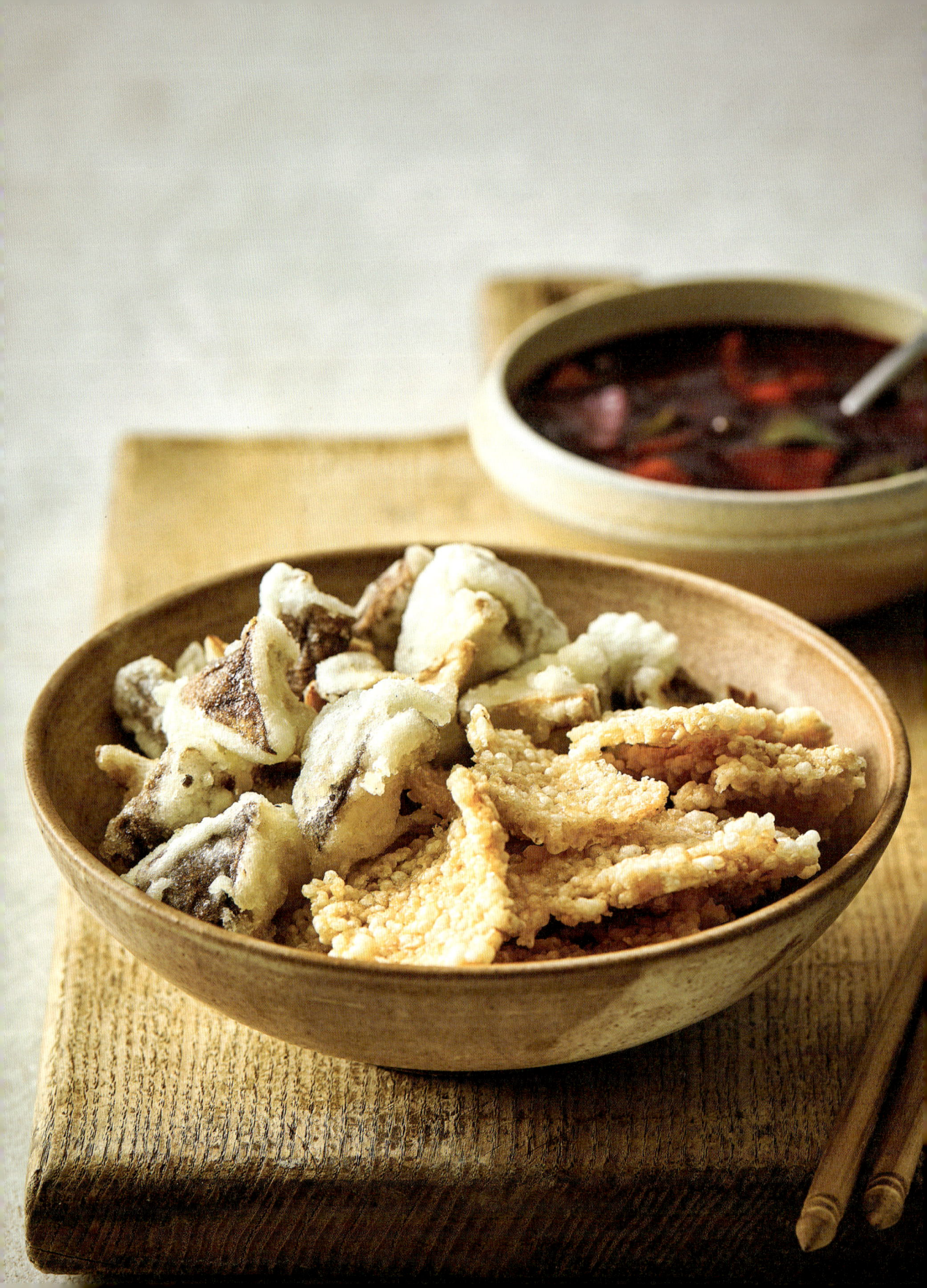

찹쌀버섯 누룽지와 블루베리 탕수소스

• 칼로리 **340.2kcal** • 단백질 **5.8g** • 나트륨 **66.4mg** • 칼륨 **186.2mg** • 인 **84.7mg**

표고버섯의 쫄깃함과 누룽지의 바삭함에 블루베리 탕수소스의 달콤함까지 더해 고기로 만든 탕수육보다 더 맛있습니다. 블루베리는 칼륨이 적은 대표 과일이에요. 생으로 먹어도 좋지만 소스를 만들면 음식의 색과 맛을 특별하게 만들어줍니다.

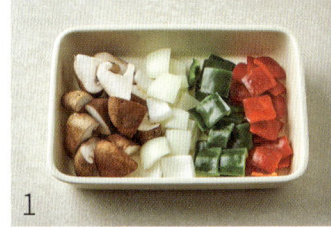
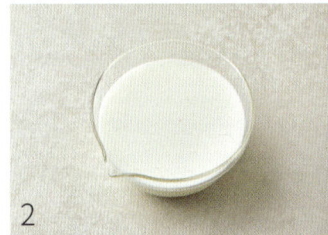

재료(2인분)

누룽지 100g
표고버섯 30g
찹쌀가루 4g
녹말가루 6g
물 10g
식용유 20g

블루베리 탕수소스

블루베리 40g
양파 20g
청·홍피망 20g씩
식초 12g
대체 감미료 8g
녹말가루 4g
물 120g

1. 표고버섯은 갓만 떼어 4등분하고, 양파와 피망은 한입 크기로 썬다. 모두 물에 2시간 이상 담갔다가 물기를 뺀다.
2. 찹쌀가루, 녹말가루, 물을 섞어 튀김옷을 만든다.
3. 표고버섯에 튀김옷을 입혀 170℃의 식용유에 튀긴다.
4. 누룽지도 큼직하게 부숴 170℃의 식용유에 튀긴다.
5. 블루베리를 물과 함께 갈아 식초, 대체 감미료, 녹말가루를 넣고 끓인다. 걸쭉해지면 양파, 피망을 넣고 끓여 탕수소스를 만든다.
6. 접시에 튀긴 표고버섯과 누룽지를 담고 블루베리 탕수소스를 곁들인다.

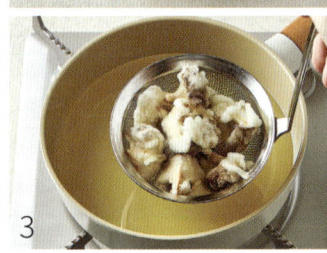
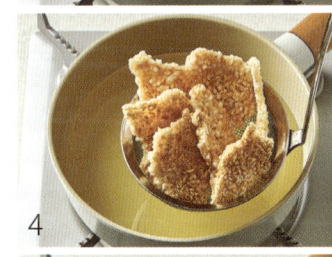
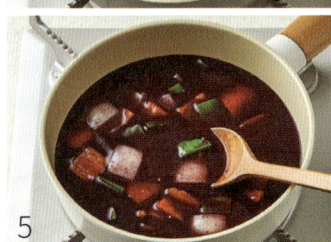
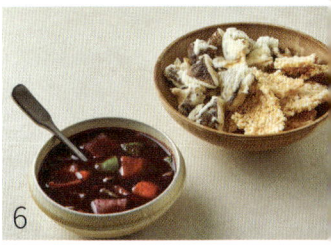

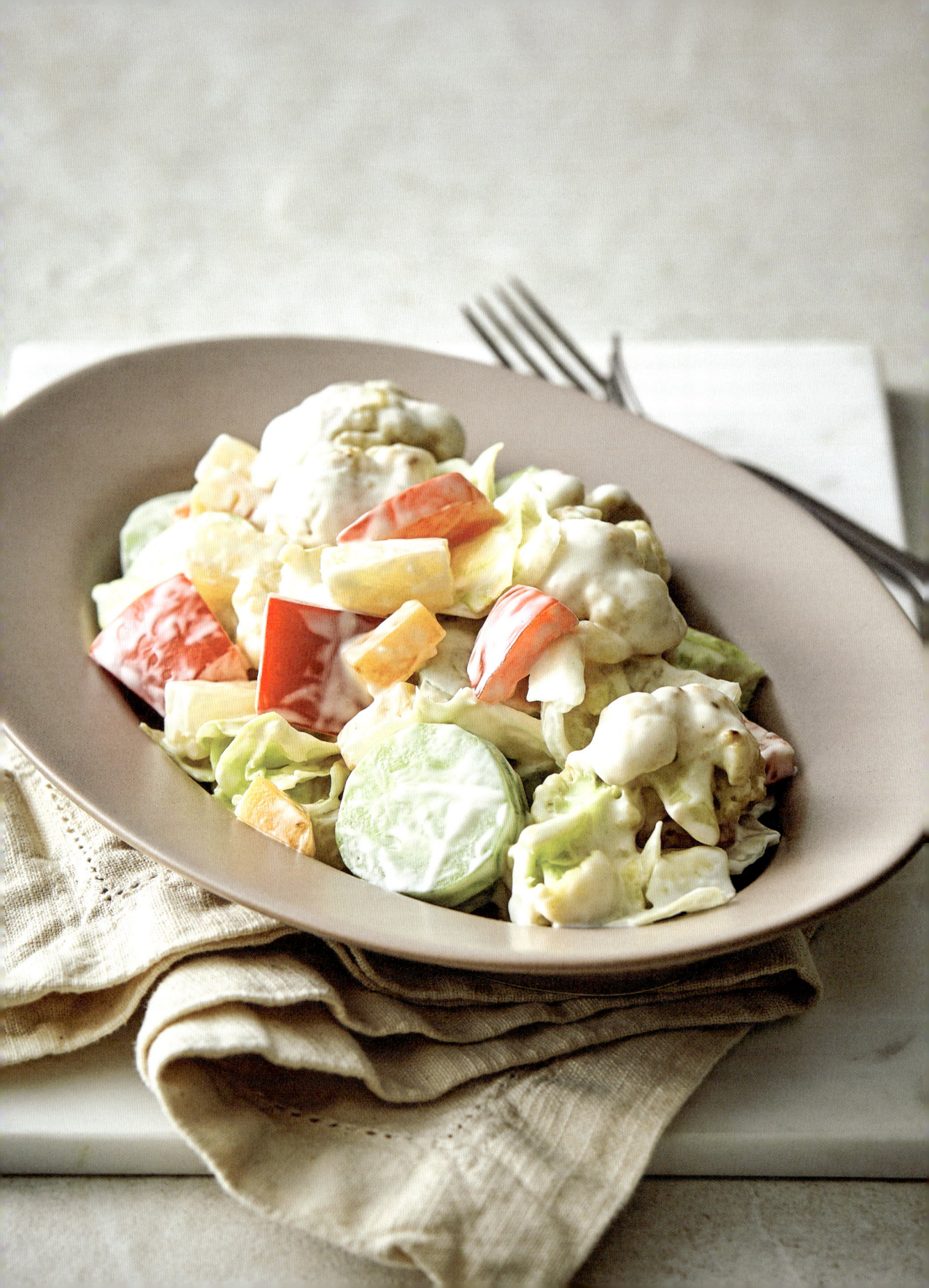

콜리플라워 샐러드와 과일 드레싱

당 주의 ⚠️ • 칼로리 **204kcal** • 단백질 **2.4g** • 나트륨 **123.4mg** • 칼륨 **267.4mg** • 인 **60.3mg**

구운 콜리플라워와 신선한 채소를 요구르트와 마요네즈를 섞은 과일 드레싱과 함께 즐기는 샐러드입니다. 통조림 과일은 생과일보다 칼륨이 적어 드레싱에 이용하기 좋아요. 다만 당분이 많으니 당뇨병이 있다면 통조림 과일 대신 칼륨이 적은 과일을 사용하세요.

재료(2인분)

콜리플라워 60g
양상추 60g
오이 30g
빨강 파프리카 30g

과일 드레싱

프루츠 칵테일 40g
마요네즈 40g
플레인 요구르트 30g

---

1. 콜리플라워와 양상추, 파프리카는 한입 크기로 썰고, 오이는 껍질을 벗겨 저민다. 모두 물에 2시간 이상 담갔다가 물기를 뺀다.
2. 콜리플라워는 끓는 물에 1분 정도 데쳐 마른 팬에 살짝 굽는다.
3. 프루츠 칵테일을 물기 빼고 다진 뒤 마요네즈, 플레인 요구르트를 섞어 과일 드레싱을 만든다.
4. 구운 콜리플라워와 채소를 한데 담고 과일 드레싱을 넣어 버무린다.

● ● **알아두세요**

마요네즈는 칼로리와 지방이 많아요. 조절이 필요한 경우엔 발사믹 드레싱(p.125 참고)을 곁들이세요. 지방을 줄인 하프 마요네즈를 사용해도 좋습니다.

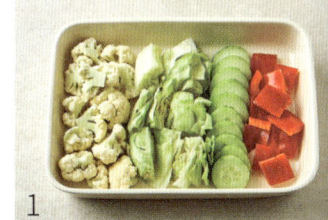
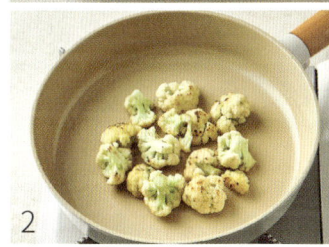
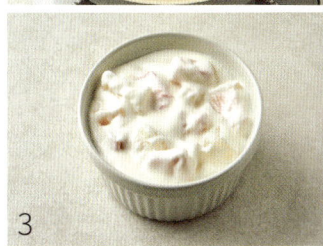
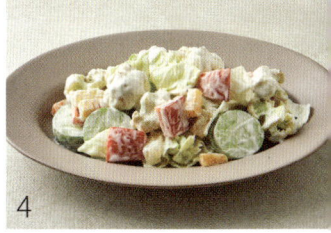

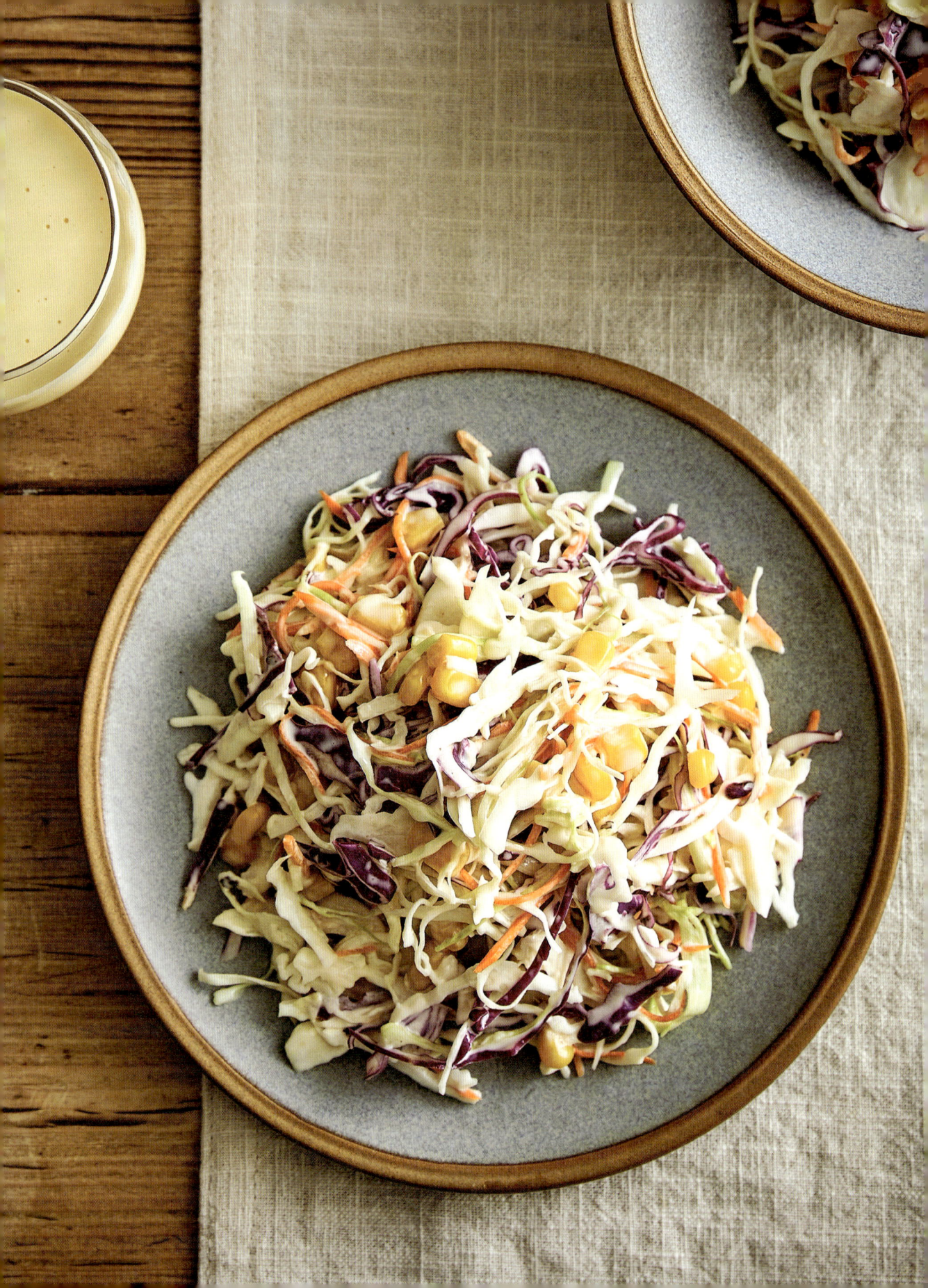

적채 콜슬로

• 칼로리 **188.25kcal** • 단백질 **1.21g** • 나트륨 **143.4mg** • 칼륨 **170.9mg** • 인 **34.6mg**

콜슬로는 느끼한 음식에 곁들여 먹으면 좋은 샐러드입니다. 양배추는 위 건강과 염증 완화에 도움이 되고, 항암효과가 있는 다양한 생리활성물질도 들어 있어요. 달고 아삭해서 요리에 다양하게 활용하면 좋습니다.

재료(2인분)

양배추 40g
적채 40g
당근 20g
통조림 옥수수 20g

소스

마요네즈 46.6g
식초 12g
대체 감미료 8g
머스터드 조금

1. 양배추, 적채, 당근은 가늘게 채 썰어 물에 2시간 이상 담갔다가 물기를 뺀다.
2. 통조림 옥수수는 끓는 물에 살짝 데쳐 식힌다.
3. 소스 재료를 잘 섞는다.
4. 채소와 옥수수를 한데 담고 소스를 넣어 고루 버무린다.

● **알아두세요**
콜슬로는 반찬으로도 좋지만, 샌드위치에 넣어 먹어도 맛있습니다.

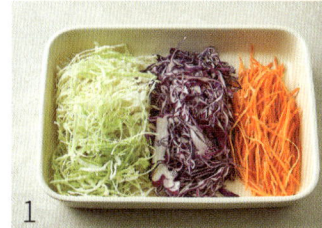
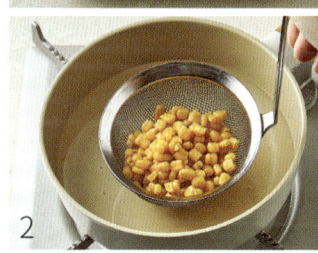
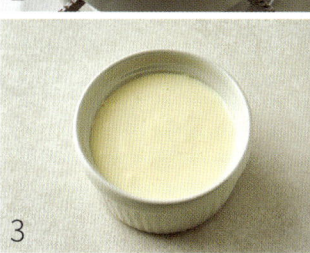
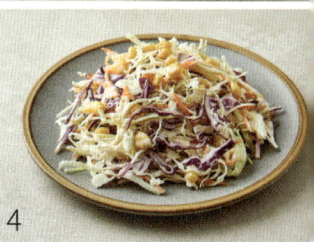

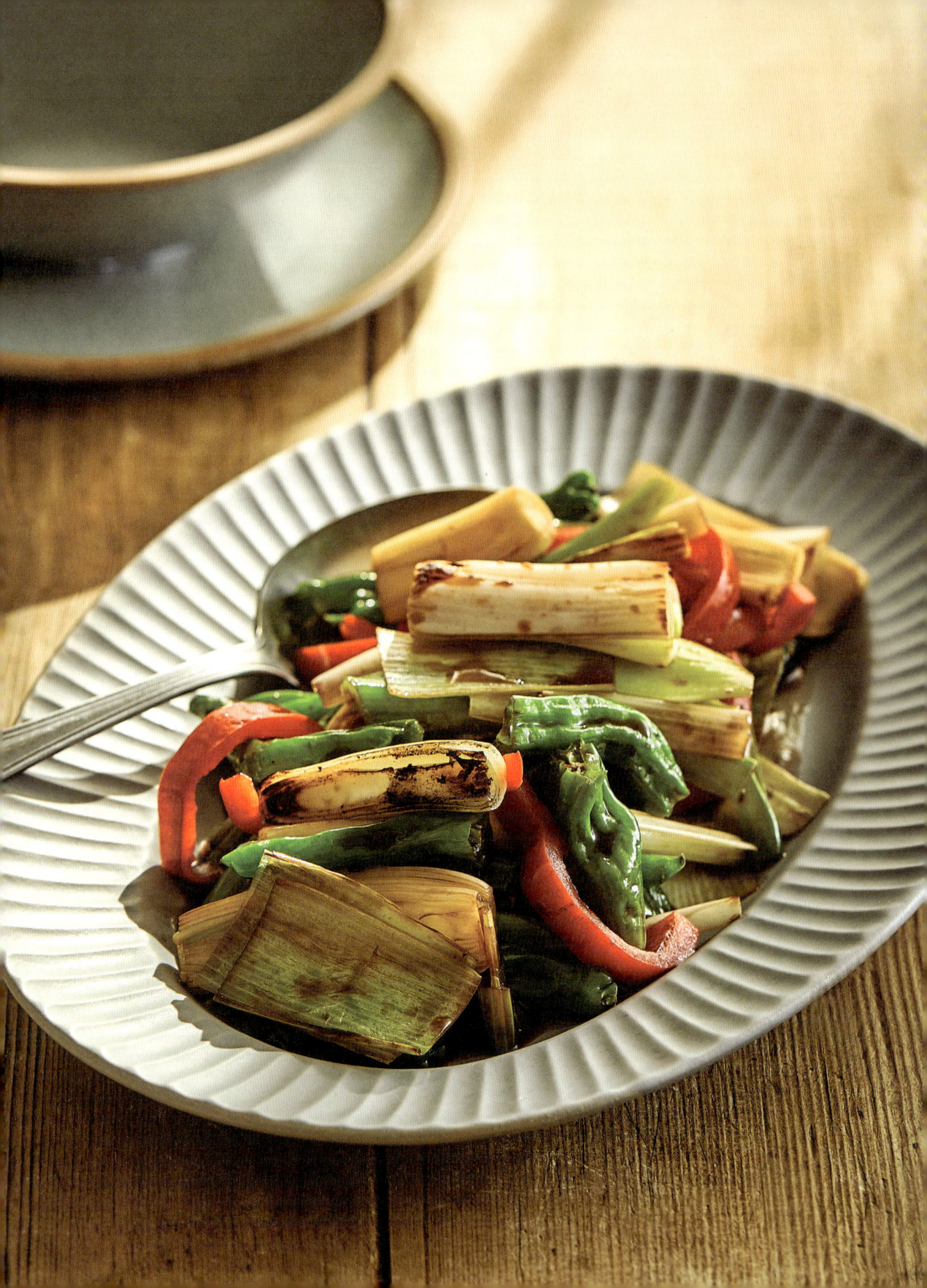

대파 마리네이드

• 칼로리 **38.7kcal** • 단백질 **1.4g** • 나트륨 **111.9mg** • 칼륨 **169.8mg** • 인 **28.3mg**

대파와 꽈리고추, 파프리카를 구워 발사믹 식초로 만든 소스에 절였어요. 바로 먹기보다 2시간 정도 후에 먹으면 맛이 더 좋습니다. 발사믹 식초는 입맛에 맞게 조절하세요.

재료(2인분)

대파(흰 부분) 80g
꽈리고추 40g
빨강 파프리카 20g

소스

발사믹 식초 12g
간장 4.6g
올리고당 4g
참기름 조금

1. 대파는 반 갈라 3cm 길이로 썰고, 꽈리고추는 반 잘라 씨를 뺀다. 파프리카는 씨를 빼고 1cm 폭으로 썬다. 모두 물에 2시간 이상 담갔다가 물기를 뺀다.
2. 소스 재료를 고루 섞는다.
3. 달군 팬에 준비한 채소를 기름 없이 굽는다.
4. 구운 채소에 소스를 넣어 버무린다.

● ● **알아두세요**
대파는 구우면 특유의 아린 맛이 사라지고 단맛이 강해져요. 구운 고기와 잘 어울리니 스테이크 등에 곁들이세요.

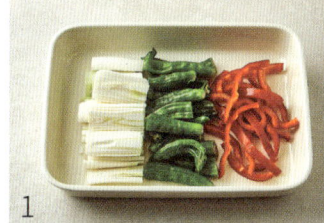
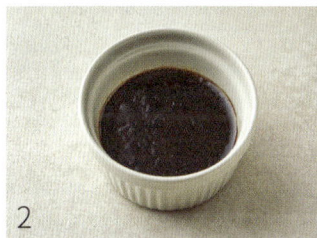
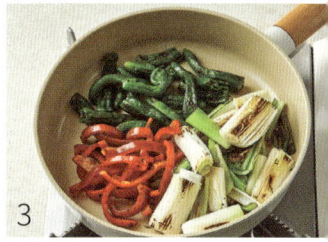
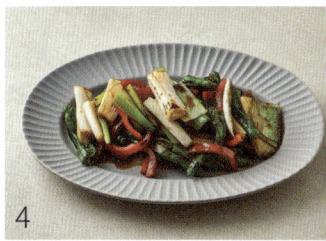

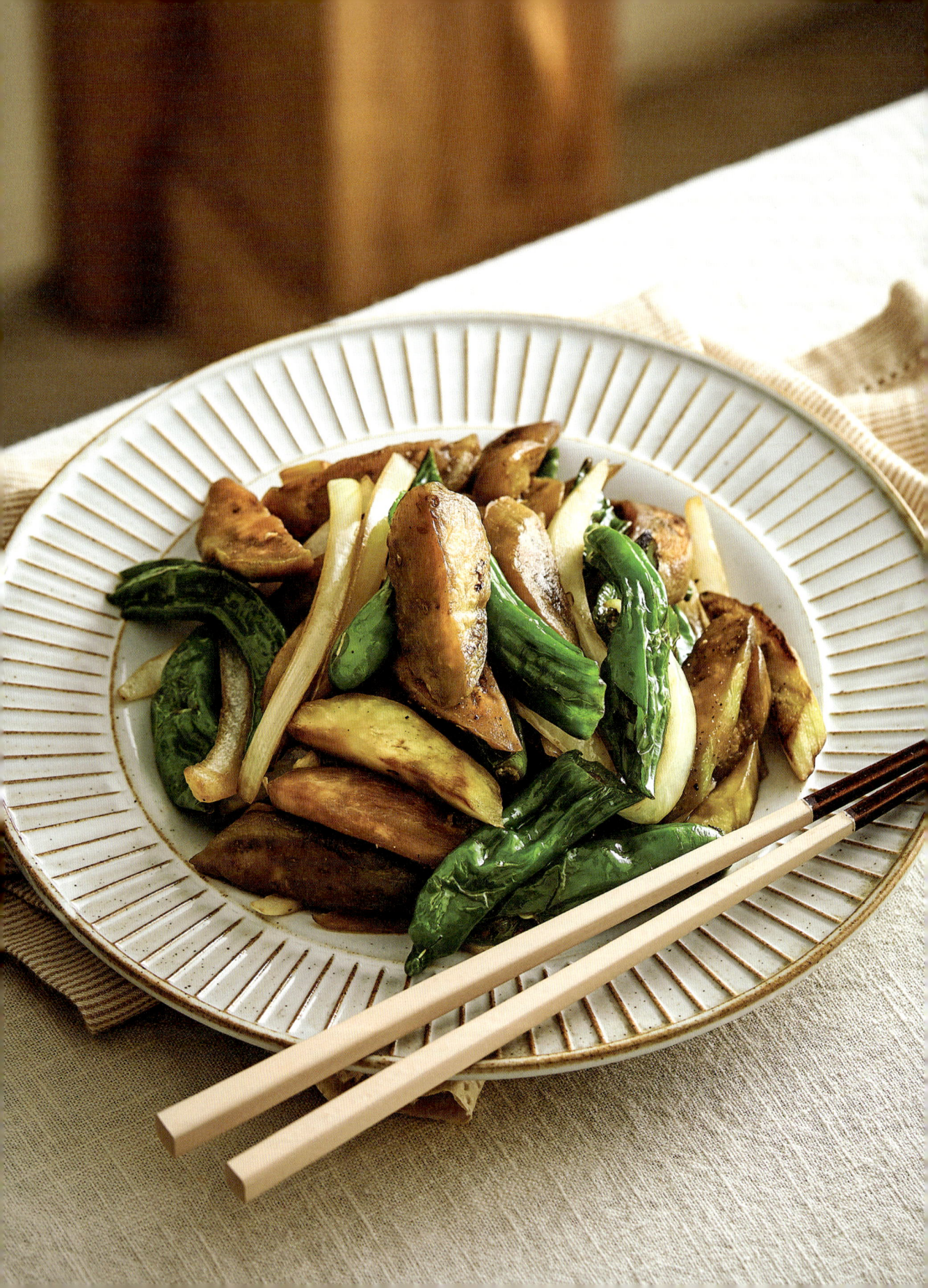

가지 꽈리고추 간장볶음

• 칼로리 **47.5kcal** • 단백질 **1.3g** • 나트륨 **111mg** • 칼륨 **202.4mg** • 인 **33.3mg**

부드러운 질감이 특징인 가지는 100g당 19kcal로 칼로리가 매우 낮아요. 기름과 조리하면 맛이 잘 어울릴 뿐 아니라 리놀산과 비타민 E의 흡수율이 높아져 영양 면에서도 좋습니다.

재료(2인분)

가지 80g
꽈리고추 60g
양파 20g
간장 4.6g
참기름 조금
후춧가루 조금
식용유 4g

1. 가지는 껍질을 벗기고 반 갈라 어슷하게 썰고, 꽈리고추는 반 잘라 씨를 뺀다. 양파는 굵게 채 썬다. 모두 물에 2시간 이상 담갔다가 물기를 뺀다.
2. 팬에 식용유를 두르고 가지, 꽈리고추, 양파를 볶다가 간장과 후춧가루로 간한다.
3. 다 볶아지면 참기름을 넣어 향을 더한다.

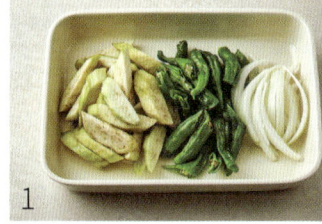

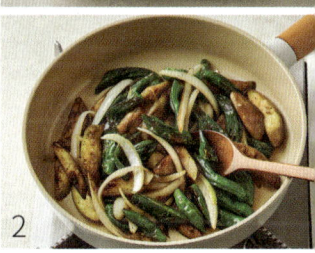

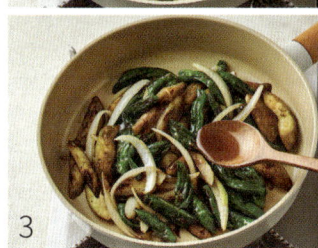

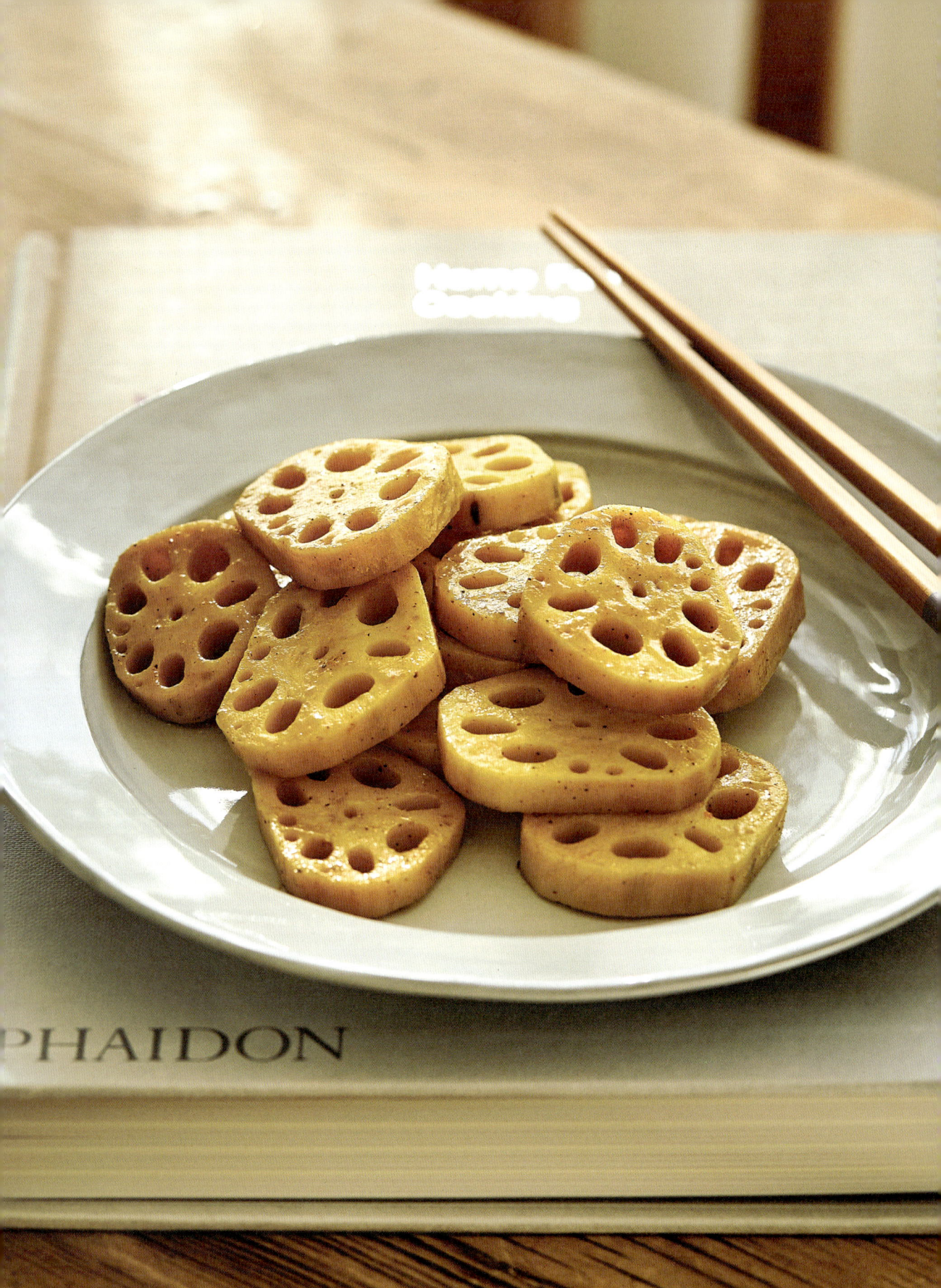

연근 강황조림

• 칼로리 **50.7kcal** • 단백질 **0.9g** • 나트륨 **118.4mg** • 칼륨 **202.2mg** • 인 **33.3mg**

밑반찬으로 좋은 연근조림에 강황가루를 넣어보세요. 강황은 강한 항산화 성분인 커큐민이 풍부합니다. 연근은 비타민 C와 비타민 B군이 들어 있어 피로 해소와 염증 완화에 효과가 있어요.

재료(2인분)

연근 80g
식용유 4g

조림장

간장 4.6g
물 10g
강황가루 조금
후춧가루 조금

1. 연근은 껍질을 벗기고 0.7cm 두께로 썰어 물에 2시간 이상 담갔다가 물기를 뺀다.
2. 조림장 재료를 고루 섞는다.
3. 팬에 식용유를 두르고 연근을 볶다가 조림장을 넣어 조리듯이 좀 더 볶는다.

● ● **알아두세요**

강황가루 대신 카레가루를 넣어도 좋아요. 단, 시판하는 카레가루에는 나트륨 함량이 많으니 색이 날 정도만 조금 넣으세요.

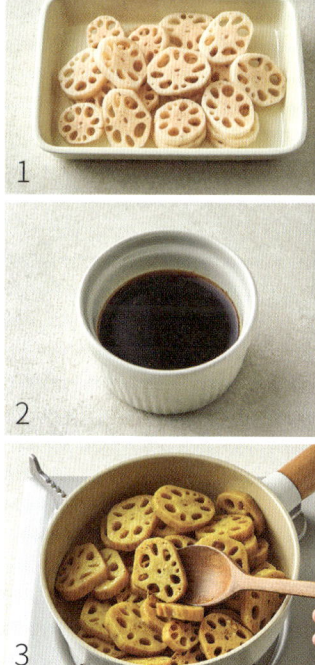

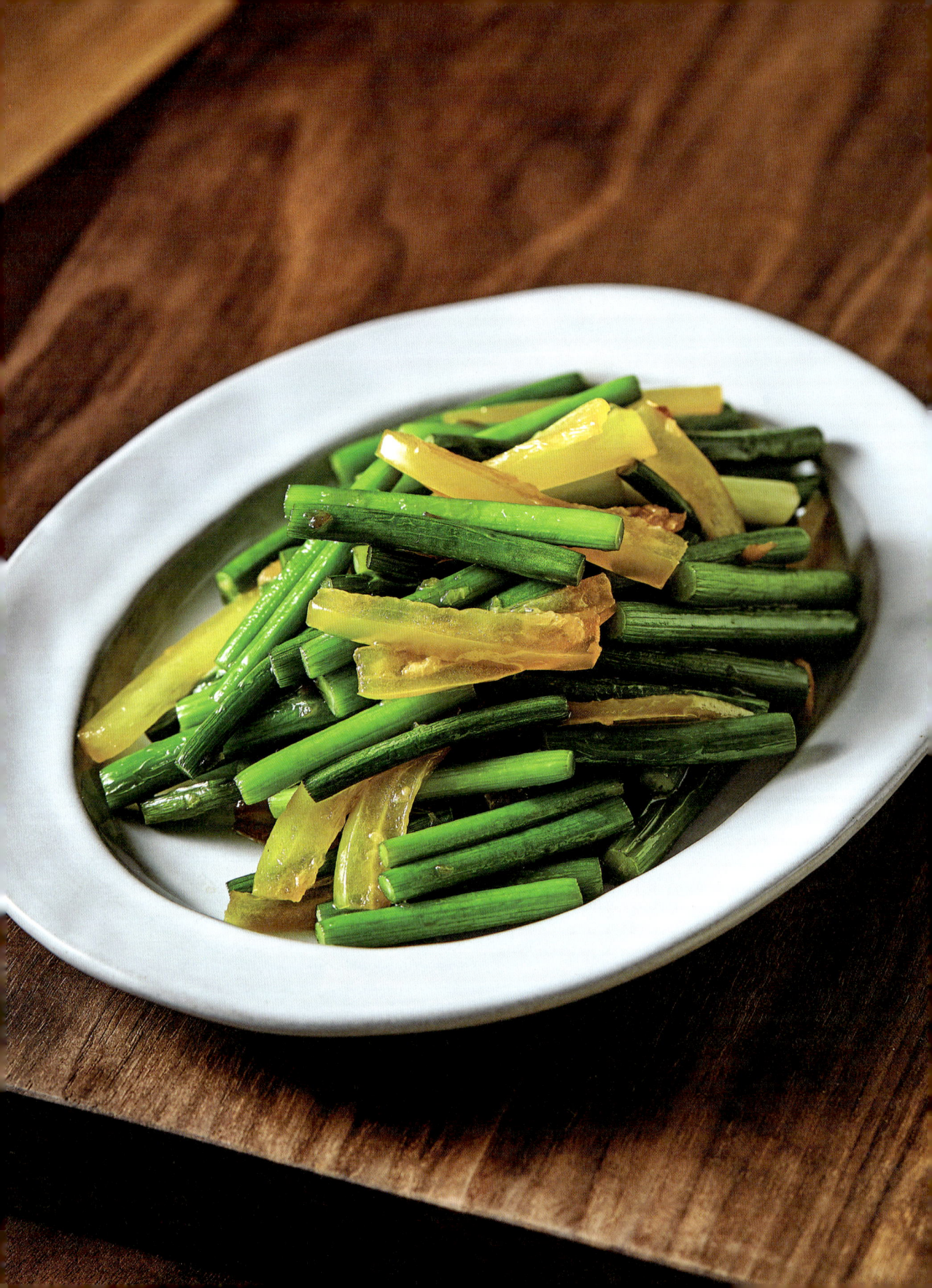

마늘종 파프리카볶음

• 칼로리 **57.8kcal** • 단백질 **1g** • 나트륨 **110.6mg** • 칼륨 **123.4mg** • 인 **27.7mg**

아삭한 마늘종을 파프리카와 볶았습니다. 마늘종은 익으면 아린 맛이 줄어들어 한결 먹기 편해요. 마늘종은 혈관 건강에 좋은 대표 식품으로, 알리신이 콜레스테롤을 줄이고 고혈압이나 동맥경화 등 심혈관계 질환 예방에도 도움을 줍니다.

재료(2인분)

마늘종 80g
노랑 파프리카 20g
간장 4.6g
올리고당 조금
다진 마늘 조금
참기름 조금
식용유 4g

1. 마늘종은 3cm 길이로 썰고, 파프리카도 비슷한 크기로 썬다. 모두 물에 2시간 이상 담갔다가 물기를 뺀다.
2. 마늘종은 끓는 물에 1분간 데친다.
3. 달군 팬에 식용유를 두르고 다진 마늘을 볶다가 마늘종과 파프리카를 넣어 볶는다.
4. 채소가 어느 정도 익으면 간장과 올리고당을 넣어 좀 더 볶는다. 마지막에 참기름을 넣어 향을 더한다.

● ● **알아두세요**
기름에 마늘을 먼저 볶으면 마늘의 아린 맛을 없앨 수 있습니다.

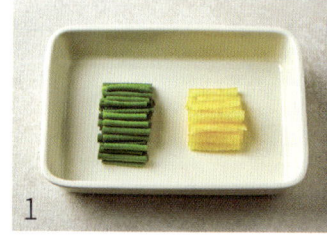
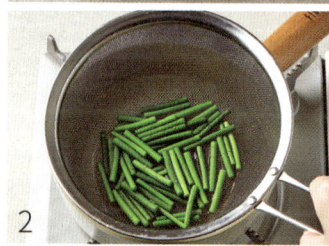
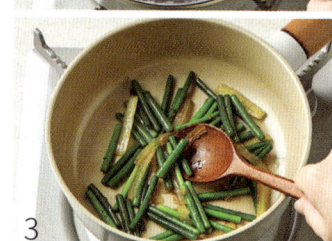
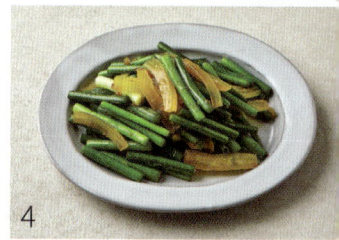

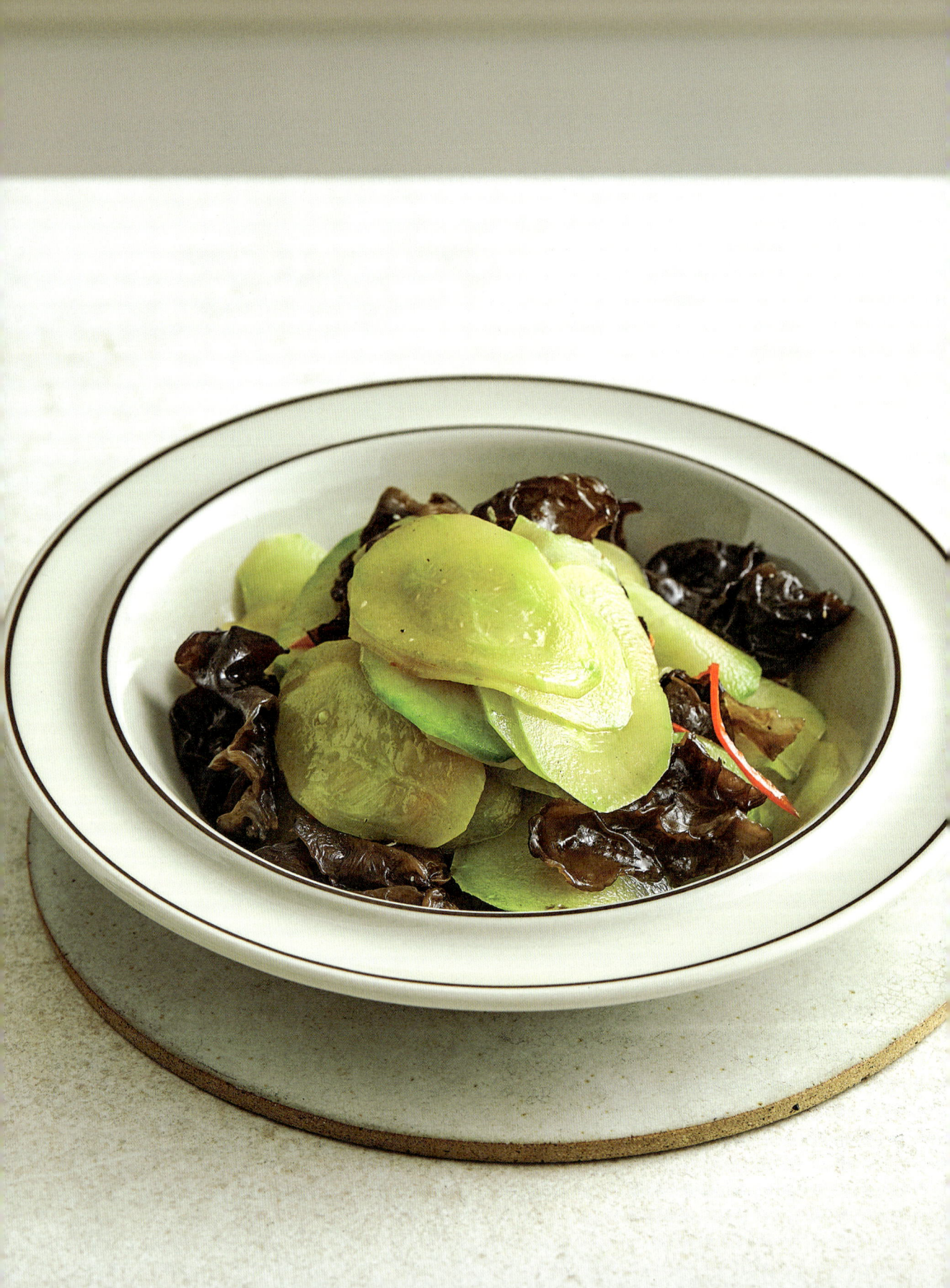

오이 목이버섯볶음

• 칼로리 **34.9kcal** • 단백질 **1.2g** • 나트륨 **114.7mg** • 칼륨 **151.6mg** • 인 **34mg**

꼬들꼬들한 목이버섯과 아삭한 오이를 함께 볶아 씹는 맛이 좋습니다. 목이버섯은 비타민 D와 식이섬유가 풍부하지만, 마른 목이버섯은 칼륨이 많아 주의가 필요해요. 매우 적은 양을 물에 불려 넣어 한 끼 반찬으로 먹기 좋게 만들었습니다.

재료(2인분)

오이 80g
마른 목이버섯 10g
붉은 고추 6g
소금 조금
후춧가루 조금
식용유 4g

1. 오이는 껍질을 벗겨 어슷하게 썰고, 붉은 고추는 반 갈라 씨를 빼고 가늘게 채 썬다. 모두 물에 2시간 이상 담갔다가 물기를 뺀다.
2. 마른 목이버섯은 물에 2시간 이상 담가 부드럽게 불린 뒤, 물기를 빼고 한입 크기로 썬다.
3. 팬에 식용유를 두르고 오이와 목이버섯을 볶다가 소금, 후춧가루로 간하고 붉은 고추를 넣어 좀 더 볶는다.

● ● **알아두세요**

칼륨이 적은 생목이버섯을 사용해도 되지만, 시중에서 쉽게 구할 수 있는 마른 목이버섯을 불려 조금만 넣어도 좋습니다.

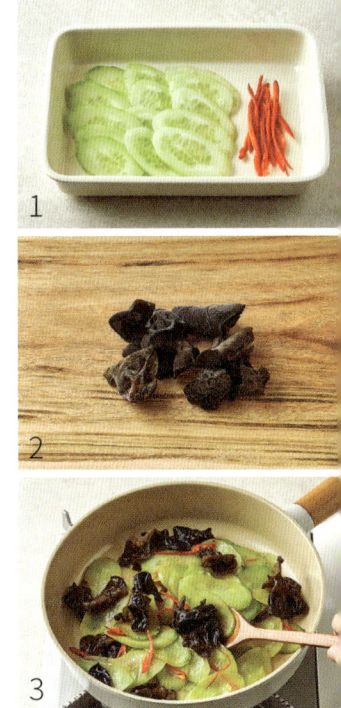

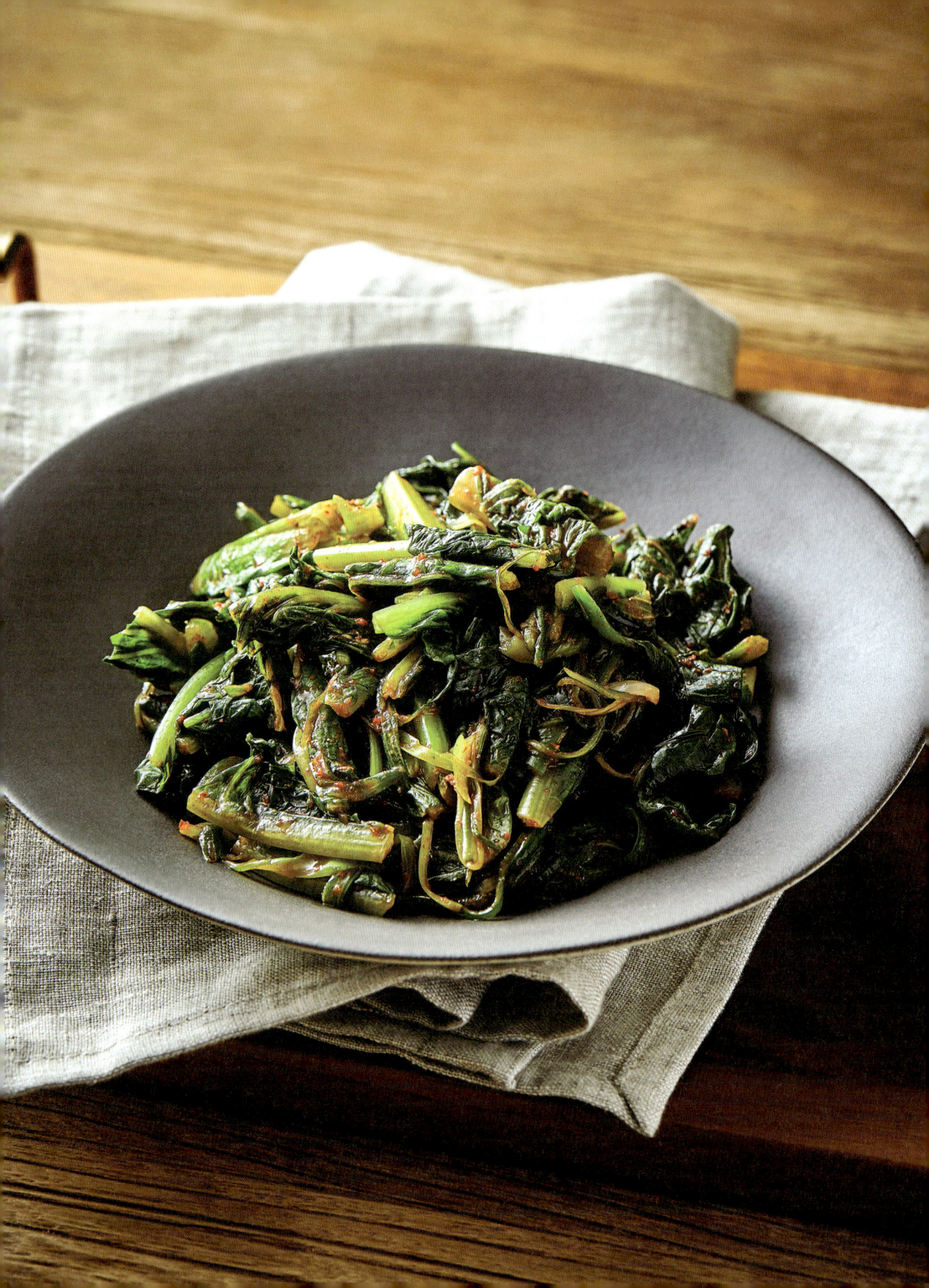

상추 파채무침

• 칼로리 **26.3kcal** • 단백질 **1.3g** • 나트륨 **117.1mg** • 칼륨 **291.8mg** • 인 **32.3mg**

상추는 생으로 먹어도 맛있지만, 살짝 데쳐서 간장양념에 무치면 색다른 맛과 질감을 느낄 수 있습니다. 청상추가 적상추보다 칼륨 함량이 조금 적으니 청상추를 사용하세요.

재료(2인분)

청상추 80g
대파 20g

무침 양념

간장 4.6g
대체 감미료 조금
고춧가루 조금
다진 마늘 조금
참기름 조금
물 조금

1. 청상추는 한입 크기로 썰고, 대파는 채 썬다. 모두 물에 2시간 이상 담갔다가 물기를 뺀다.
2. 상추와 대파를 끓는 물에 살짝 데쳐 물기를 뺀다.
3. 무침 양념 재료를 고루 섞는다.
4. 상추와 대파를 한데 담고 무침 양념을 넣어 무친다.

● ● **알아두세요**

상추는 끓는 물에 10초 정도만 데치세요. 너무 오래 데치면 물러져 질감이 떨어집니다.

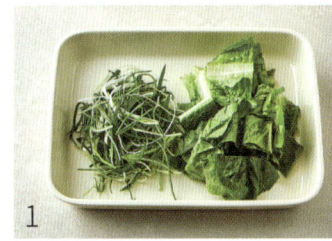
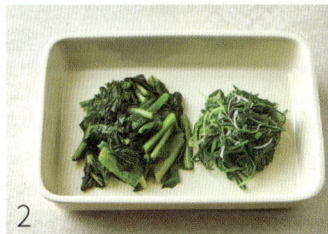
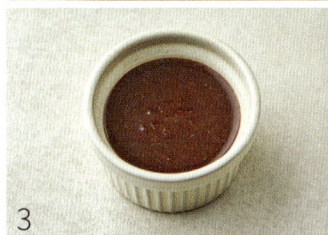
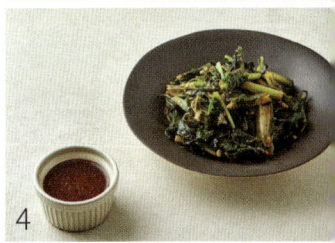

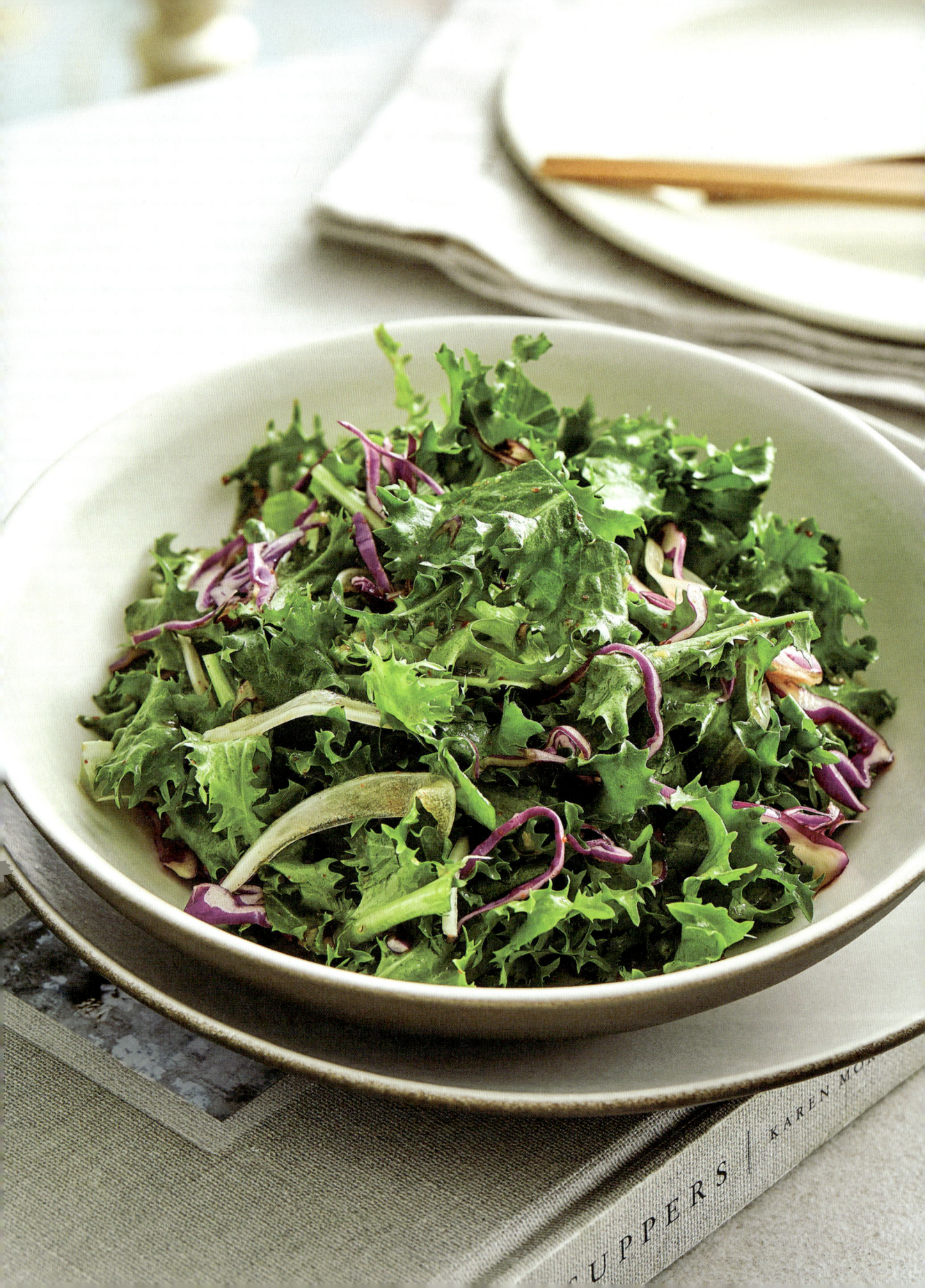

치커리 적채무침

• 칼로리 **32.4kcal** • 단백질 **1.3g** • 나트륨 **155.2mg** • 칼륨 **197.3mg** • 인 **24mg**

쌉싸름한 치커리를 적채와 함께 무치면 맛있는 반찬이 됩니다. 치커리는 식이섬유, 비타민 B_2와 C, 카로틴 등 다양한 성분이 들어 있어 변비, 다이어트, 혈관 건강 등에 도움이 돼요. 쓴맛을 내는 인티빈은 소화를 촉진합니다.

재료(2인분)

그린 치커리 60g
적채 20g
양파 20g

무침 양념

간장 4.6g
식초 12g
올리고당 8g
다진 마늘 4g
고춧가루 조금

1. 치커리는 한입 크기로 썰고, 적채와 양파는 채 썬다. 모두 물에 2시간 이상 담갔다가 물기를 뺀다.
2. 무침 양념 재료를 고루 섞는다.
3. 치커리와 적채, 양파를 한데 담고 무침 양념을 넣어 버무린다.

● ● **알아두세요**

치커리를 찬물에 담그면 칼륨 함량이 줄어들 뿐 아니라 아삭아삭한 질감이 살아나 더 맛있습니다.

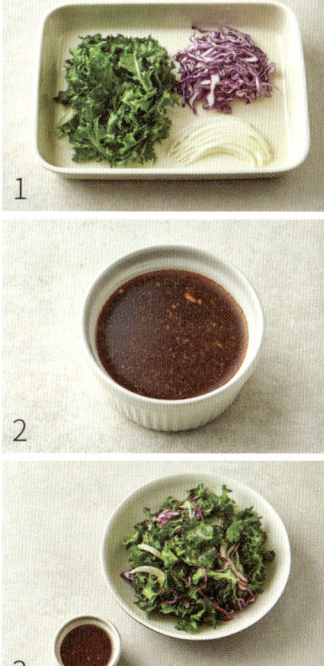

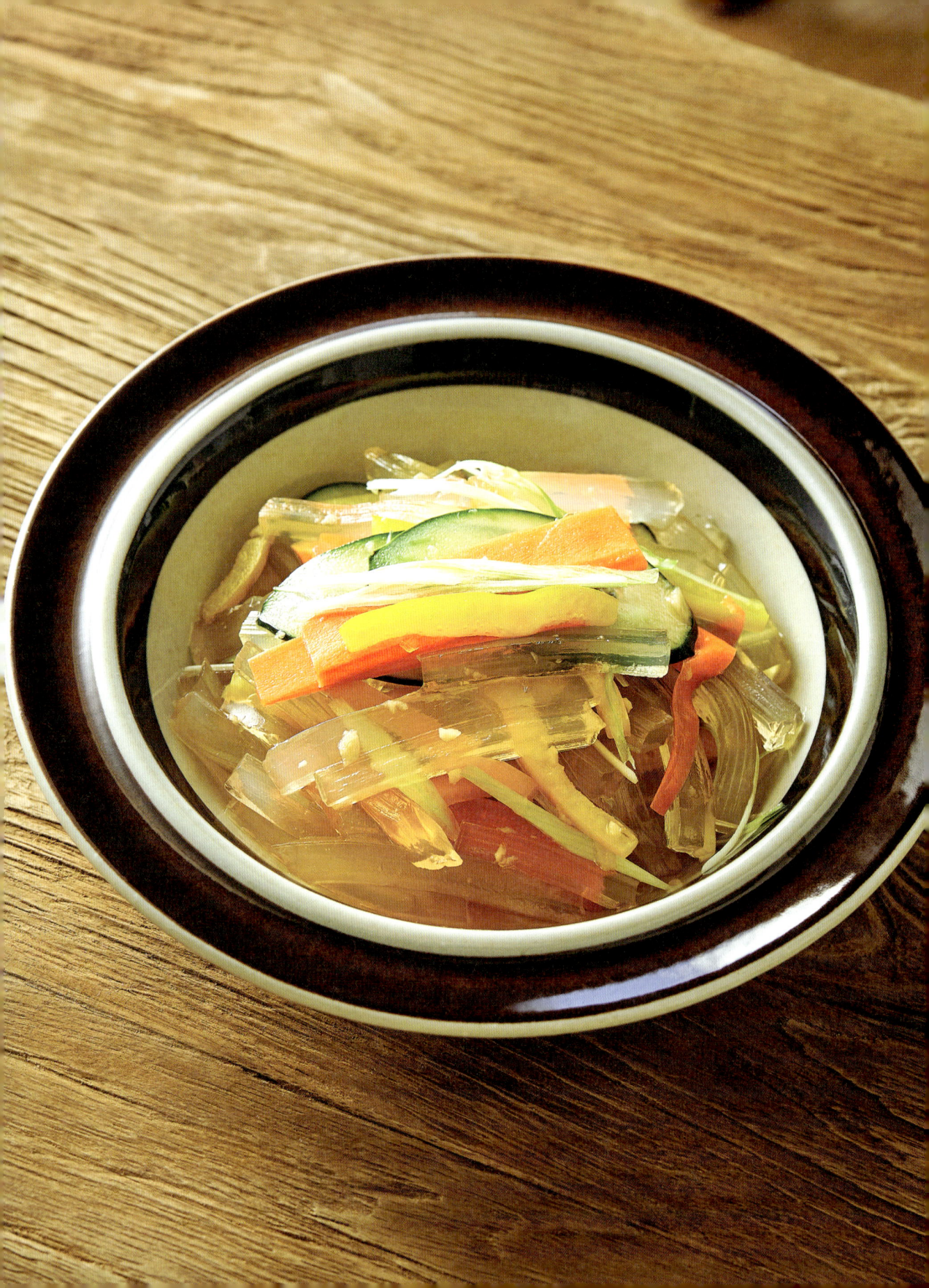

우무묵무침

• 칼로리 **24.3kcal** • 단백질 **1g** • 나트륨 **113.1mg** • 칼륨 **142.1mg** • 인 **28mg**

우뭇가사리로 만든 우무묵은 식이섬유와 수분이 많아 장 건강에 좋고, 적은 양으로도 포만감을 줍니다. 채소와 함께 무치면 콩팥병 환자가 먹기 좋은 저칼륨 반찬이 돼요. 먹기 직전에 무쳐서 바로 먹으면 더 맛있습니다.

재료(2인분)

우무묵 100g
오이 40g
당근 20g
노랑 파프리카 40g
대파 10g

무침 양념

간장 4.6g
식초 12g
대체 감미료 8g
다진 마늘 4g
참기름 조금

1. 오이는 어슷하게 썰고, 당근은 길쭉하게 저민다. 파프리카는 1cm 폭으로 길게 썰고, 대파는 채 썬다. 모두 물에 2시간 이상 담갔다가 물기를 뺀다.
2. 우무묵은 채소와 비슷한 크기로 채 썰어 흐르는 물에 씻는다.
3. 무침 양념 재료를 고루 섞는다.
4. 우무묵과 채소를 한데 담고 무침 양념을 넣어 버무린다.

● ● **알아두세요**

향긋한 맛을 좋아한다면 데친 깻잎이나 치커리를 넣어 함께 무쳐도 좋아요.

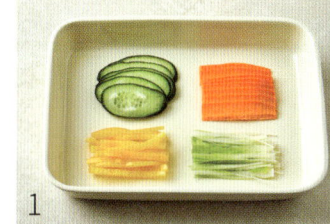

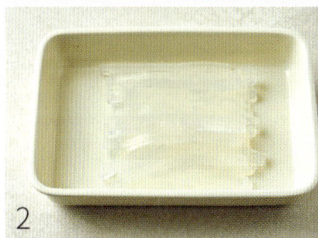

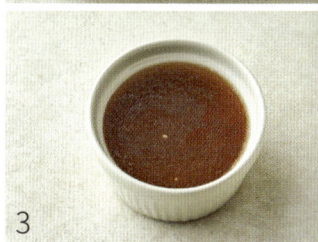

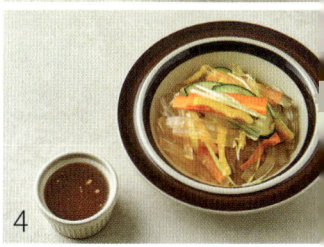

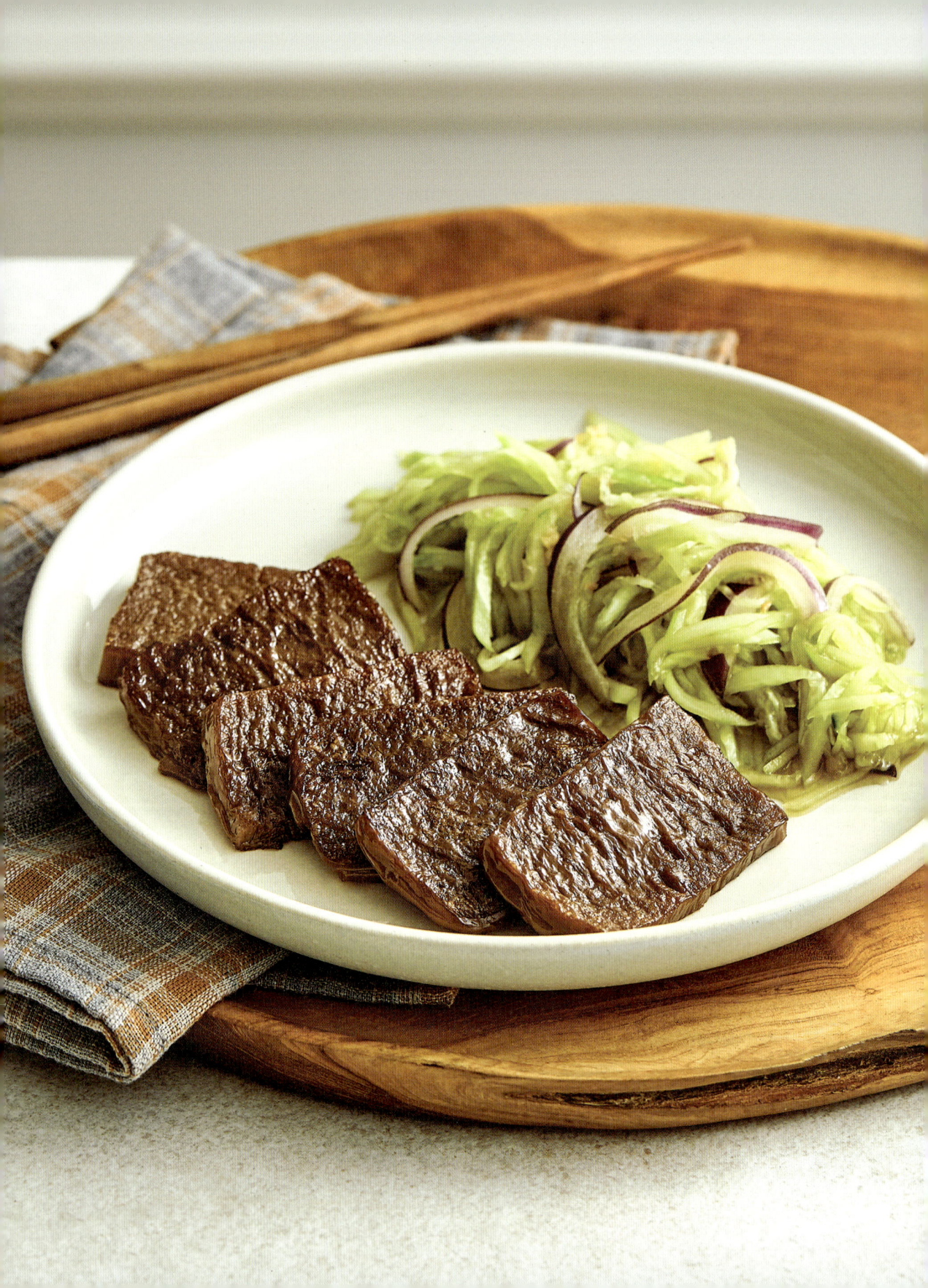

도토리묵구이와 오이무침

• 칼로리 **63.6kcal**　• 단백질 **0.9g**　• 나트륨 **156.9mg**　• 칼륨 **84.8mg**　• 인 **22.9mg**

도토리묵은 밥과 비슷한 영양소를 가진 탄수화물 식품입니다. 들기름에 구워 오이무침과 함께 먹으면 포만감을 느낄 수 있어요. 부드러운 도토리묵에 들기름의 향, 오이의 아삭함이 잘 어우러진 반찬입니다.

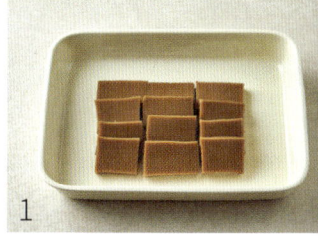

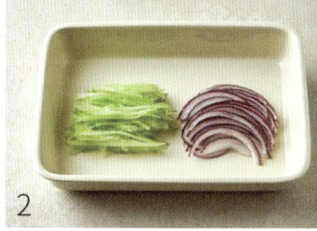

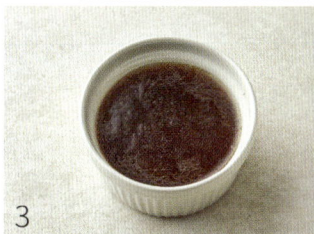

재료(2인분)

도토리묵 120g
오이 40g
적양파 20g
들기름 4g

무침 양념

간장 4.6g
대체 감미료 3.2g
다진 마늘 4g
참기름 조금
물 10g

1. 도토리묵은 한입 크기로 썰어 끓는 물에 살짝 데친 뒤 찬물에 식힌다.
2. 오이는 껍질을 벗겨 채 썰고, 적양파도 채 썬다. 모두 물에 2시간 이상 담갔다가 물기를 뺀다.
3. 무침 양념 재료를 고루 섞는다.
4. 팬에 들기름을 두르고 도토리묵을 앞뒤로 굽는다.
5. 오이와 적양파를 무침 양념에 무친다.
6. 접시에 구운 도토리묵을 담고 오이무침을 곁들인다.

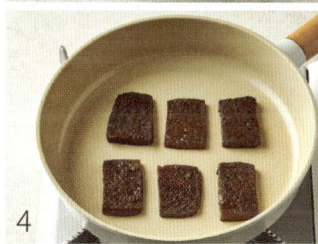

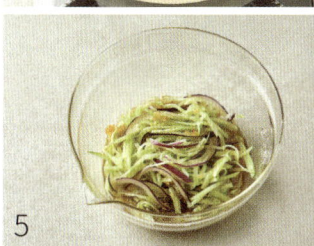

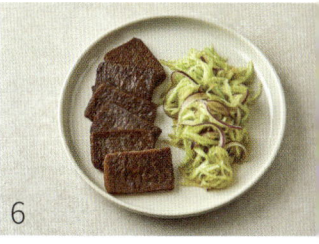

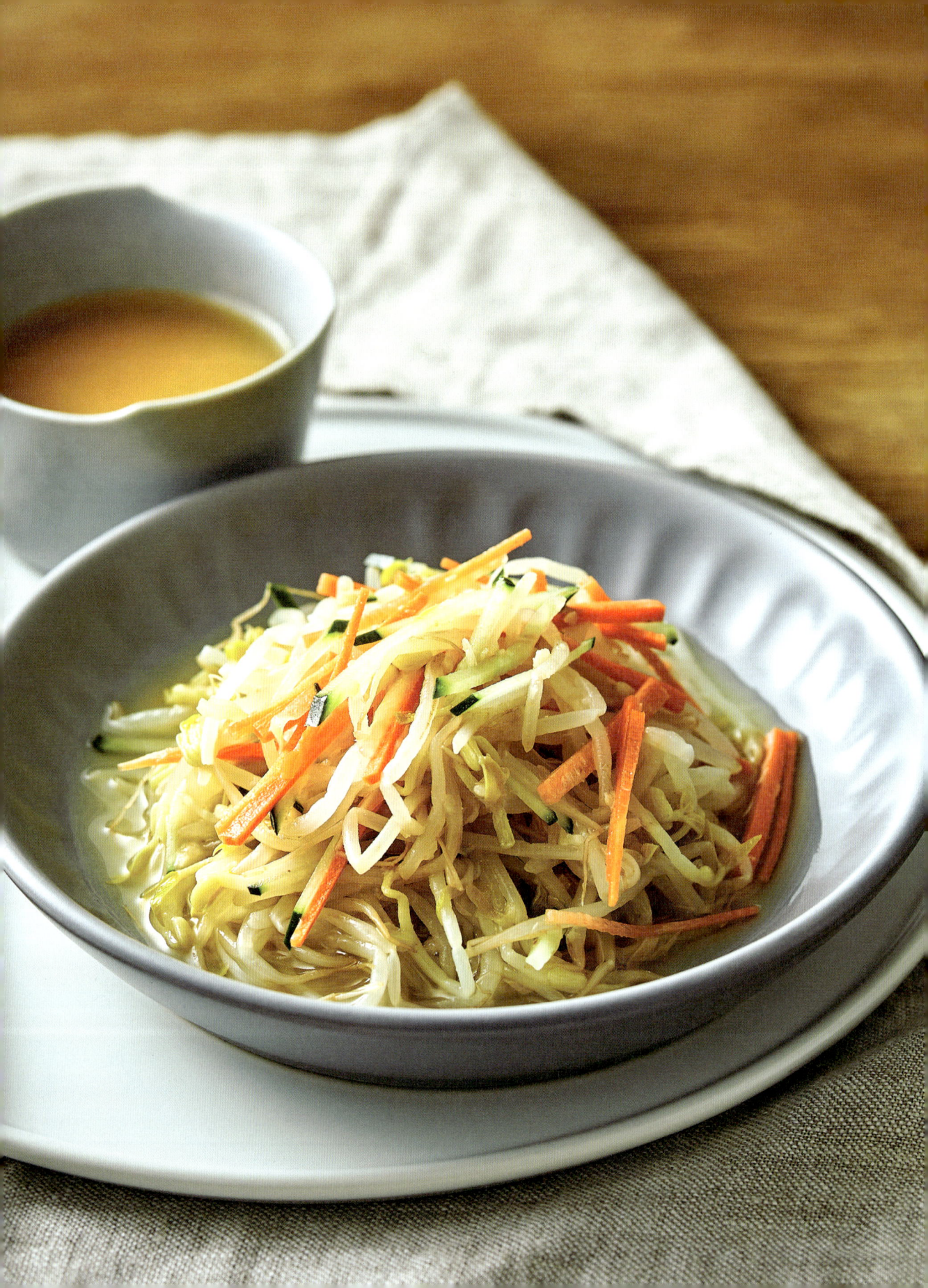

숙주 겨자무침

• 칼로리 **12.7kcal** • 단백질 **1.1g** • 나트륨 **111.1mg** • 칼륨 **81.7mg** • 인 **24.2mg**

녹두의 싹을 틔워 기른 숙주는 자라면서 영양성분이 더 풍부해집니다. 비타민 A는 두 배가 되고, 비타민 C는 40배로 늘어나요. 숙주는 이뇨작용을 촉진해 몸이 부었을 때 먹으면 좋습니다. 톡 쏘는 겨자로 무쳐 색다르게 즐겨보세요.

재료(2인분)

숙주 80g
오이 20g
당근 10g

무침 양념

겨잣가루 조금
물 조금
식초 12g
대체 감미료 8g
다진 마늘 4g
소금 조금

1. 오이와 당근은 3cm 길이로 채 썬다. 손질한 재료와 숙주를 물에 2시간 이상 담갔다가 물기를 뺀다.
2. 숙주는 끓는 물에 살짝 데쳐 찬물에 헹군 뒤 물기를 짠다.
3. 겨잣가루를 따뜻한 물에 갠 뒤 나머지 재료를 섞어 무침 양념을 만든다.
4. 숙주와 오이, 당근을 한데 담고 무침 양념을 넣어 무친다.

● ● **알아두세요**

숙주는 보관 기간이 짧아서 사 오면 바로 먹는 것이 좋아요. 보관해야 한다면 종이타월로 감싸서 지퍼백에 담아 냉장 보관하세요.

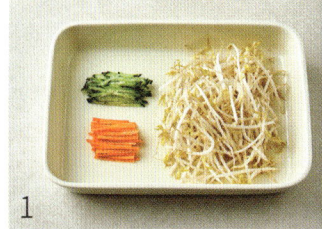
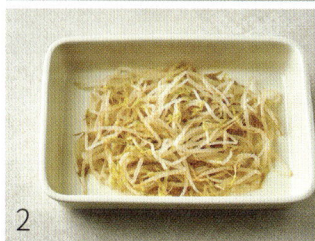
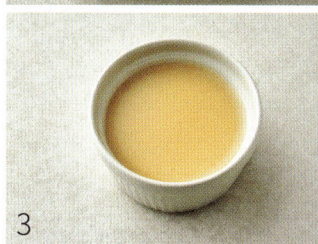
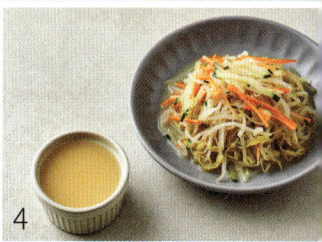

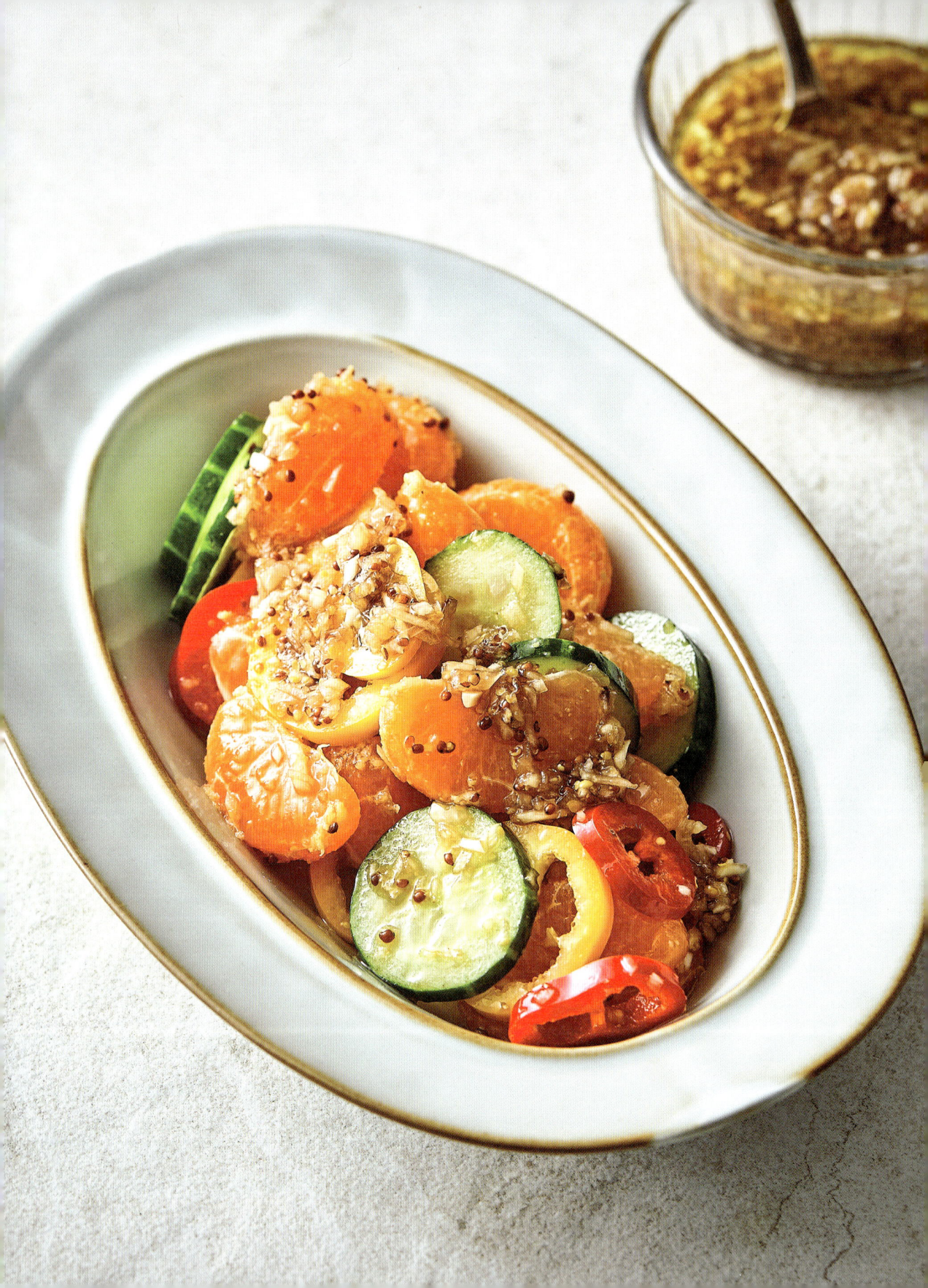

귤 파프리카 샐러드와 발사믹 드레싱

• 칼로리 **146.2kcal** • 단백질 **1.1g** • 나트륨 **15.8mg** • 칼륨 **181.4mg** • 인 **28.3mg**

새콤달콤한 귤을 오이, 파프리카와 함께 발사믹 드레싱에 버무려 먹는 샐러드예요. 귤은 1개당 칼륨의 양이 100mg 정도이며, 비타민 C가 많아 신진대사를 원활하게 하고 겨울철 감기 예방에도 효과가 있습니다.

재료(2인분)

귤 60g
오이 60g
미니 파프리카 50g

발사믹 드레싱

양파 20g
다진 마늘 4g
올리브오일 20g
발사믹 식초 10g
올리고당 10g
홀그레인 머스터드 5g

1. 귤은 한 조각씩 떼어낸다.
2. 오이는 저미고, 미니 파프리카도 씨를 뺀 뒤 비슷한 크기로 썬다. 양파는 다진다. 모두 물에 2시간 이상 담갔다가 물기를 뺀다.
3. 다진 양파와 다진 마늘, 나머지 재료를 섞어 발사믹 드레싱을 만든다.
4. 귤과 오이, 미니 파프리카를 한데 담고 발사믹 드레싱을 넣어 버무린다.

● ● **알아두세요**

과일은 대부분 칼륨이 들어 있어 종류와 양 조절이 꼭 필요해요. 통조림 과일은 생과일보다 칼륨이 적어 활용하면 좋은데, 당과 칼로리 섭취가 많아질 수 있으므로 주의해야 합니다.

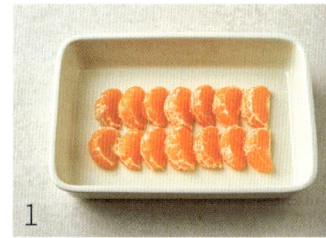
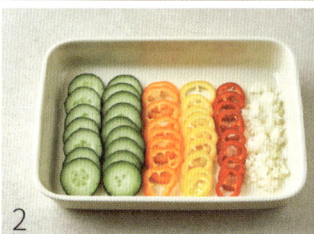
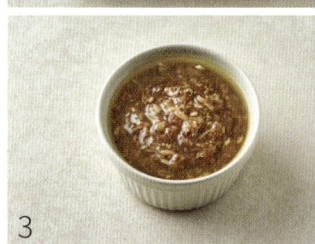
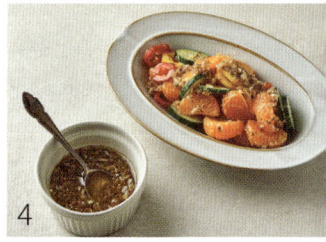

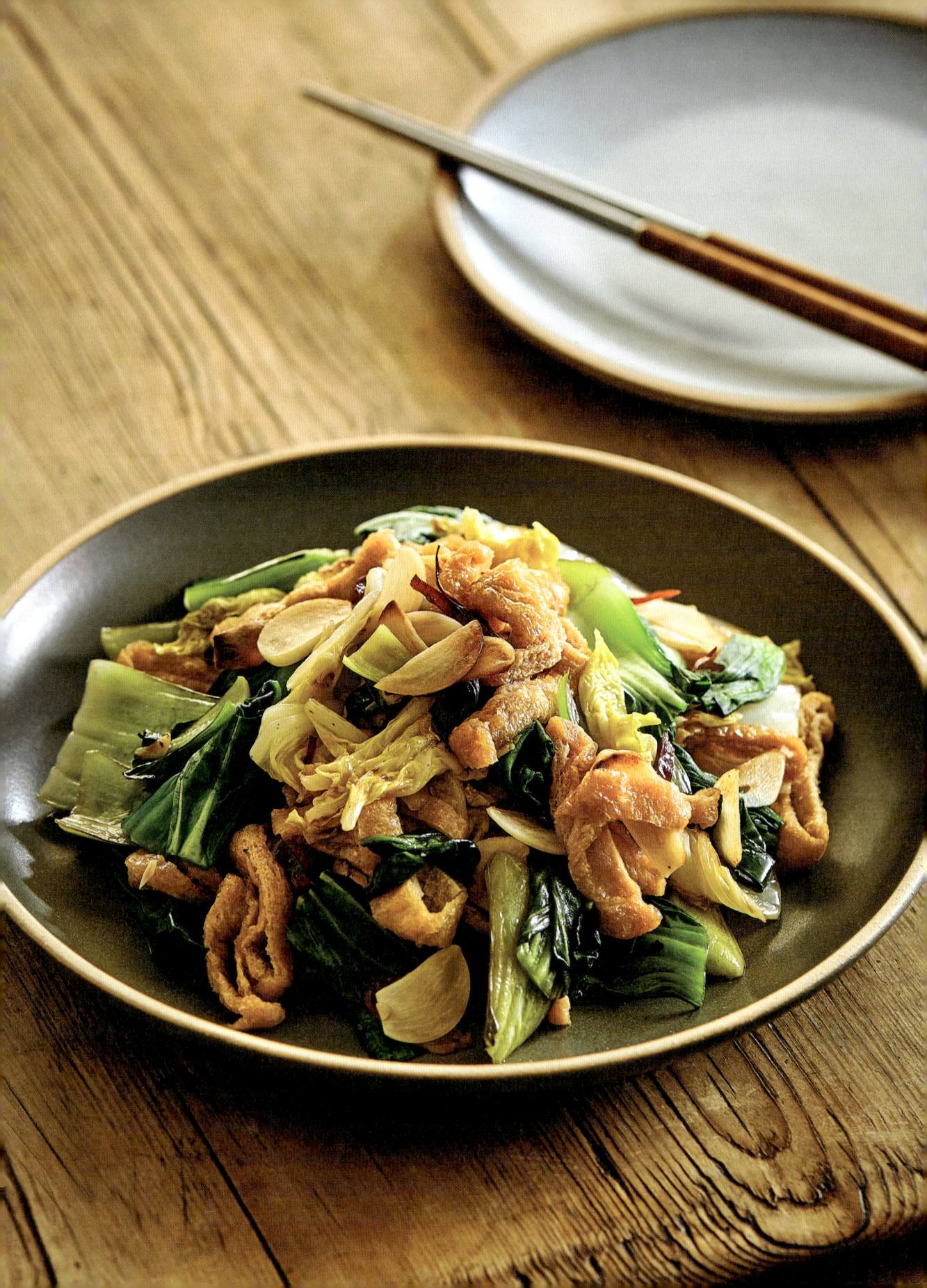

유부 알배추 굴소스볶음

• 칼로리 **84kcal** • 단백질 **3.4g** • 나트륨 **98.3mg** • 칼륨 **164.3mg** • 인 **66.4mg**

식이섬유가 풍부한 배추를 굴소스와 마른고추로 볶아 칼칼하면서 감칠맛이 좋아요. 일반 배추보다 더 달고 부드러운 알배추를 사용하고, 유부로 고소함과 씹는 맛을 더했어요.

재료(2인분)

알배추 60g
청경채 30g
유부 20g
마늘 6g
마른고추 조금
식용유 4g

볶음 양념

굴소스 5.2g
대체 감미료 3.2g
식초 12g
참기름 조금
후춧가루 조금

1. 알배추와 청경채는 3cm 길이로 썰고, 마늘은 밑동을 잘라낸 뒤 저민다. 모두 물에 2시간 이상 담갔다가 물기를 뺀다.
2. 유부는 1cm 폭으로 썰고, 마른고추는 씨를 뺀 뒤 가늘게 채 썬다.
3. 볶음 양념 재료를 고루 섞는다.
4. 달군 팬에 식용유를 두르고 마늘을 볶아 향을 낸 뒤, 나머지 채소와 유부를 넣어 볶는다. 마지막에 볶음 양념을 넣어 좀 더 볶는다.

● ● **알아두세요**
유부를 끓는 물에 데쳐 물기를 꼭 짜서 기름을 뺀 뒤 사용하면 더 좋아요.

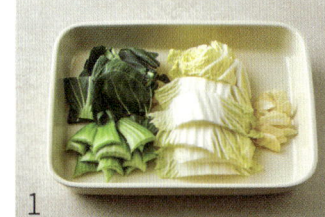
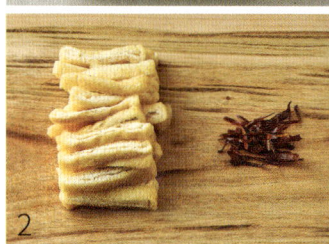
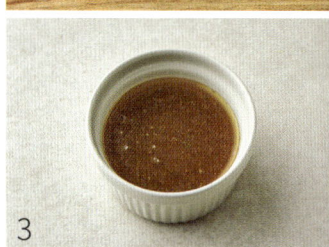
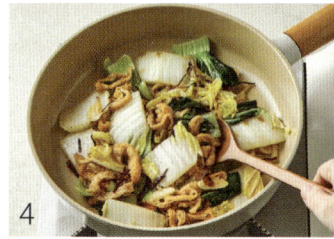

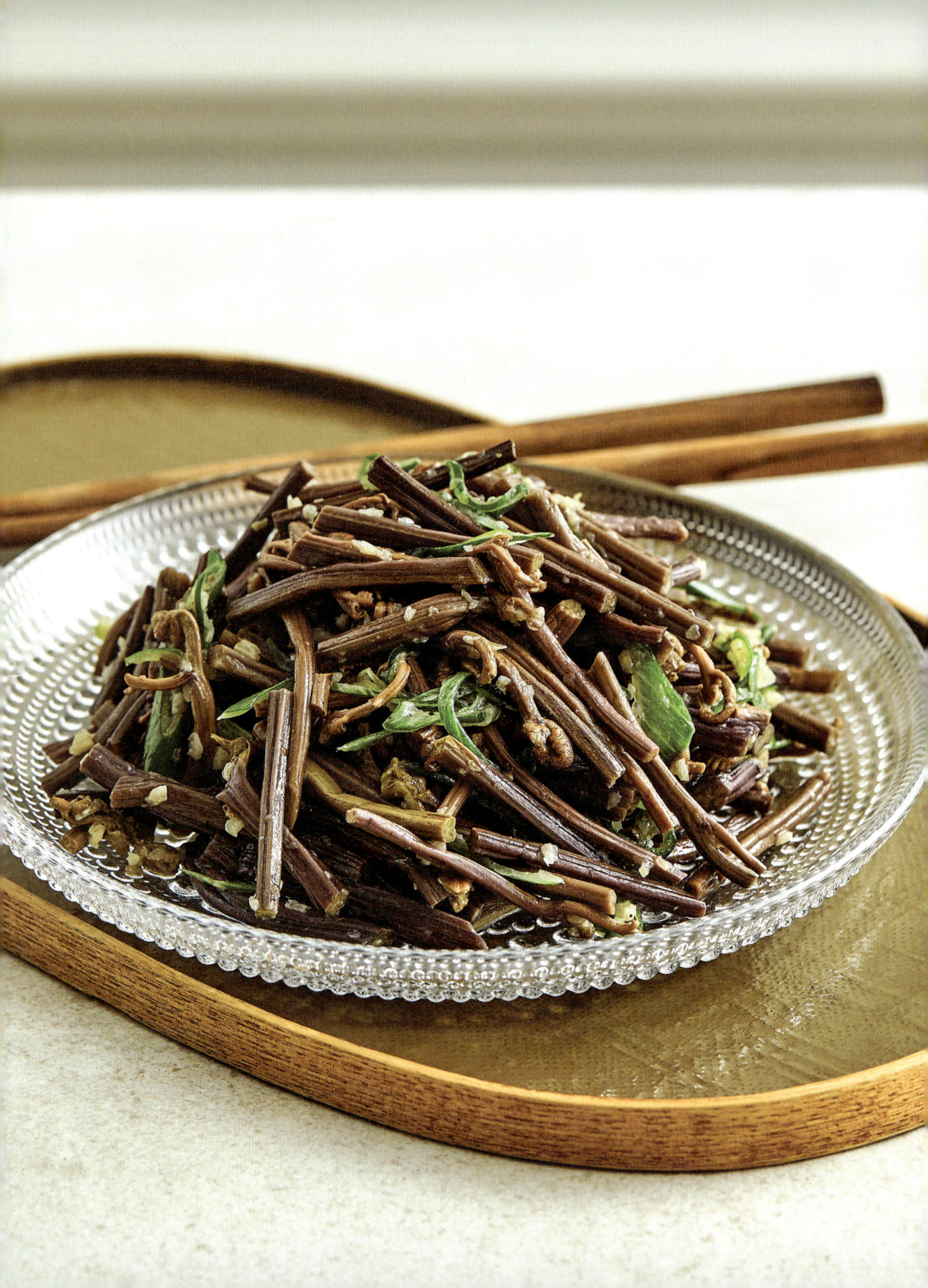

고사리 들기름볶음

• 칼로리 **40.4kcal** • 단백질 **1.4g** • 나트륨 **110.9mg** • 칼륨 **105.1mg** • 인 **30.9mg**

향이 좋은 고사리를 들기름에 볶아 고소한 맛을 더했습니다. 고사리는 식이섬유가 많고 면역력을 높이는 효과가 있어요. 들기름은 불포화지방산이 아주 많아 혈관 관리에 도움이 됩니다.

재료(2인분)

데친 고사리 80g
대파 10g
다진 마늘 4g
간장 4.6g
들기름 2g
후춧가루 조금
식용유 4g

1. 데친 고사리는 끓는 물에 다시 한번 데쳐 물기를 짠 뒤 먹기 좋게 썬다.
2. 대파는 어슷하게 썰어 물에 2시간 이상 담갔다가 물기를 뺀다.
3. 달군 팬에 식용유를 두르고 대파를 볶다가 고사리와 다진 마늘, 간장, 후춧가루를 넣어 볶는다.
4. 어느 정도 익으면 들기름을 넣고 한 번 더 볶아 향을 더한다.

● ● **알아두세요**
말린 고사리는 칼륨이 매우 많아서 반드시 물에 충분히 불리고 데쳐 칼륨을 줄여야 해요. 데친 고사리를 샀어도 다시 한번 데치는 것이 좋습니다.

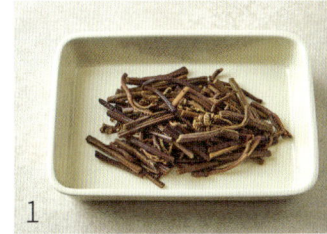
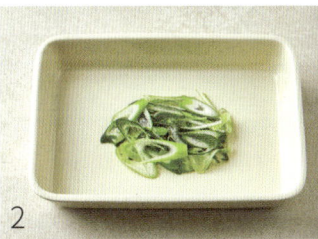
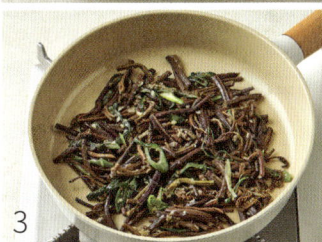
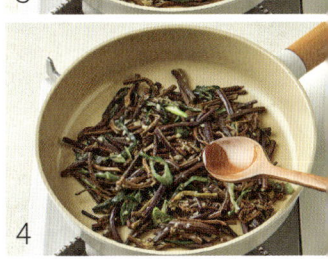

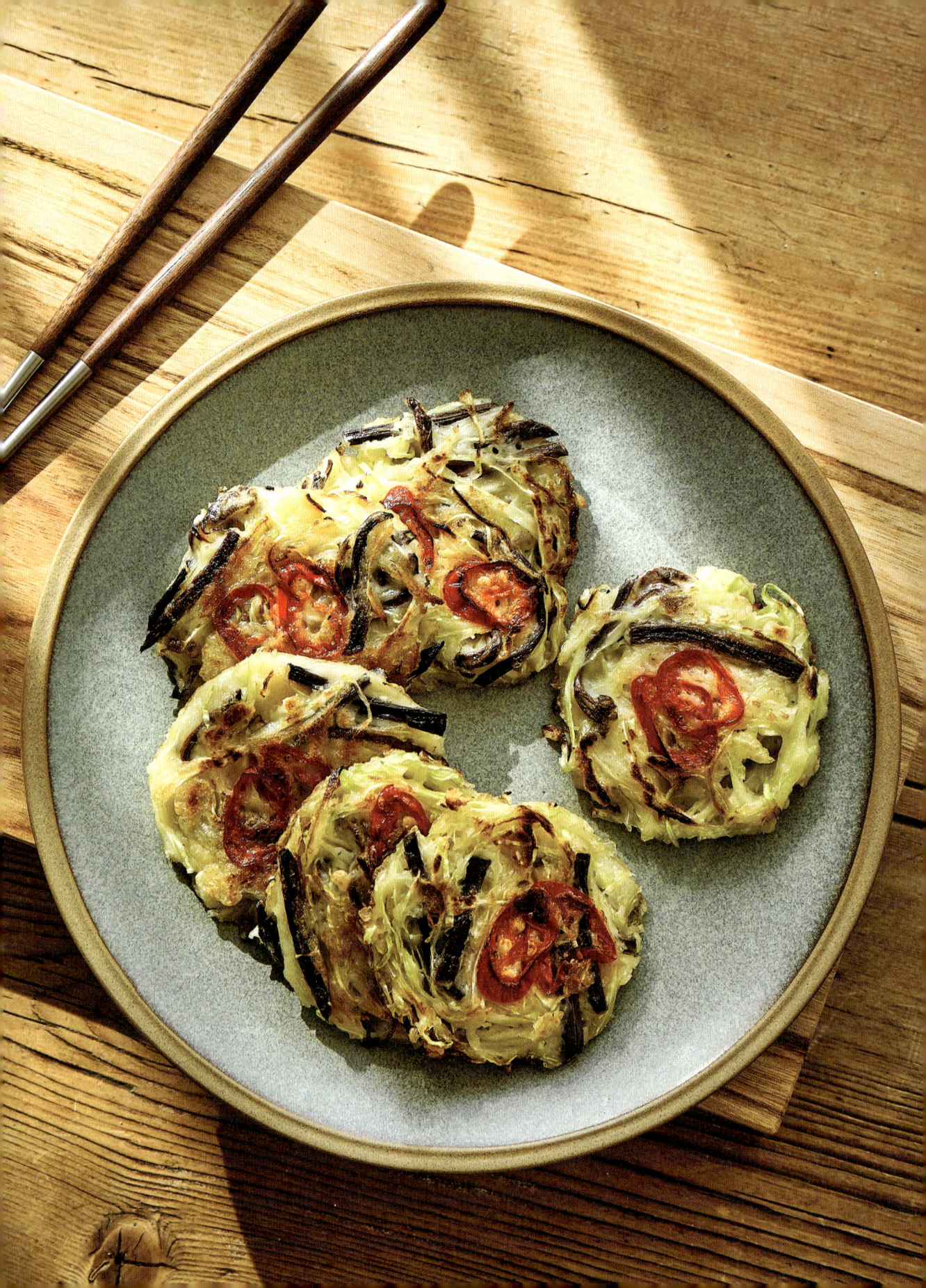

양배추 고사리전

• 칼로리 **106.6kcal**   • 단백질 **2.7g**   • 나트륨 **110.6mg**   • 칼륨 **128.9mg**   • 인 **35.9mg**

고사리는 빈혈과 골다공증을 예방하고, 신진대사를 원활하게 해 몸속 노폐물을 배출하는 데 도움을 줍니다. 콜레스테롤을 줄이고 동맥경화 예방 효과도 있어 만성 콩팥병 환자에게 좋아요. 달콤한 양배추와 함께 전을 부치면 잘 어울립니다.

재료(2인분)

양배추 50g
데친 고사리 30g
붉은 고추 5g
밀가루 40g
물 50g
소금 조금
식용유 10g

1. 양배추는 4cm 길이로 채 썰고, 고사리도 같은 길이로 썬다. 붉은 고추는 씨를 빼고 어슷하게 썬다. 모두 물에 2시간 이상 담갔다가 물기를 뺀다.
2. 양배추, 고사리, 붉은 고추를 끓는 물에 살짝 데친다.
3. 밀가루, 물, 소금을 섞은 뒤 양배추와 고사리를 넣어 섞는다.
4. 달군 팬에 식용유를 두른 뒤, 반죽을 동그랗게 떠 넣고 붉은 고추를 얹어 앞뒤로 노릇하게 부친다.

● ● **알아두세요**
전을 부칠 때 많이 사용하는 부침가루는 나트륨과 칼륨, 인의 함량이 많아요. 밀가루를 사용하는 것이 좋습니다.

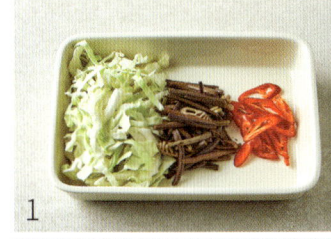
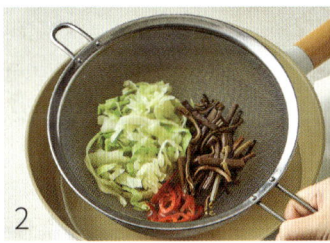
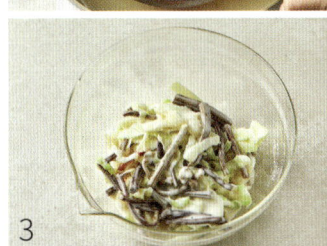
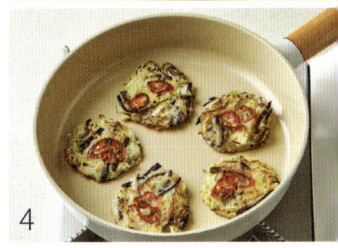

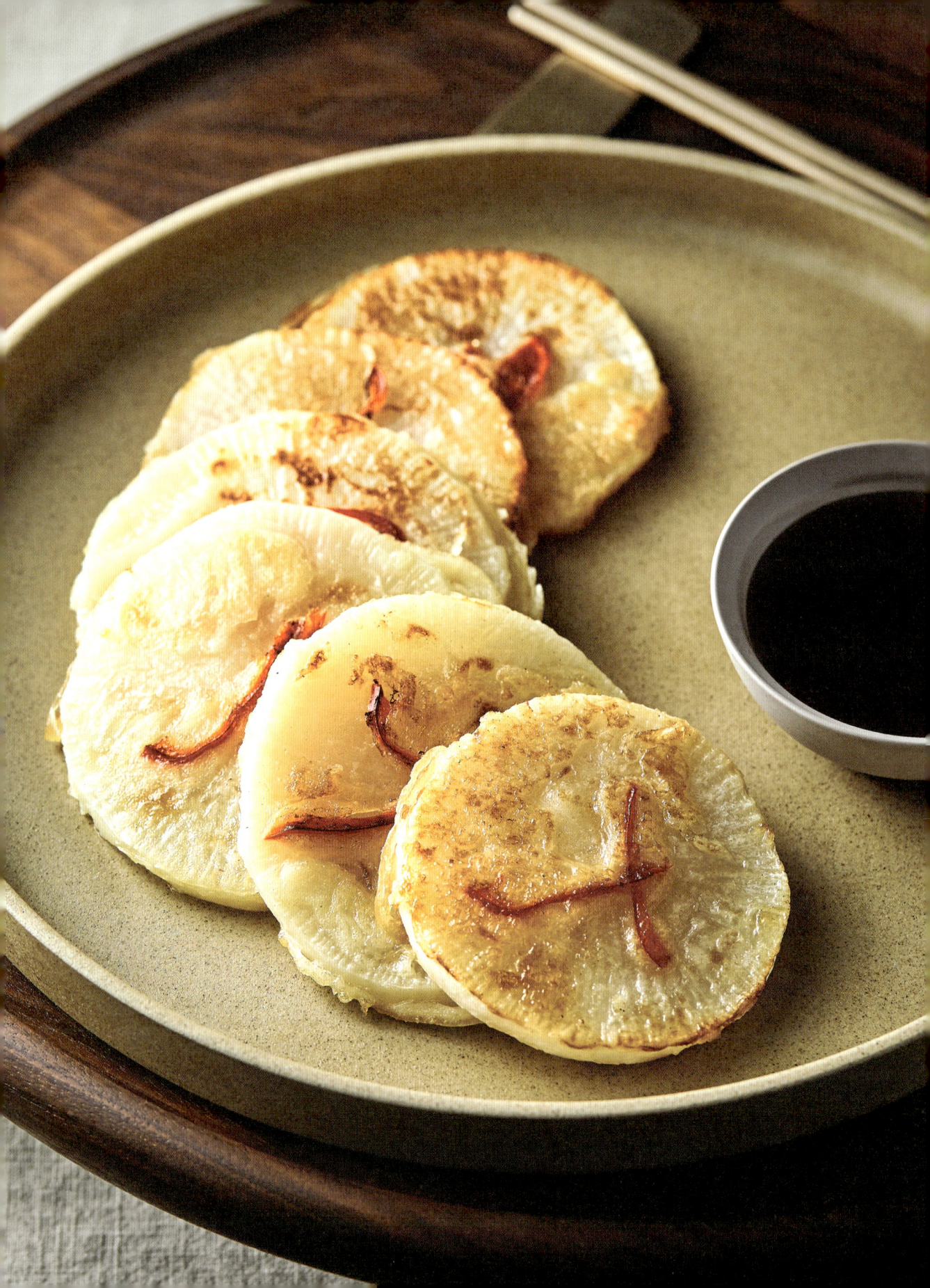

무전

• 칼로리 **105.2kcal** • 단백질 **2.4g** • 나트륨 **113.8mg** • 칼륨 **150.2mg** • 인 **35.3mg**

무가 맛있는 가을, 겨울에는 무를 얇게 썰어 전을 부쳐 먹으면 아주 맛있어요. 무는 아밀라아제가 들어 있어 소화 흡수를 촉진하고, 이뇨작용을 통해 숙취 해소에도 도움을 줍니다. 비타민 C가 많아 감기 예방에도 좋아요.

재료(2인분)

무 80g
붉은 고추 4g
밀가루 40g
물 50g
식용유 10g

초간장

간장 4.6g
식초 조금

1. 무는 0.5cm 두께로 동그랗게 썰고, 붉은 고추는 씨를 빼고 송송 썬다. 모두 물에 2시간 이상 담갔다가 물기를 뺀다.
2. 밀가루와 물을 섞어 무에 입힌다.
3. 달군 팬에 식용유를 두른 뒤, 무를 넣고 붉은 고추를 올려 앞뒤로 노릇하게 부친다.
4. 간장과 식초를 섞은 초간장을 곁들인다.

● ● **알아두세요**

무를 가늘게 채 썰어서 밀가루 반죽에 섞어 부쳐도 맛있습니다.

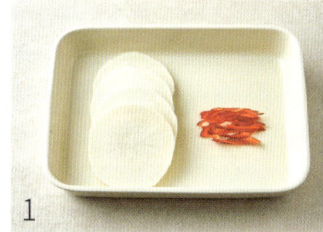
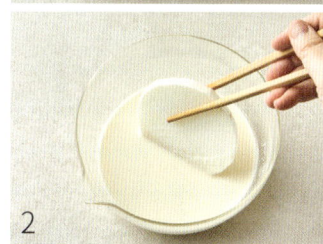
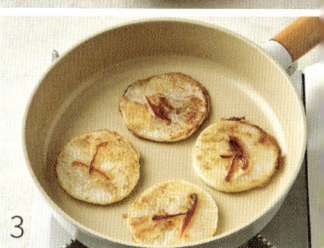
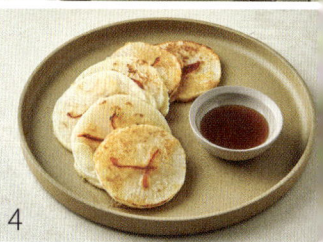

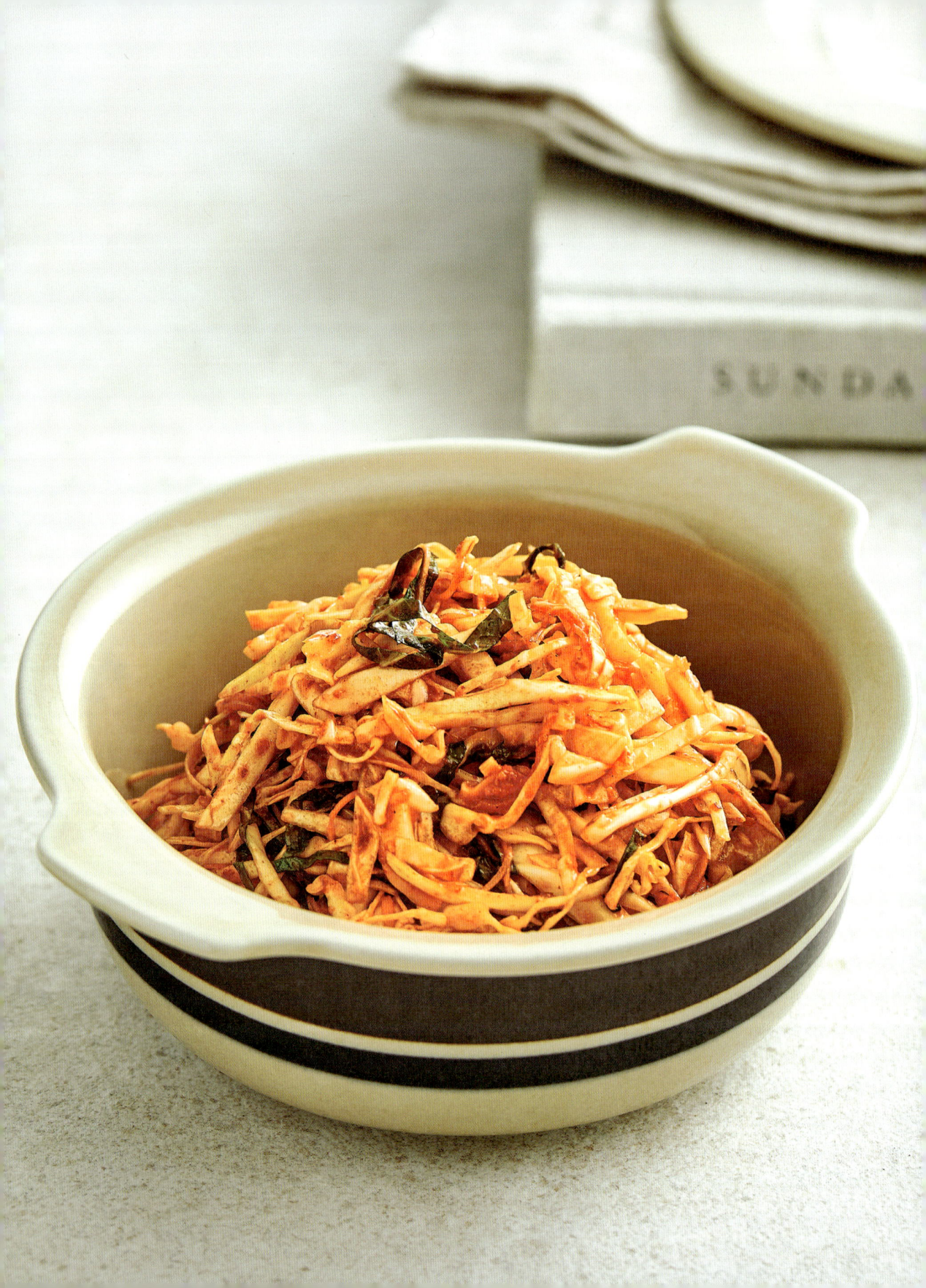

양배추 초무침

• 칼로리 **42.1kcal** • 단백질 **1.5g** • 나트륨 **129.1mg** • 칼륨 **200.6mg** • 인 **32mg**

양배추를 향긋한 깻잎과 함께 매콤 새콤하게 무친 반찬입니다. 양배추는 콩팥병 환자에게 부족하기 쉬운 칼슘이 풍부하고 철분이 많아 빈혈에도 도움이 돼요. 특히 하얀 속잎에는 비타민 B군과 비타민 C가 풍부합니다.

재료(2인분)

양배추 80g
깻잎 20g
당근 20g

무침 양념

고추장 10g
식초 8g
대체 감미료 조금
고춧가루 조금
참기름 조금

1. 양배추와 당근은 채 썰고, 깻잎도 꼭지를 뗀 뒤 채 썬다. 모두 물에 2시간 이상 담갔다가 물기를 뺀다.
2. 무침 양념 재료를 고루 섞는다.
3. 양배추, 깻잎, 당근을 한데 담고 무침 양념을 넣어 버무린다.

● ● **알아두세요**

구운 고기에 곁들여 보세요. 상큼하고 깔끔한 맛이 잘 어울립니다.

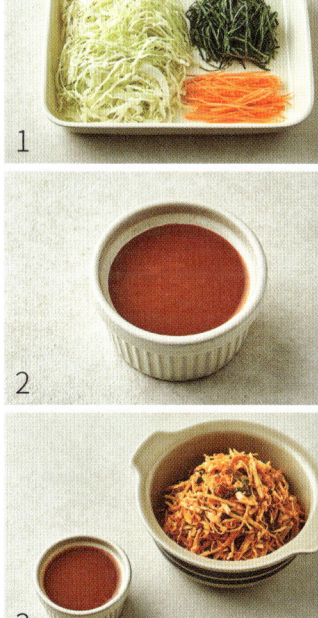

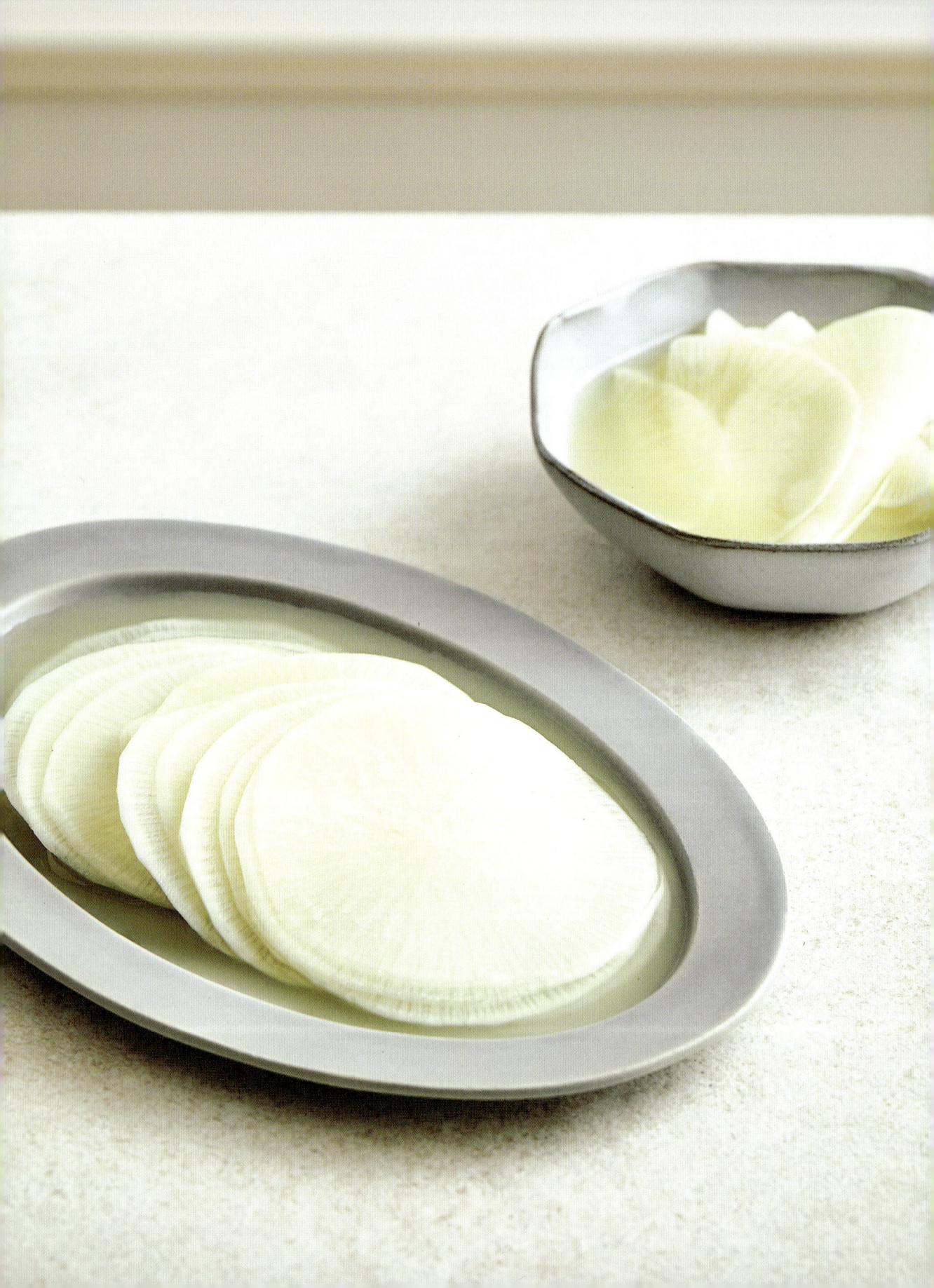

무 고추냉이초무침

• 칼로리 **8kcal** • 단백질 **0.3g** • 나트륨 **3.6mg** • 칼륨 **104.5mg** • 인 **13.9mg**

아삭한 무에 알싸한 고추냉이 맛을 더한 초간단 반찬입니다. 새콤달콤한 맛을 내 너무 맵지 않고 맛있게 먹을 수 있어요. 무는 소화를 촉진하고, 장 내 노폐물을 배출하는 데 도움을 줍니다.

재료(2인분)

무 80g

무침 양념

식초 6g
대체 감미료 4g
고추냉이가루 조금

1. 무를 얇게 썰어 물에 2시간 이상 담갔다가 물기를 뺀다.
2. 무침 양념 재료를 고루 섞는다.
3. 무에 무침 양념을 넣어 맛이 배도록 버무린다.

● ● **알아두세요**

무의 흰 부분은 국이나 조림으로 먹기 좋고, 초록 부분은 단맛이 강해 생채나 초절임 등 생으로 먹으면 맛있어요.

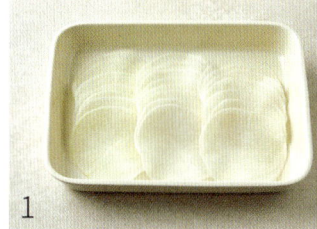
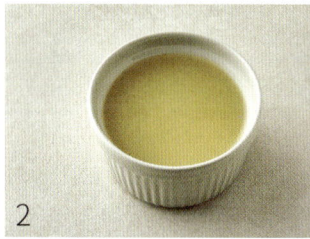
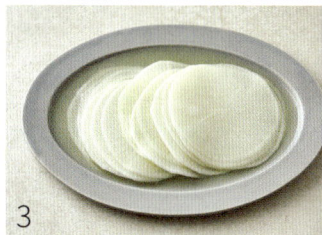

만들어두면 좋은 밑반찬
피클 & 김치

양배추 깻잎 피클

칼로리	14.4kcal
단백질	0.8g
나트륨	2.9mg
칼륨	110.4mg
인	18mg

재료(10인분)
양배추 300g, 적채·깻잎 50g씩
피클물 식초·대체 감미료 140g씩, 물 180g, 피클링 스파이스 조금

파프리카 피클

칼로리	12.5kcal
단백질	0.4g
나트륨	0.1mg
칼륨	115.8mg
인	14.3mg

재료(10인분)
빨강 파프리카 200g,
노랑·주황 파프리카 100g씩
피클물 식초·대체 감미료 140g씩, 물 180g, 피클링 스파이스 조금

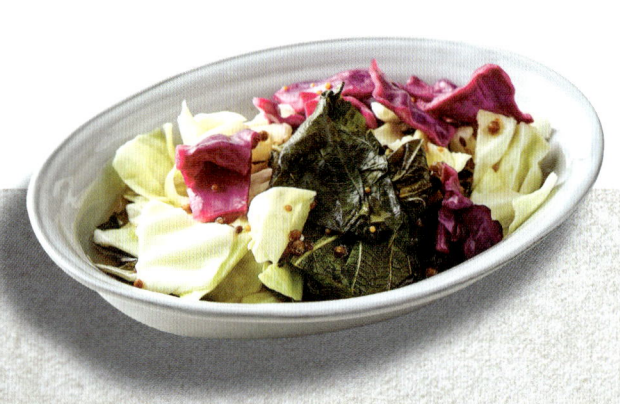
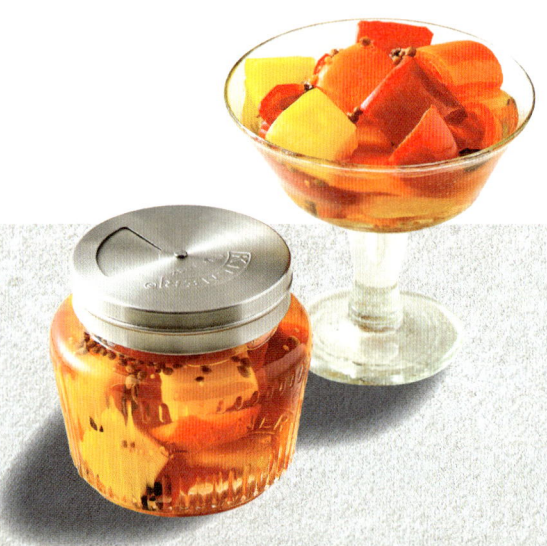

1 양배추와 적채는 한입 크기로 썰고, 깻잎도 꼭지를 뗀 뒤 비슷한 크기로 썬다. 모두 물에 2시간 이상 담갔다가 물기를 뺀다.
2 피클물 재료를 끓여 식힌다.
3 보관 용기에 양배추, 적채, 깻잎을 켜켜이 담고 피클물을 붓는다.

* 피클링 스파이스 대신 통후추나 월계수 잎을 넣어도 됩니다.

1 파프리카는 씨를 빼고 한입 크기로 썰어 물에 2시간 이상 담갔다가 물기를 뺀다.
2 피클물 재료를 끓여 식힌다.
3 보관 용기에 색색의 파프리카를 섞어 담고 피클물을 붓는다.

피클과 김치는 오래 두고 먹을 수 있어 넉넉히 만들어두면 좋아요. 간편하게 만들 수 있는 피클과 김치를 소개합니다. 피클은 간장을 넣지 않아 깔끔한 맛이 좋고, 김치는 나트륨과 칼륨을 줄여 짜지 않아요. 그래도 물김치의 국물은 되도록 먹지 않는 것이 좋습니다.

양파 비트 피클

칼로리	14.7kcal
단백질	0.6g
나트륨	5.4mg
칼륨	97mg
인	16.3mg

재료(10인분)
양파 350g, 비트 50g
피클물 식초·대체 감미료 140g씩, 물 180g, 마른고추 10g, 피클링 스파이스 조금

마늘 풋고추 피클

칼로리	31.3kcal
단백질	1.7g
나트륨	2.1mg
칼륨	168.7mg
인	40.7mg

재료(10인분)
마늘·무 150g씩, 풋고추 100g
피클물 식초·대체 감미료 140g씩, 물 180g, 피클링 스파이스 조금

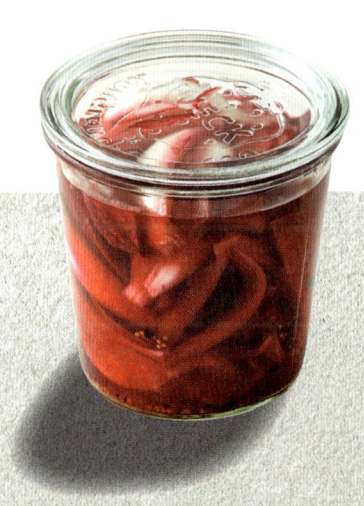
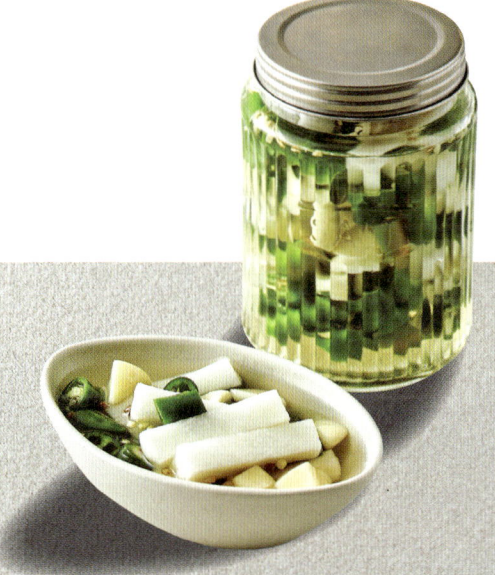

1. 양파는 세로로 6등분하고, 비트는 1cm 두께로 먹기 좋게 썬다. 모두 물에 2시간 이상 담갔다가 물기를 뺀다.
2. 마른고추는 씨를 빼고 어슷하게 썬다.
3. 피클물 재료를 끓여 식힌다.
4. 보관 용기에 양파와 비트를 담고 피클물을 붓는다.

1. 마늘은 밑동을 잘라낸 뒤 반 썰고, 풋고추는 씨를 뺀 뒤 비슷한 크기로 썬다. 무는 4cm 길이로 도톰하게 썬다. 모두 물에 2시간 이상 담갔다가 물기를 뺀다.
2. 피클물 재료를 끓여 식힌다.
3. 보관 용기에 마늘과 무, 풋고추를 섞어 담고 피클물을 붓는다.

배추겉절이

칼로리	**13.6kcal**
단백질	**0.7g**
나트륨	**363.7mg**
칼륨	**153.1mg**
인	**21.4mg**

재료(10인분)
배추 200g, 무 150g, 실파 50g
김치 양념 양파·빨강 파프리카·붉은 고추 20g씩, 다진 마늘·다진 생강·고춧가루·대체 감미료·소금·찹쌀가루 조금씩, 물 20g

돌나물 사과 물김치

칼로리	**21.8kcal**
단백질	**0.5g**
나트륨	**125.2mg**
칼륨	**153.1mg**
인	**14.7mg**

재료(10인분)
사과 200g, 돌나물·무 100g씩, 실파 50g, 붉은 고추 조금
김칫국물 배·양파 50g씩, 다진 마늘·다진 생강·고춧가루·대체 감미료·소금 조금씩, 물 700g

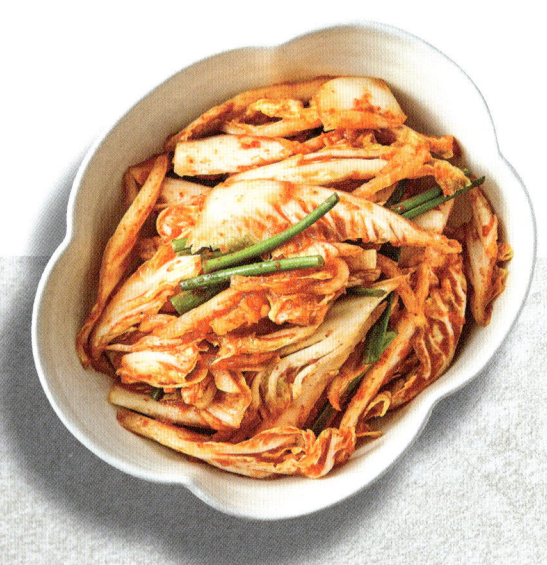

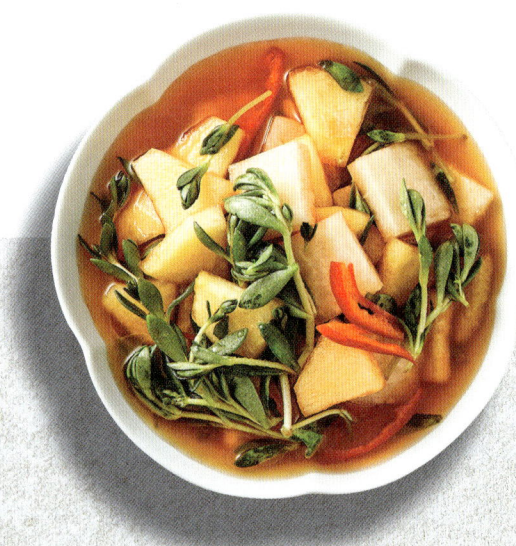

1. 배추와 양파는 한입 크기로 썰고, 무는 5cm 길이로 채 썬다. 실파는 5cm 길이로 썰고, 파프리카와 붉은 고추는 씨를 빼고 대강 썬다. 모두 물에 2시간 이상 담갔다가 물기를 뺀다.
2. 배추와 무는 끓는 물에 살짝 데쳐서 찬물에 헹궈 물기를 뺀다.
3. 양파, 파프리카, 붉은 고추는 믹서로 곱게 간다.
4. 찹쌀가루와 물을 섞어 풀을 쑨다.
5. 간 채소와 찹쌀풀, 나머지 재료를 섞어 김치 양념을 만든다.
6. 배추와 무에 실파와 양념을 넣어 버무린다.

1. 사과는 껍질을 벗겨 얇게 썰고, 무는 한입 크기로 나박나박 썬다. 실파는 3cm 길이로 썰고, 붉은 고추는 씨를 뺀 뒤 어슷하게 썬다. 배는 껍질을 벗겨 대강 썰고, 양파도 대강 썬다. 돌나물과 함께 모두 물에 2시간 이상 담갔다가 물기를 뺀다.
2. 배와 양파는 믹서로 곱게 간다.
3. 간 배와 양파, 다진 마늘, 다진 생강, 고춧가루를 면포에 싸서 물에 주물러 우린 뒤 대체 감미료와 소금을 섞는다.
4. 보관 용기에 사과와 채소를 섞어 담고 김칫국물을 붓는다.

삼채 물김치

칼로리	**14.6kcal**
단백질	**0.6g**
나트륨	**143.4mg**
칼륨	**192.4mg**
인	**22.8mg**

재료(10인분)
배추 200g, 무·삼채 100g씩, 풋고추·붉은 고추 20g씩, 생강 4g
김칫국물 식초 60g, 대체 감미료 40g, 찹쌀가루 3g, 소금 조금, 다시마 조금, 물 600g

콜라비 물김치

칼로리	**10.9kcal**
단백질	**0.8g**
나트륨	**148.7mg**
칼륨	**144.6mg**
인	**23.8mg**

재료(10인분)
콜라비 200g, 빨강 파프리카 100g, 양파 50g, 실파 10g, 생강 조금
김칫국물 비트 20g, 대체 감미료·소금 조금씩, 마른멸치·다시마 조금씩, 물 700g

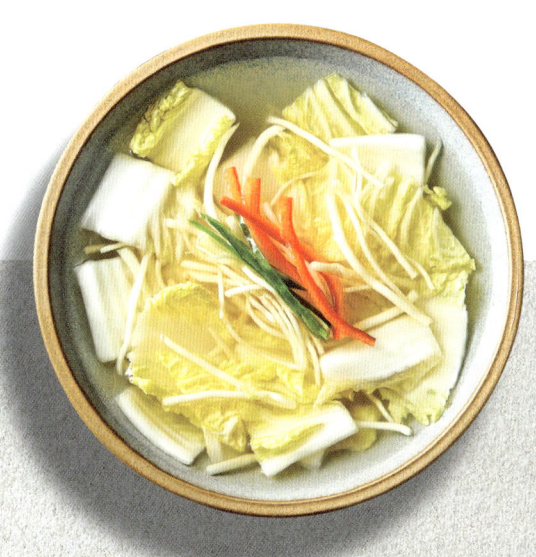

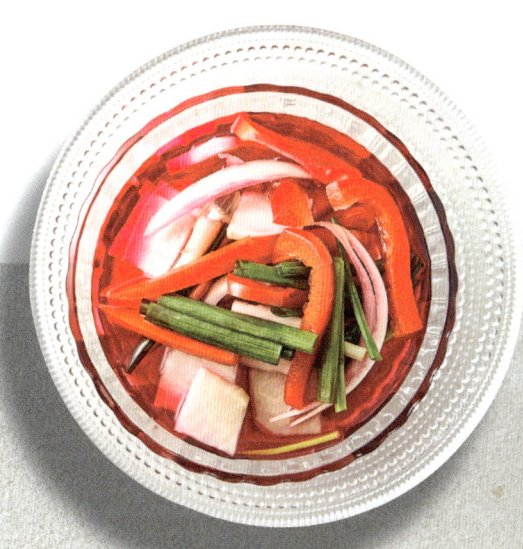

1. 배추는 한입 크기로 썰고, 무는 같은 크기로 나박나박 썬다. 삼채는 3cm 길이로 썰고, 고추는 씨를 뺀 뒤 어슷하게 썬다. 생강은 채 썬다. 모두 물에 2시간 이상 담갔다가 물기를 뺀다.
2. 배추, 무, 삼채는 끓는 물에 살짝 데쳐서 찬물에 헹궈 물기를 뺀다.
3. 물에 다시마를 넣고 끓여서 체에 걸러 식힌다.
4. 다시마국물에 찹쌀가루를 풀고 끓여 식힌 뒤 식초, 대체 감미료, 소금을 섞는다.
5. 보관 용기에 채소를 섞어 담고 김칫국물을 붓는다.

1. 콜라비는 한입 크기로 나박나박 썰고, 파프리카는 씨를 뺀 뒤 굵게 채 썰고, 양파도 채 썬다. 실파는 3cm 길이로 썰고, 생강은 저미고, 비트는 대강 썬다. 모두 물에 2시간 이상 담갔다가 물기를 뺀다.
2. 비트는 물 100g과 함께 믹서로 곱게 간다.
3. 물 600g에 마른멸치와 다시마를 넣고 끓여서 체에 걸러 식힌다.
4. 멸칫국물에 간 비트와 대체 감미료, 소금을 섞는다.
5. 보관 용기에 채소를 섞어 담고 김칫국물을 붓는다. 하루 이상 실온에 두었다가 냉장고에 넣는다.

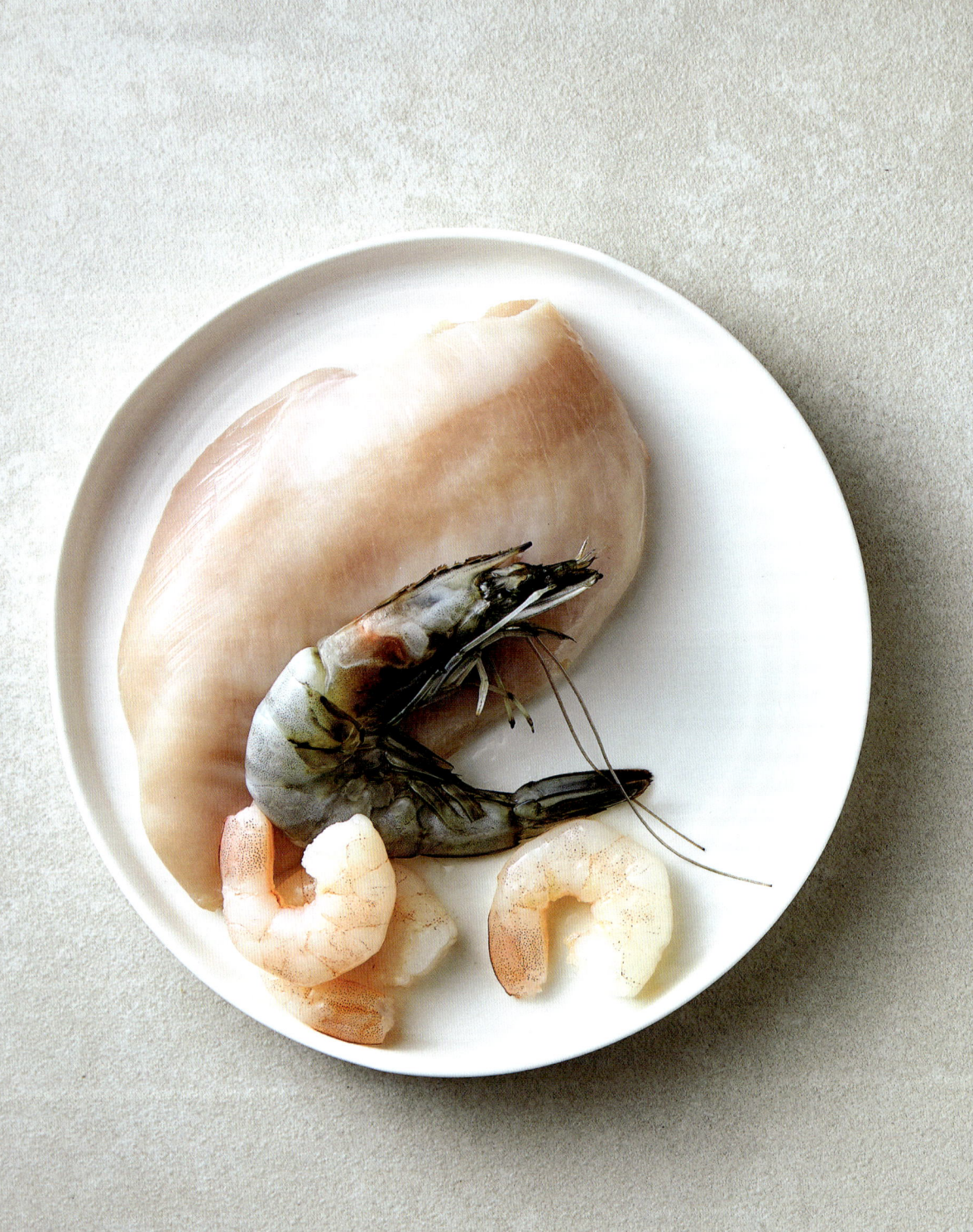

Part 2

한 끼에 1가지, 단백질 반찬

콩팥의 기능이 떨어지면 단백질이 부족하거나 과잉되지
않도록 섭취량을 조절하는 것이 중요합니다.
양질의 단백질을 적정량 섭취할 수 있는 반찬을 소개합니다.
매끼 한 가지씩 밥상에 올리면
균형이 잘 맞는 식사를 할 수 있어요.

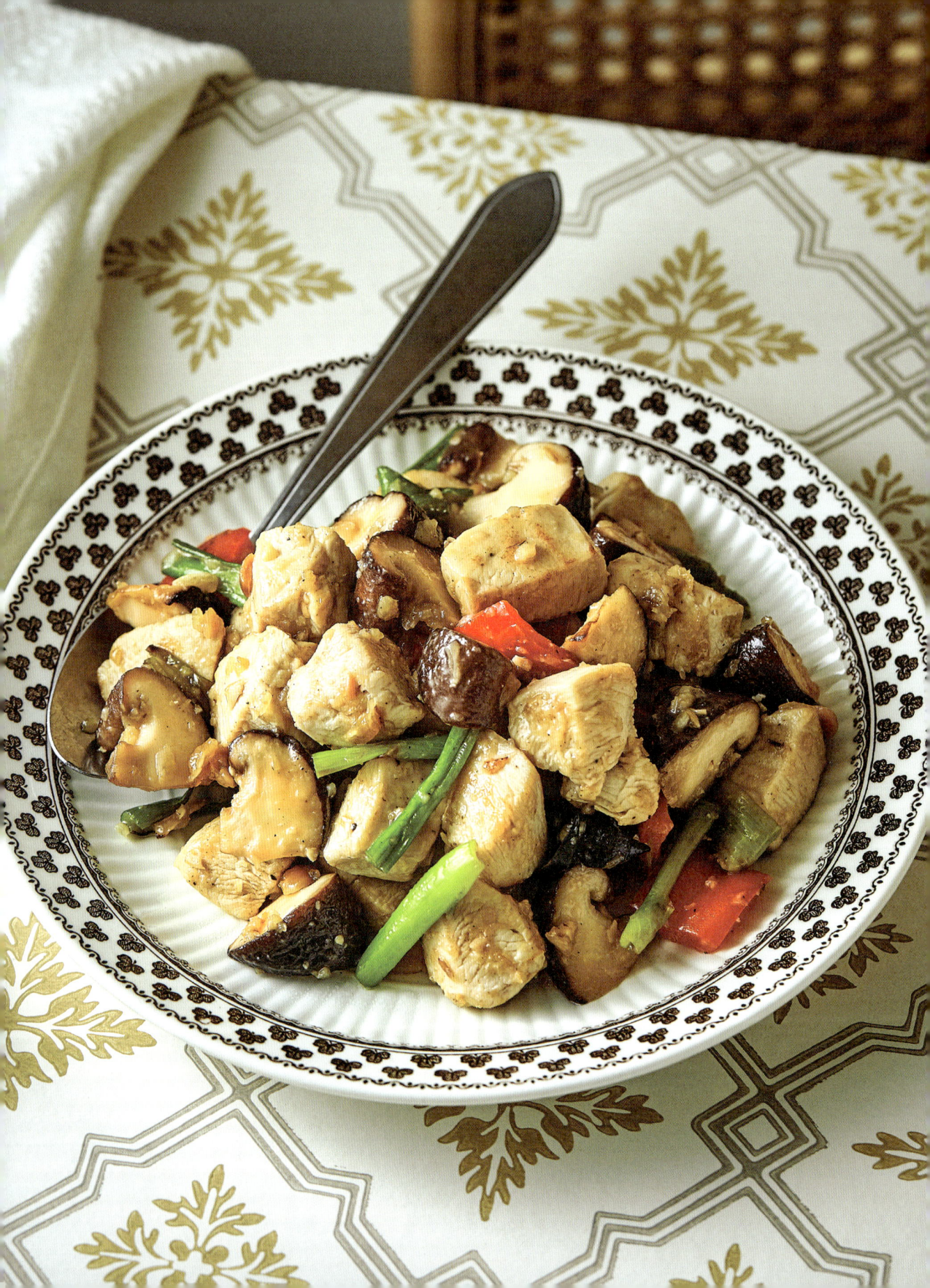

닭 버섯 된장볶음

• 칼로리 **116.3kcal** • 단백질 **8.8g** • 나트륨 **112mg** • 칼륨 **219.4mg** • 인 **103.4mg**

닭가슴살을 표고버섯, 파프리카와 함께 된장양념으로 볶았습니다. 된장이 느끼함을 없애줘 담백하고 구수해요. 닭가슴살은 단백질이 매우 풍부해 단백질 섭취가 중요한 만성 콩팥병 환자에게 좋은 재료예요. 육질이 연해 소화 흡수도 잘됩니다.

재료(2인분)

닭가슴살 80g
표고버섯 30g
빨강 파프리카 30g
대파 10g
식용유 4g

볶음 양념

된장 5.2g
올리고당 4g
다진 마늘 4g
후춧가루 조금

1. 표고버섯은 갓만 떼어 4등분한다. 파프리카는 한입 크기로 썰고, 대파는 3cm 길이로 썬다. 모두 물에 2시간 이상 담갔다가 물기를 뺀다.
2. 닭가슴살은 한입 크기로 썰어 끓는 물에 데친다.
3. 볶음 양념 재료를 고루 섞는다.
4. 달군 팬에 식용유를 두르고 닭가슴살, 표고버섯, 파프리카, 대파를 볶다가 볶음 양념을 넣어 좀 더 볶는다.

●● **알아두세요**

닭가슴살 대신 닭다리살을 사용하면 지방 함량은 많아지지만 육질이 쫄깃해서 더 맛있게 즐길 수 있습니다.

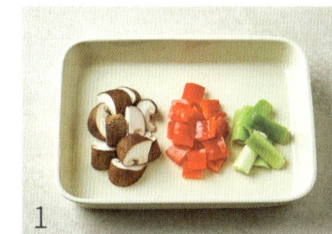
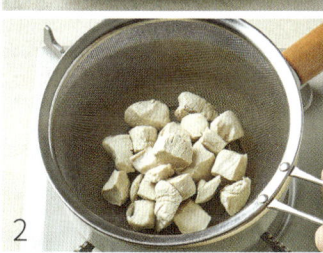
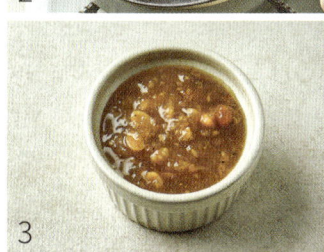
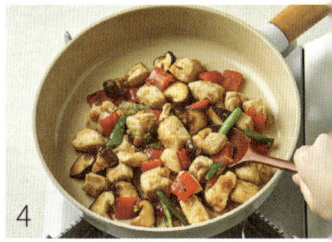

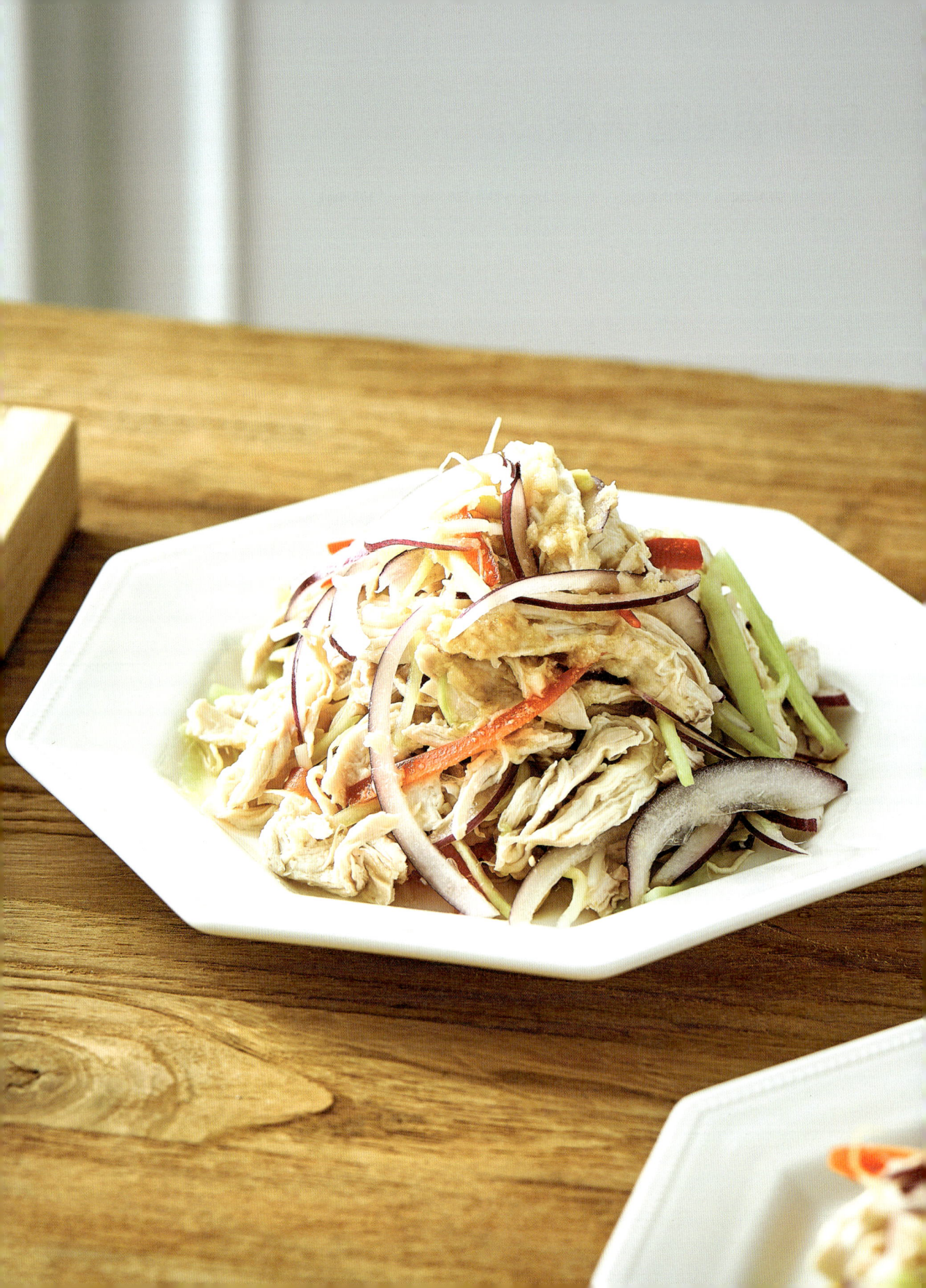

닭살 콩나물 겨자냉채

• 칼로리 **58.3kcal** • 단백질 **10.4g** • 나트륨 **18.8mg** • 칼륨 **258.4mg** • 인 **128.4mg**

닭가슴살은 자칫 퍽퍽할 수 있어 아삭한 채소와 잘 어울립니다. 특히 무더운 여름철에 담백한 닭가슴살과 신선한 채소를 알싸한 겨자 소스에 무쳐 먹으면 입맛이 살아나요. 겨잣가루는 미지근한 물과 1:2의 비율로 잘 섞어 사용하세요.

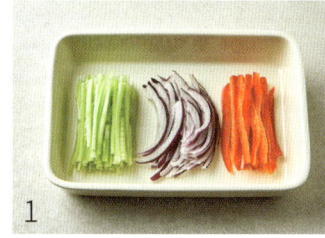

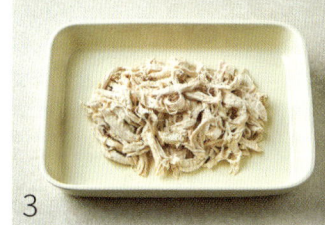

재료(2인분)

닭가슴살 80g
콩나물 30g
오이 30g
적양파 20g
빨강 파프리카 20g

겨자 소스

식초 12g
대체 감미료 8g
다진 마늘 4g
겨잣가루 조금
물 조금

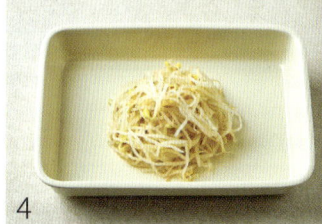

1. 오이는 껍질을 벗겨 채 썰고, 적양파와 파프리카도 채 썬다. 모두 물에 2시간 이상 담갔다가 물기를 뺀다.
2. 콩나물도 물에 2시간 이상 담갔다가 물기를 뺀다.
3. 닭가슴살은 끓는 물에 10분간 삶은 뒤 잘게 찢어 식힌다.
4. 콩나물은 끓는 물에 8분간 삶아서 찬물에 헹궈 물기를 꼭 짠다.
5. 겨잣가루를 따뜻한 물에 갠 뒤 식초, 대체 감미료, 다진 마늘과 고루 섞는다.
6. 닭가슴살과 채소를 한데 담고 겨자 소스를 넣어 버무린다.

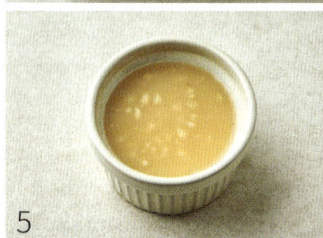

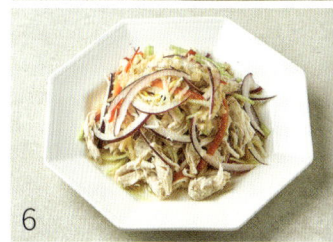

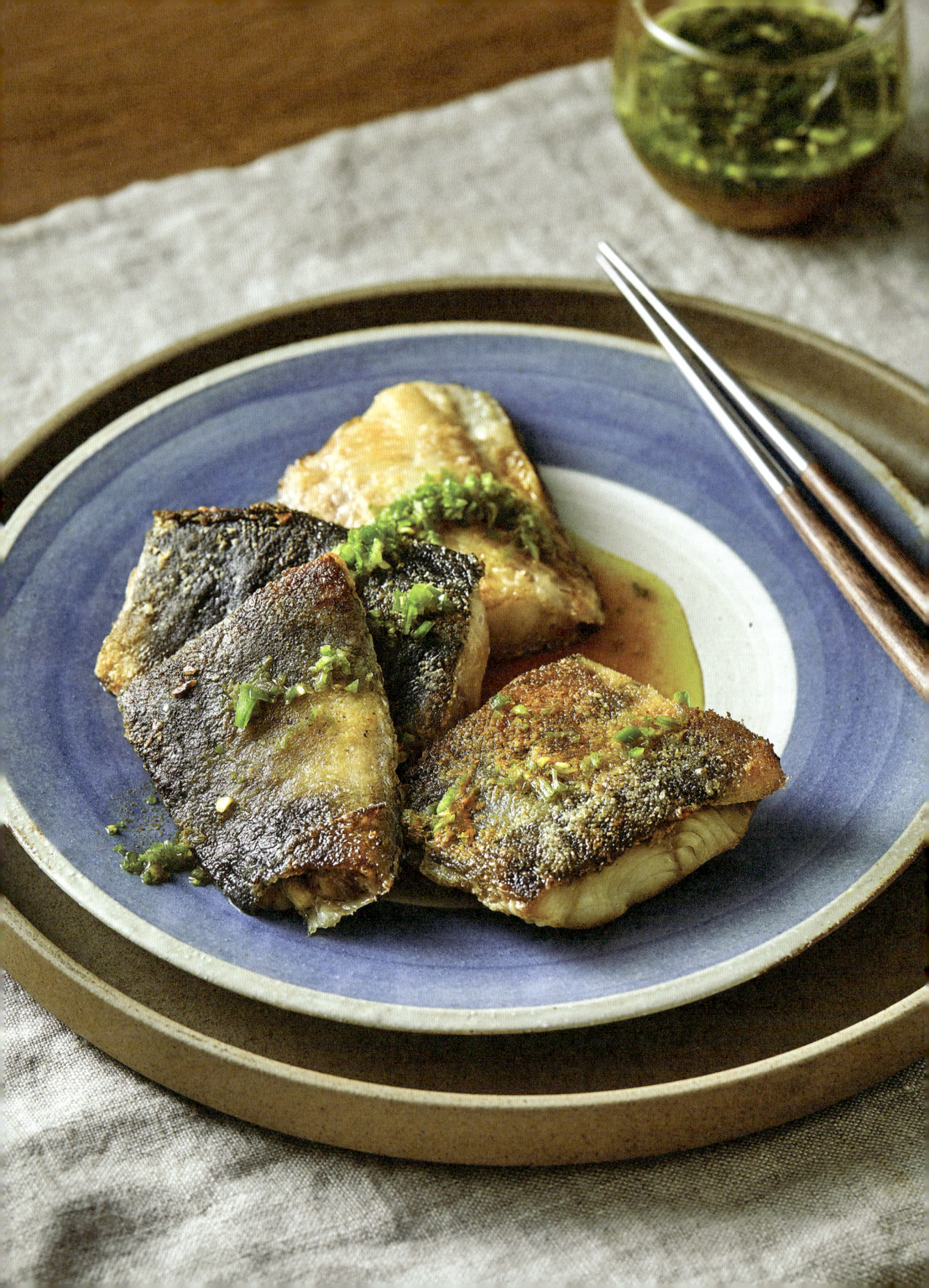

임연수어구이와 풋고추 유자 소스

• 칼로리 **164kcal**　• 단백질 **10.8g**　• 나트륨 **108.4mg**　• 칼륨 **149.3mg**　• 인 **11mg**

임연수어는 소금 간 해 구우면 노릇하게 익어 고소하고 맛있어요. 여기에 달콤 향긋한 풋고추 유자 소스를 곁들이면 기름지지 않고 깔끔하게 즐길 수 있습니다. 유자에는 콩팥병 환자가 부족하기 쉬운 비타민 C가 풍부합니다.

재료(2인분)

임연수어(구이용) 100g
밀가루 20g
소금 조금
후춧가루 조금
식용유 4g

풋고추 유자 소스

풋고추 10g
유자청 20g
올리고당 4g
강황가루 조금

1. 풋고추는 씨를 빼고 잘게 다져 물에 2시간 이상 담갔다가 물기를 뺀다.
2. 임연수어는 소금, 후춧가루로 밑간한 뒤 앞뒤로 밀가루를 얇게 입힌다.
3. 달군 팬에 식용유를 두르고 임연수어를 노릇하게 굽는다.
4. 풋고추 유자 소스 재료를 고루 섞는다.
5. 구운 임연수어에 풋고추 유자 소스를 끼얹는다.

● 알아두세요

생선요리는 조림보다 구이나 찜이 염분을 덜 섭취할 수 있어 좋아요.

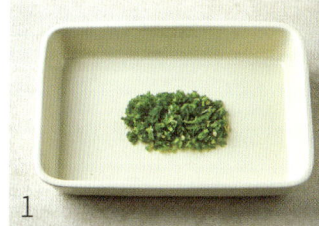
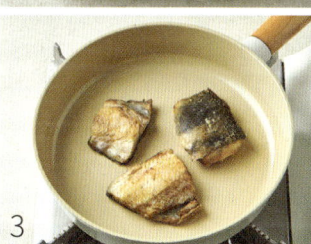
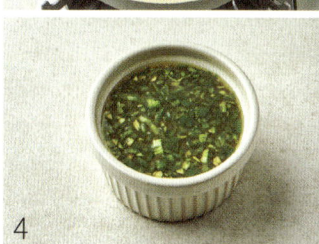
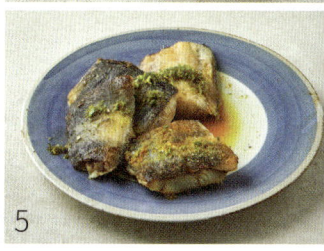

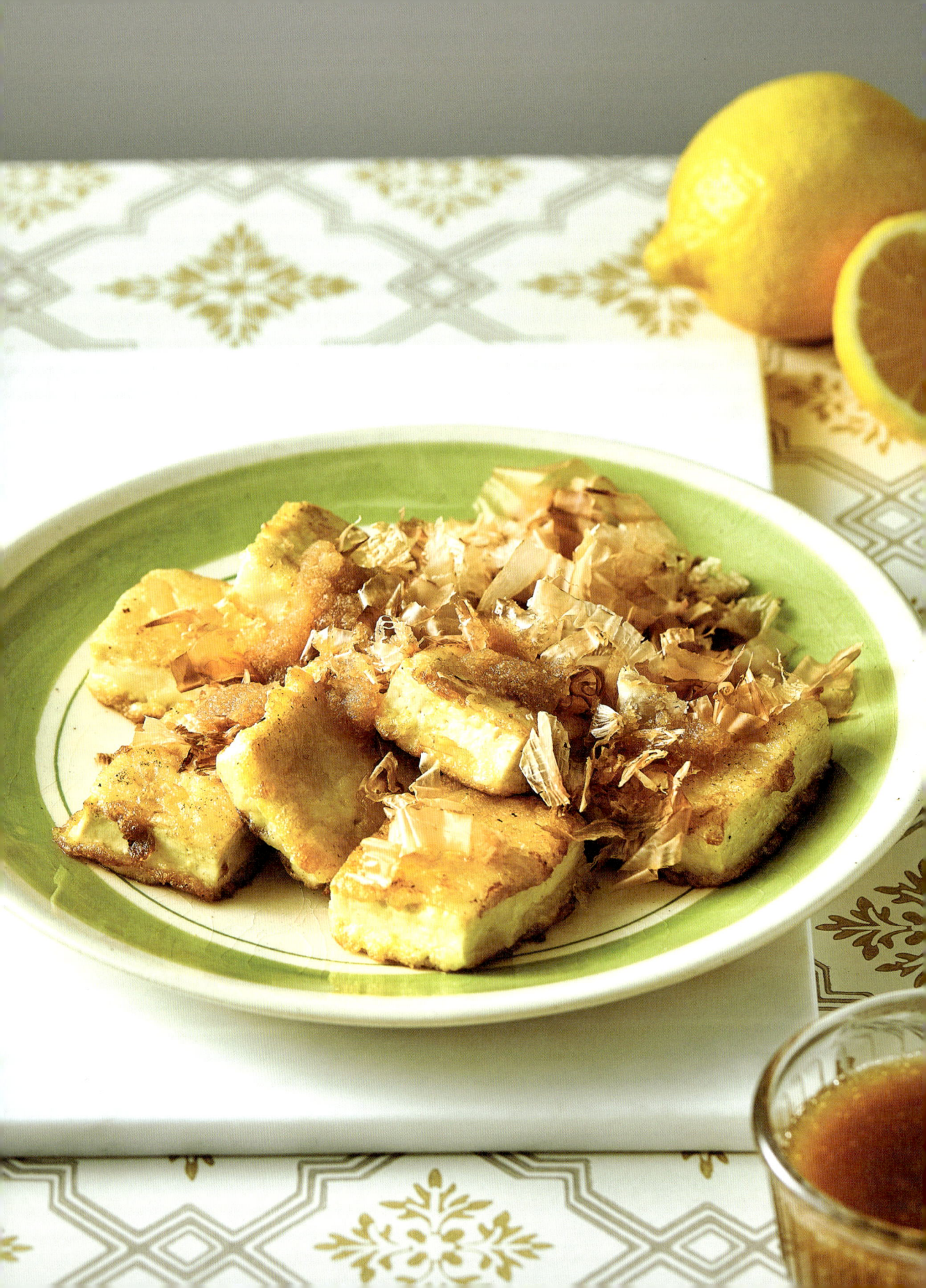

두부전과 무 레몬 소스

• 칼로리 **218.5kcal** • 단백질 **8.2g** • 나트륨 **136.2mg** • 칼륨 **216mg** • 인 **140.3mg**

두부는 대표적인 식물성 단백질 식품입니다. 노릇하게 전을 부쳐 상큼한 무 레몬 소스를 곁들여보세요. 알싸하면서 단맛이 나는 무와 새콤한 레몬이 어우러져 색다른 맛을 느낄 수 있어요. 무는 비타민 C가 풍부하고, 소화에도 도움을 줍니다.

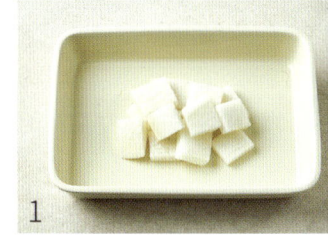

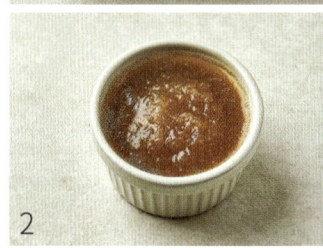

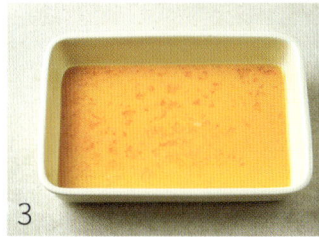

재료(2인분)

두부 120g
달걀 30g
녹말가루 20g
가쓰오부시 조금
식용유 20g

무 레몬 소스

무 40g
레몬즙 10g
식초 12g
간장 4.6g
대체 감미료 8g

1 무는 적당한 크기로 나박나박 썰어 물에 2시간 이상 담갔다가 물기를 뺀다.
2 무 레몬 소스 재료를 믹서에 넣어 곱게 간다.
3 달걀은 잘 푼다.
4 두부는 한입 크기로 도톰하게 썰어 녹말가루, 달걀물 순으로 옷을 입힌다.
5 달군 팬에 식용유를 두르고 두부를 앞뒤로 노릇하게 굽는다.
6 접시에 구운 두부를 담고 가쓰오부시를 올린 뒤 무 레몬 소스를 곁들인다.

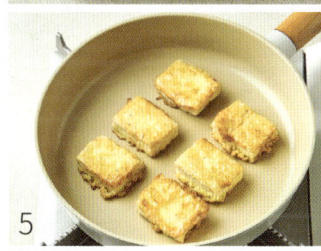

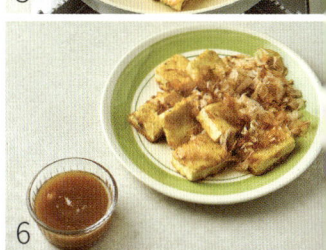

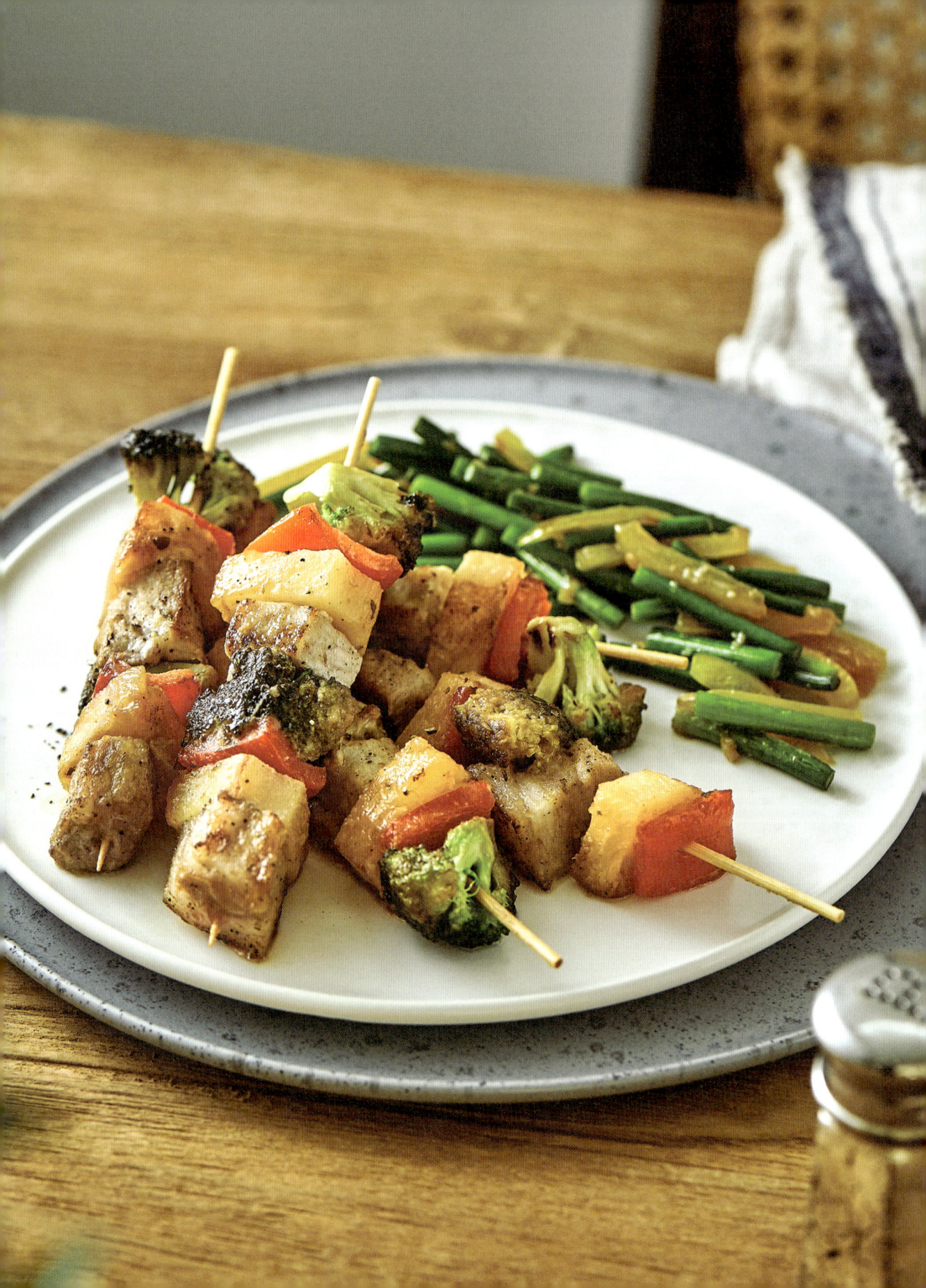

돼지고기 꼬치구이와 사과 꿀 소스

• 칼로리 **171kcal** • 단백질 **7.6g** • 나트륨 **129.9mg** • 칼륨 **253.5mg** • 인 **90.5mg**

돼지고기를 꼬치로 즐기는 특별한 고기요리입니다. 사과와 꿀로 만든 소스를 발라 돼지고기의 누린내를 잡고 감칠맛을 더했어요. 돼지고기에 풍부한 비타민 B군은 에너지 대사에 관여해 피로 해소를 돕습니다.

재료(2인분)

돼지 목심 80g
통조림 파인애플 30g
브로콜리 30g
빨강 파프리카 30g
맛술 5g
소금 조금
후춧가루 조금
식용유 4g

사과 꿀 소스

사과 20g
꿀 20g
레몬즙 10g
파슬리가루 조금

1. 통조림 파인애플과 브로콜리, 파프리카, 사과를 한입 크기로 썬다. 채소와 사과는 물에 2시간 이상 담갔다가 물기를 뺀다.
2. 돼지고기는 깍둑썰기해 맛술, 소금, 후춧가루로 밑간한다.
3. 사과 꿀 소스 재료를 믹서에 넣어 곱게 간다.
4. 돼지고기, 파인애플, 브로콜리, 파프리카를 꼬치에 꿴다.
5. 달군 팬에 식용유를 두르고 꼬치를 살짝 굽는다.
6. 꼬치에 사과 꿀 소스를 발라 180℃로 예열한 오븐에 한 번 더 굽는다.

▶● **알아두세요**

오븐의 성능이나 특성에 따라 굽는 온도가 달라질 수 있어요. 오븐 대신 에어프라이어를 이용해도 됩니다.

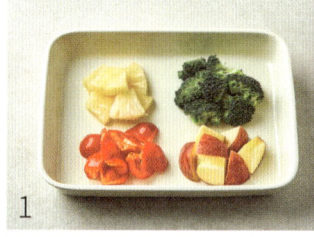
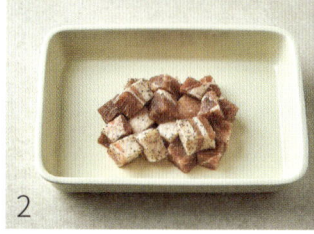
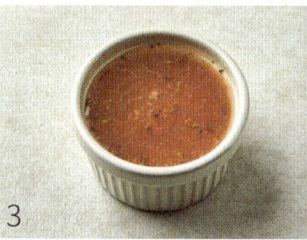
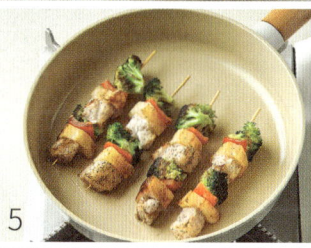
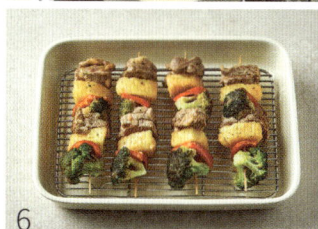

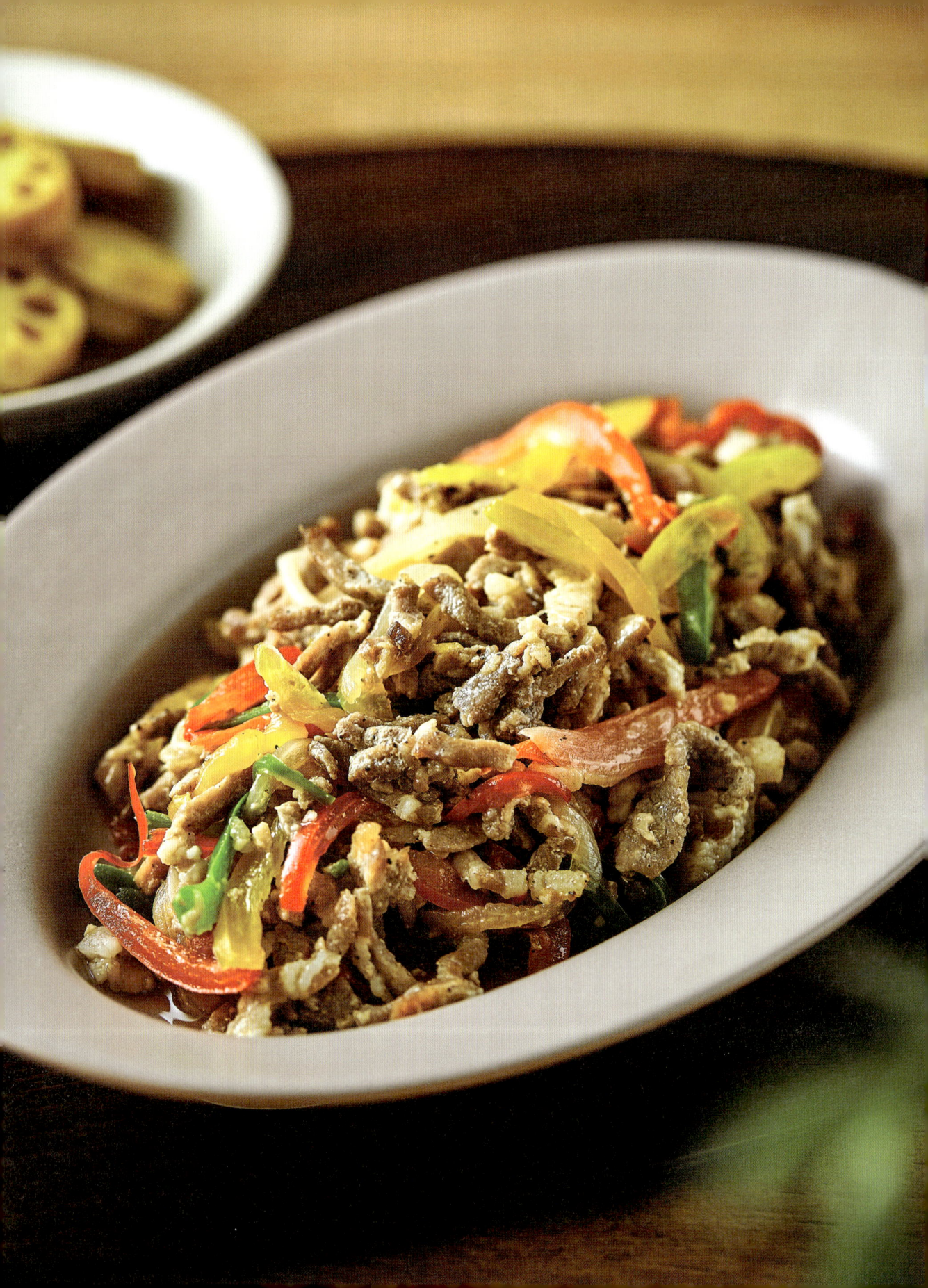

파프리카 돼지고기 잡채

• 칼로리 **135.9kcal** • 단백질 **7.7g** • 나트륨 **131.6mg** • 칼륨 **242.4mg** • 인 **93.8mg**

채 썬 돼지고기에 색색의 파프리카를 넣어 볶았습니다. 맛은 물론 색깔도 예뻐 보는 즐거움까지 있어요. 파프리카에 풍부한 비타민 A는 지용성 비타민이어서 기름기가 있는 고기와 함께 먹으면 흡수율을 높일 수 있습니다.

재료(2인분)

돼지 목심(잡채용) 80g
빨강·노랑 파프리카 30g씩
피망 20g
양파 20g
식용유 4g

볶음 양념

간장 4.6g
맛술 5g
대체 감미료 4g
다진 마늘 4g
참기름 조금
후춧가루 조금

1. 파프리카와 피망, 양파는 채 썰어 물에 2시간 이상 담갔다가 물기를 뺀다.
2. 볶음 양념 재료를 섞은 뒤 돼지고기를 넣어 30분간 잰다.
3. 팬에 식용유를 두르고 돼지고기를 볶다가 채소를 넣어 좀 더 볶는다.

●● **알아두세요**

마지막에 녹말물을 넣고 1~2분 정도 끓여 흰밥에 얹으면 잡채 덮밥으로 즐길 수 있습니다. 녹말물은 녹말가루 1/2작은술과 물 60g을 섞어 만드세요.

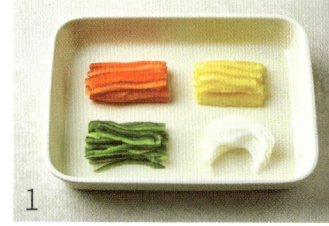
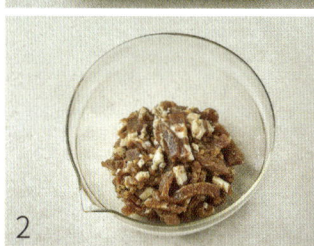
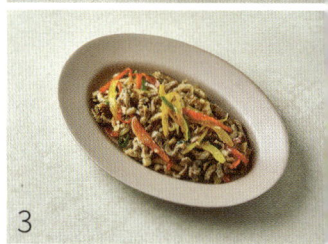

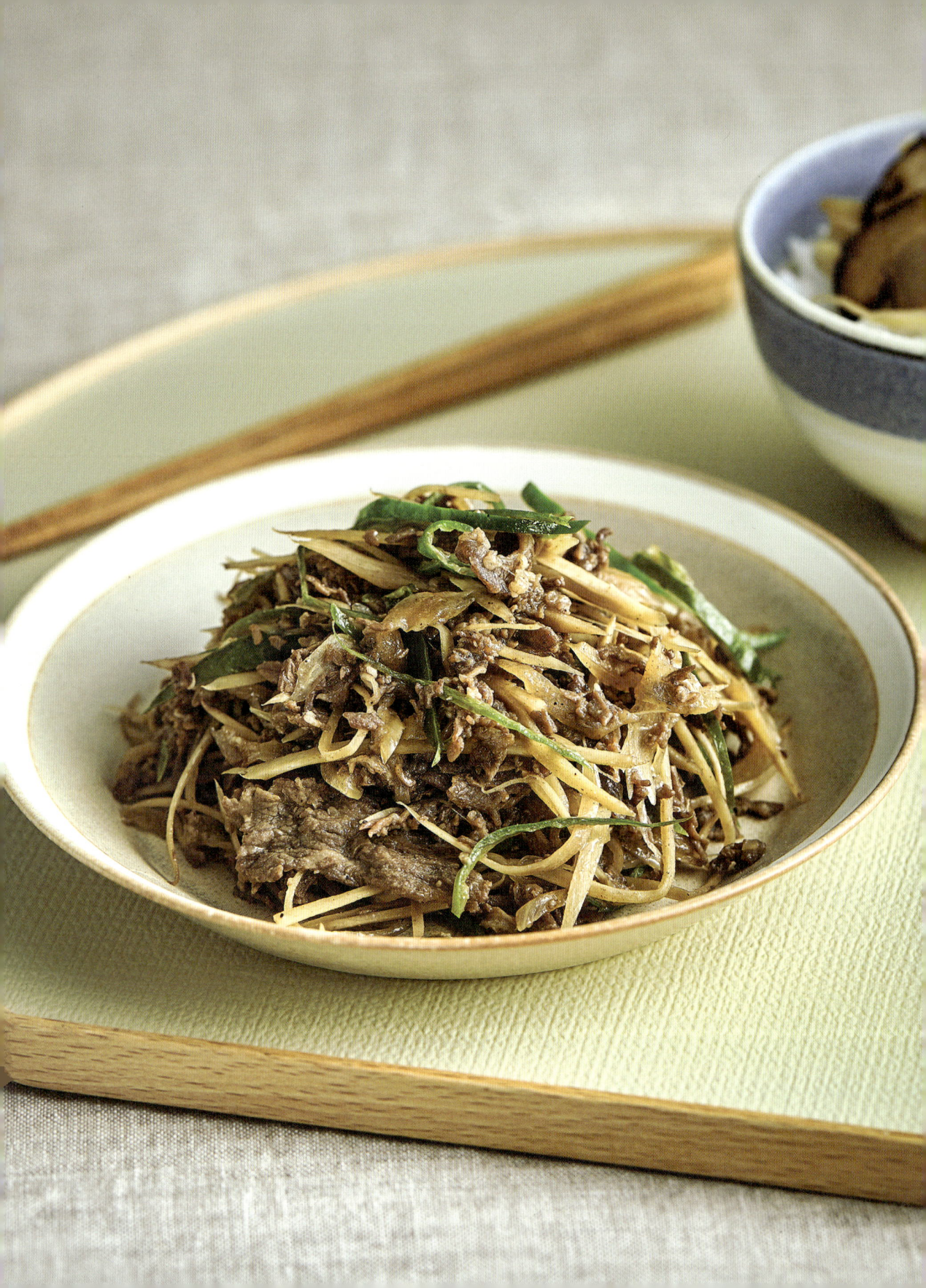

쇠고기 우엉볶음

• 칼로리 **148.5kcal** • 단백질 **8.2g** • 나트륨 **133.3mg** • 칼륨 **293.6mg** • 인 **111.3mg**

아삭한 우엉을 쇠고기와 함께 볶은 반찬입니다. 우엉은 당질의 일종인 이눌린이 풍부해 콩팥 기능을 높이는 데 도움을 줘요. 반드시 물에 한참 동안 담가두고 끓는 물에 다시 한번 데쳐 칼륨을 충분히 뺀 뒤에 조리하세요.

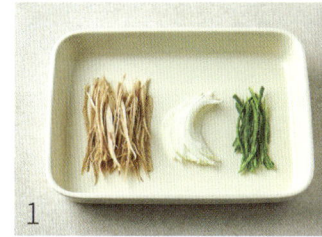
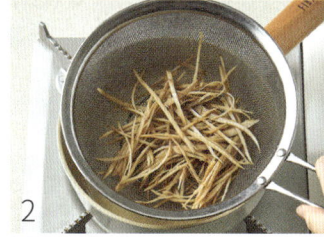
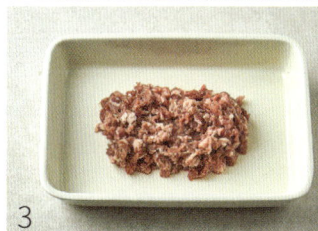
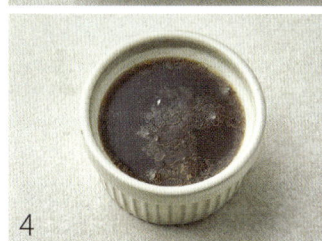

재료(2인분)

소 목심(잡채용) 80g
우엉 60g
양파 20g
청양고추 10g
맛술 5g
후춧가루 조금
식용유 4g

볶음 양념

간장 4.6g
다진 마늘 4g
참기름 조금
물 20g

1. 우엉은 껍질을 벗겨 채 썰고, 양파도 채 썬다. 청양고추는 씨를 빼고 채 썬다. 모두 물에 2시간 이상 담갔다가 물기를 뺀다.
2. 우엉은 끓는 물에 데친다.
3. 쇠고기는 맛술과 후춧가루를 뿌려 밑간한다.
4. 볶음 양념 재료를 고루 섞는다.
5. 팬에 식용유를 두르고 우엉을 볶다가 숨이 죽으면 양파, 청양고추, 쇠고기를 넣어 볶는다.
6. 쇠고기가 어느 정도 익으면 볶음 양념을 넣어 바특하게 조린다.

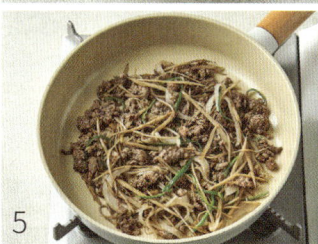
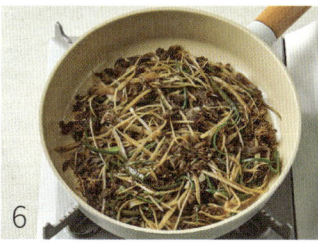

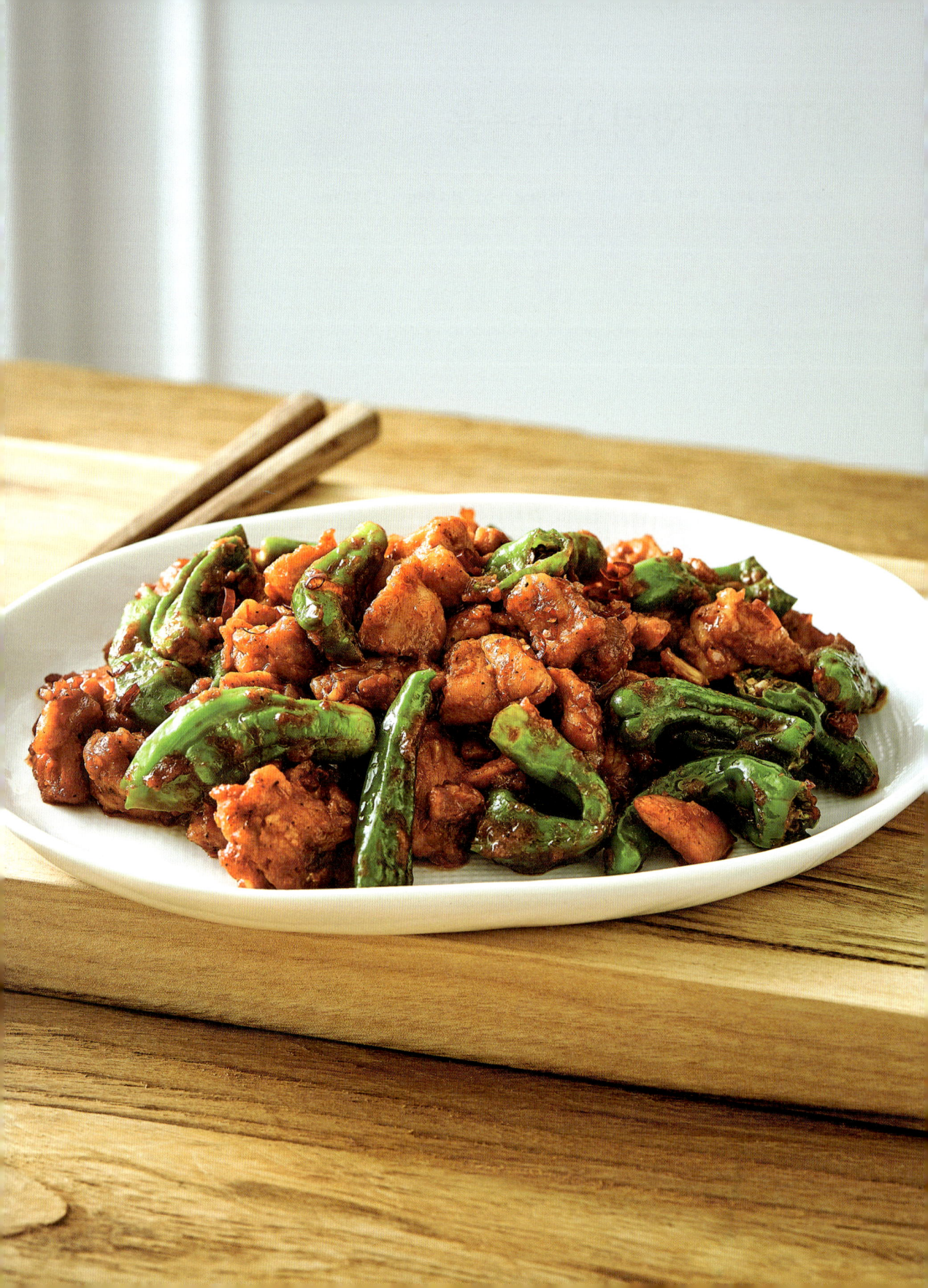

닭다리살 꽈리고추볶음

• 칼로리 **121.3kcal** • 단백질 **8.2g** • 나트륨 **75.6mg** • 칼륨 **213.3mg** • 인 **88.5mg**

꽈리고추는 다른 고추보다 매운맛이 적고 영양이 풍부한 데다 손질하기도 쉬워 요리에 이용하기 좋은 채소입니다. 항산화작용을 하는 베타카로틴이 많은데, 베타카로틴은 지용성이라 볶아서 먹으면 흡수가 더 잘 돼요.

재료(2인분)

닭다리살 80g
꽈리고추 30g
마른고추 조금
맛술 5g
후춧가루 조금
식용유 4g

볶음 양념

고추장 5.2g
올리고당 4g
고춧가루 조금
다진 마늘 4g
생강즙 조금

1. 닭다리살은 한입 크기로 썰어서 맛술과 후춧가루를 뿌려 잠시 둔다.
2. 꽈리고추는 반 잘라 씨를 빼고 물에 2시간 이상 담갔다가 물기를 뺀다. 마른고추는 씨를 빼고 송송 썬다.
3. 볶음 양념 재료를 섞어 닭다리살에 넣고 양념이 잘 배게 버무린다.
4. 팬에 식용유를 두르고 닭다리살을 볶다가 꽈리고추와 마른고추를 넣어 좀 더 볶는다.

●● **알아두세요**
꽈리고추 대신 오이고추를 이용해도 좋아요. 칼륨의 양은 늘지 않으면서 아삭한 질감을 즐길 수 있습니다.

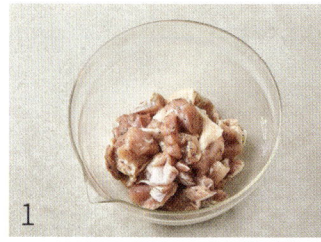
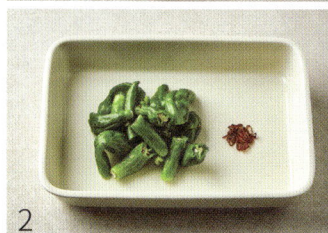
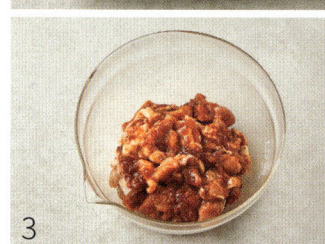
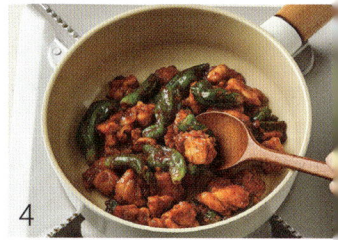

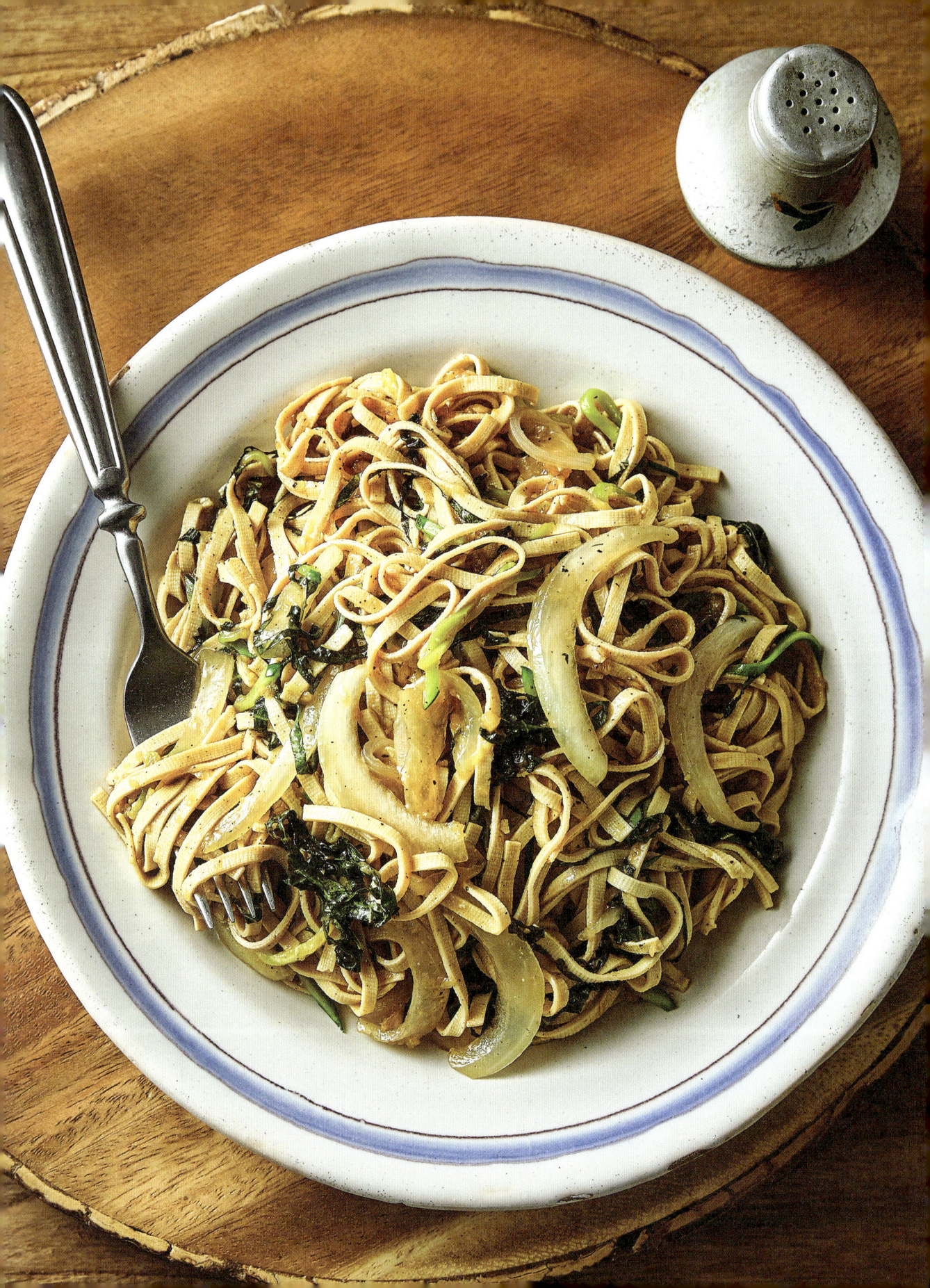

두부면 들기름볶음

• 칼로리 **129.8kcal** • 단백질 **2.9g** • 나트륨 **92.5mg** • 칼륨 **82.6mg** • 인 **16.8mg**

두부면은 단백질이 풍부하고 식물성 지방이 들어 있는 영양식품입니다. 들기름은 리놀렌산, 리놀레산, 올레산 등 불포화지방산이 풍부해 혈중 콜레스테롤을 줄여줘요. 두부면을 채소와 함께 들기름에 볶으면 맛은 물론 건강까지 챙길 수 있습니다.

재료(2인분)

두부면 120g
깻잎 10g
애호박 30g
양파 20g
식용유 4g

볶음 양념

굴소스 5.2g
다진 마늘 4g
들기름 조금
후춧가루 조금

1. 두부면은 끓는 물에 살짝 데쳐 물기를 뺀다.
2. 깻잎은 꼭지를 뗀 뒤 채 썰고, 애호박과 양파도 채 썬다. 모두 물에 2시간 이상 담갔다가 물기를 뺀다.
3. 볶음 양념 재료를 고루 섞는다.
4. 달군 팬에 식용유를 두르고 두부면과 채소를 볶다가 볶음 양념을 넣어 좀 더 볶는다.

● 알아두세요

들기름은 발연점이 낮아 오래 가열하기보다 마지막에 넣는 것이 건강에 좋습니다.

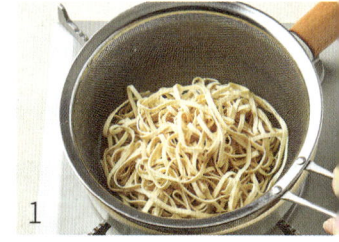
1

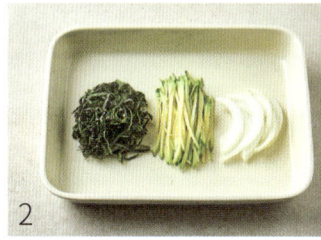
2

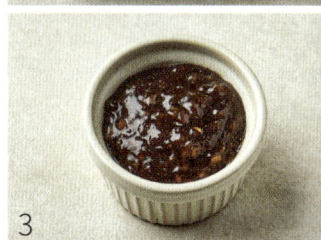
3

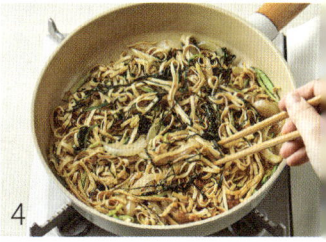
4

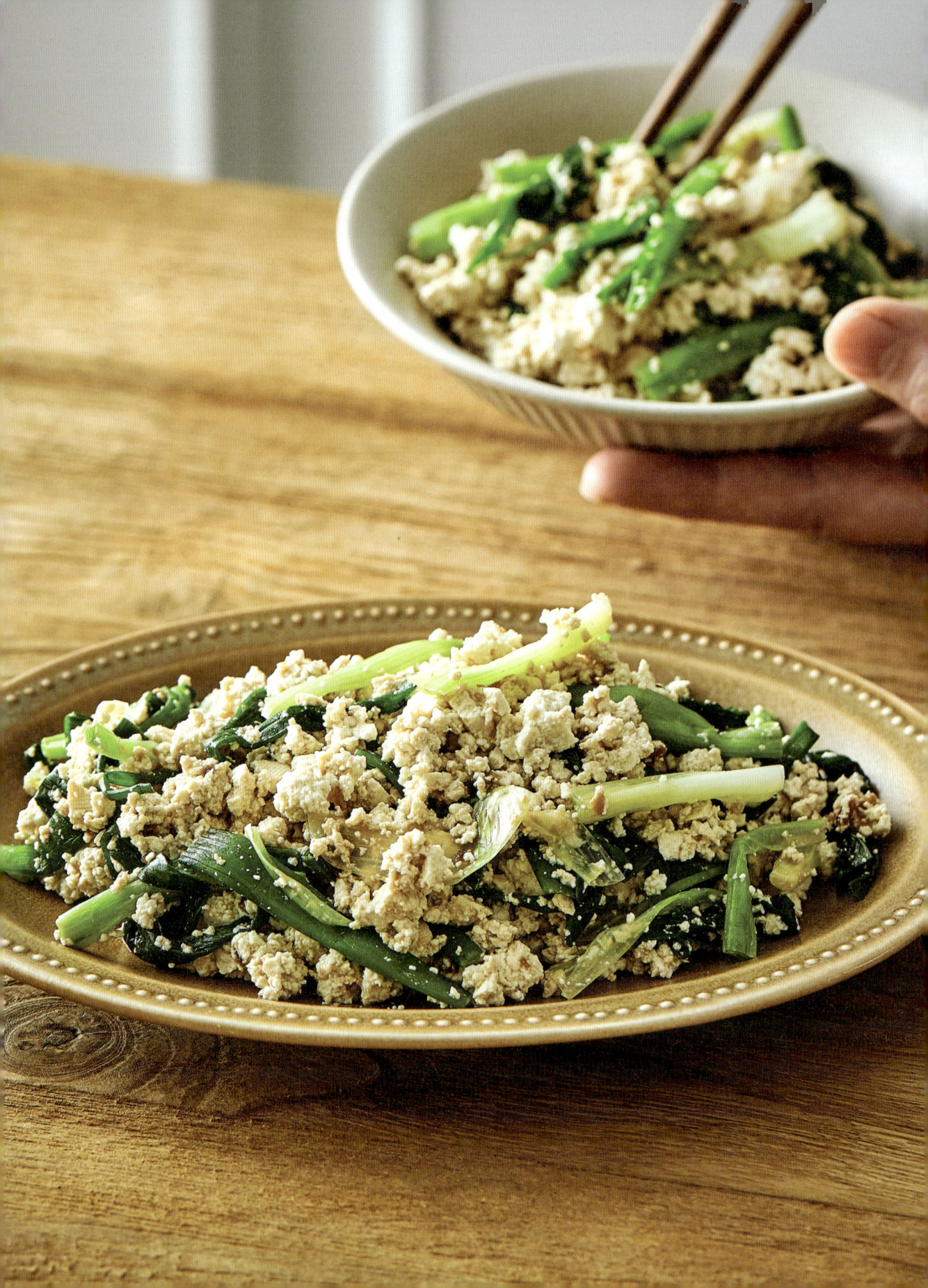

실파 두부무침

• 칼로리 **64.7kcal** • 단백질 **6.3g** • 나트륨 **110.9mg** • 칼륨 **128mg** • 인 **105.2mg**

두부는 '밭에서 나는 쇠고기'라고 할 만큼 단백질이 가득할 뿐 아니라 탄수화물과 미네랄도 풍부합니다. 영양 만점인 두부를 으깨어 실파와 함께 들기름에 무쳐보세요. 고소하면서 부드럽고 담백한 맛이 일품입니다.

재료(2인분)

두부 120g
실파 20g
다진 마늘 4g
간장 4.6g
들기름 조금

1. 실파는 5cm 길이로 썰어 물에 2시간 이상 담가 둔다.
2. 실파를 끓는 물에 살짝 데쳐 물기를 뺀다.
3. 두부는 끓는 물에 살짝 데친 뒤 면포에 싸서 물기를 꼭 짜고 으깬다.
4. 으깬 두부에 실파와 다진 마늘, 간장, 들기름을 넣어 무친다.

●● **알아두세요**
입맛에 따라 후춧가루를 조금 넣으면 느끼함이나 두부 비린내를 없앨 수 있습니다.

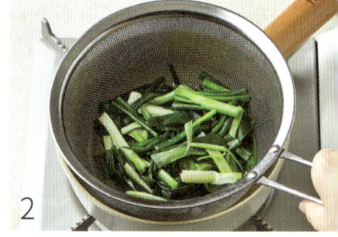
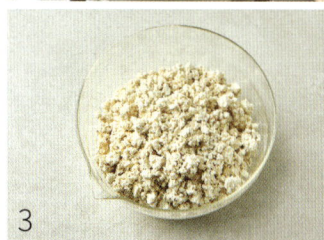
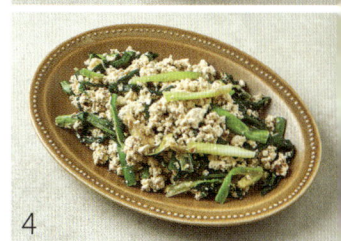

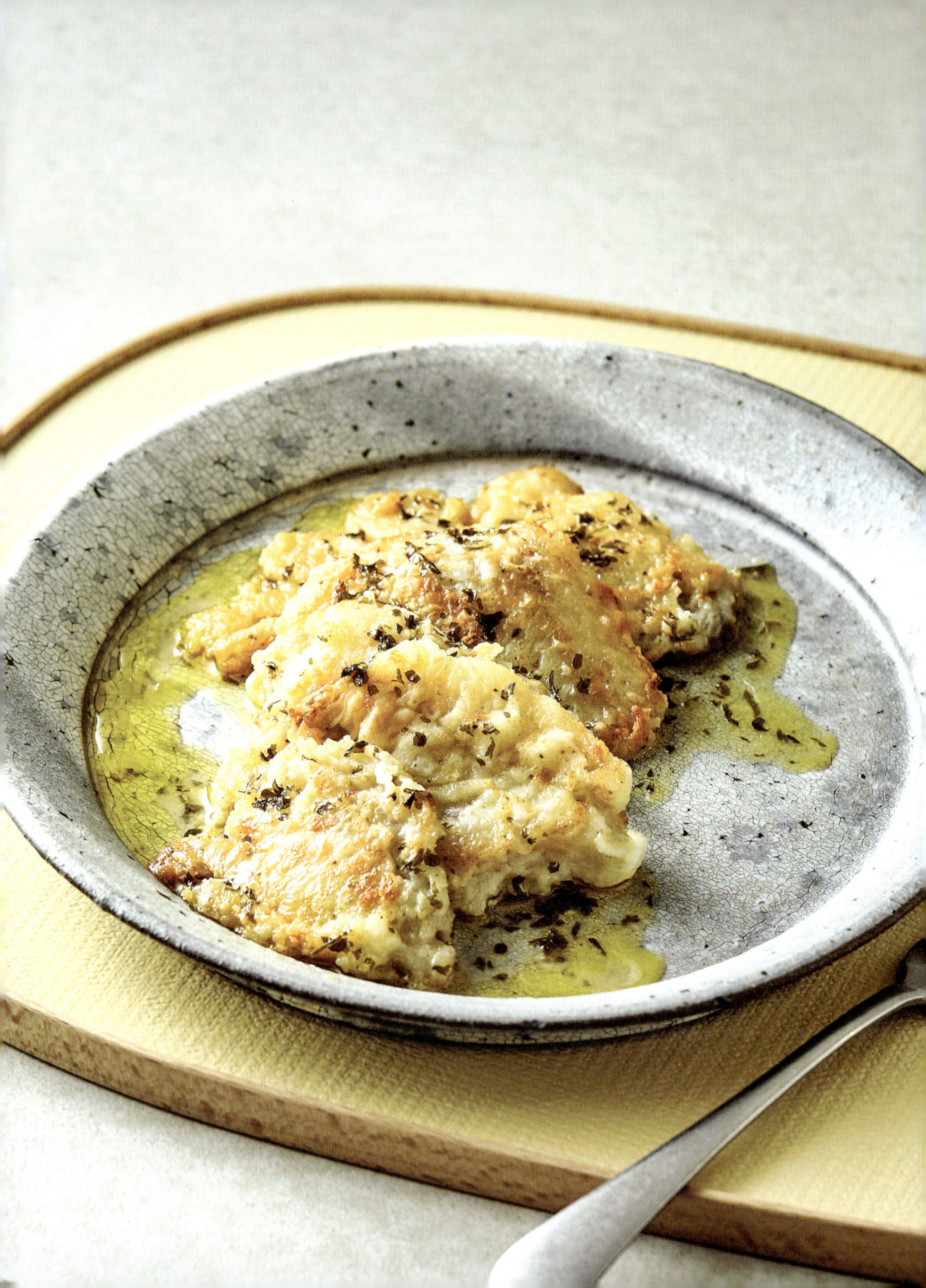

동태살 버터구이

• 칼로리 **175.6kcal** • 단백질 **10.6g** • 나트륨 **237.3mg** • 칼륨 **161.1mg** • 인 **128.8mg**

프랑스의 생선요리인 뫼니에르 식으로 구운 색다른 생선구이입니다. 담백하고 고소한 맛에 상큼한 레몬 향을 더했어요. 콩팥병 환자는 단백질 섭취량이 제한되어 칼로리가 부족해질 수 있는데, 버터나 기름을 사용해 조리하면 이를 보충할 수 있습니다.

재료(2인분)

동태살 120g
밀가루 20g
소금 조금
후춧가루 조금
식용유 10g

레몬 소스

레몬즙 10g
파슬리가루 조금
무염 버터 20g

1. 동태살을 소금, 후춧가루로 밑간한 뒤 밀가루를 앞뒤로 얇게 입힌다.
2. 달군 팬에 식용유를 두르고 동태살을 노릇하게 굽는다.
3. 다른 팬에 무염 버터를 녹이고 레몬즙을 섞은 뒤 파슬리가루를 넣어 레몬 소스를 만든다.
4. 구운 동태살에 레몬 소스를 끼얹어가며 한 번 더 굽는다.

●● **알아두세요**
동태살 대신 대구, 가자미 등으로 만들어도 맛있어요. 살이 담백한 생선을 사용하세요.

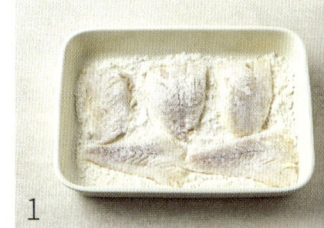
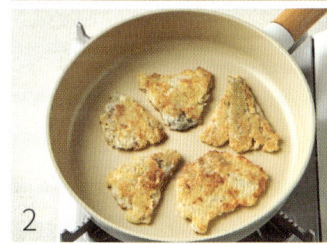
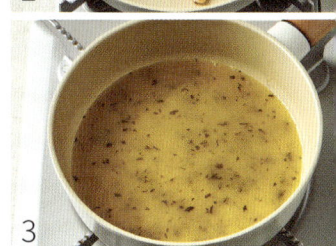

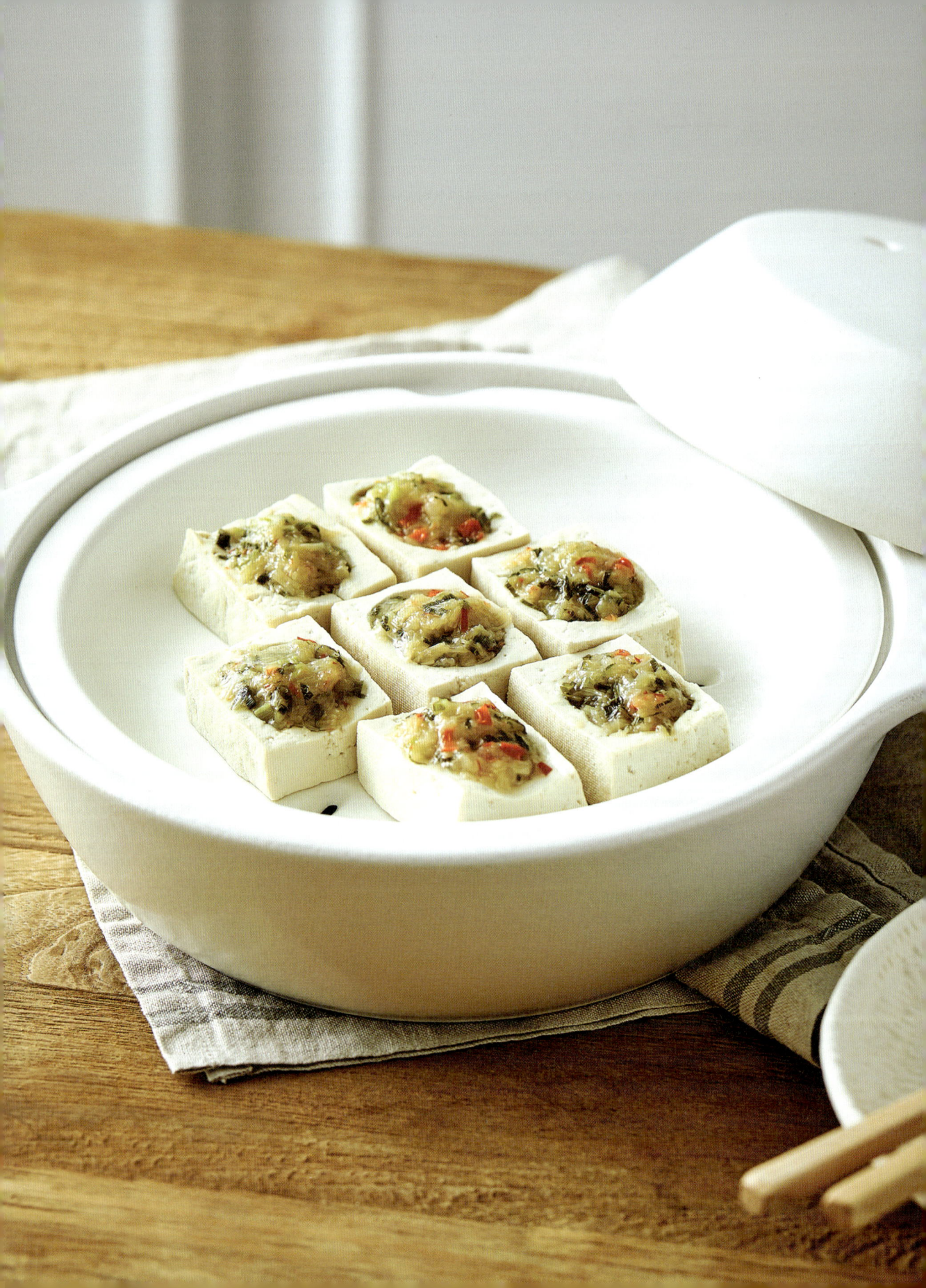

새우살 두부찜

• 칼로리 **83.2kcal** • 단백질 **9g** • 나트륨 **121.3mg** • 칼륨 **152.9mg** • 인 **139.9mg**

새우살을 반죽해 두부에 올려 쪘습니다. 두부의 부드러움과 새우의 탱글탱글함을 함께 느낄 수 있어요. 두부는 불포화지방산이 많아 혈관 건강에 도움을 주고, 이소플라본이 풍부해 뼈 건강에도 좋습니다. 새우는 칼슘이 풍부해요.

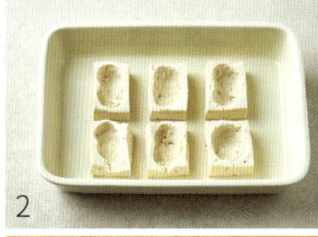

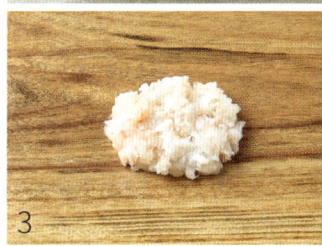

재료(2인분)

두부 140g
새우살 20g
팽이버섯 10g
빨강 파프리카 4g
실파 조금
녹말가루 조금
참기름 조금
소금 조금

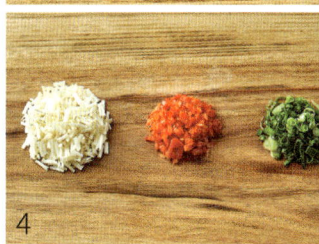

1 두부는 3×4cm 크기로 도톰하게 썰어 끓는 물에 살짝 데친다.
2 두부가 식으면 가운데를 동그랗게 판다.
3 새우살은 잘게 다진다.
4 팽이버섯은 밑동을 잘라낸 뒤 1cm 길이로 썰고, 파프리카와 실파도 같은 크기로 썬다. 모두 물에 2시간 이상 담갔다가 물기를 뺀다.
5 다진 새우살에 팽이버섯, 채소, 녹말가루, 소금, 참기름을 넣어 반죽한다.
6 두부 가운데에 반죽을 올려 찜기에 7분간 찐다.

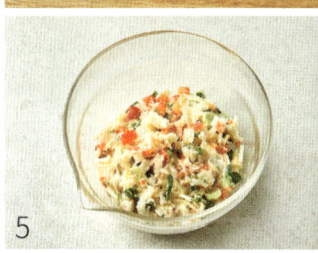

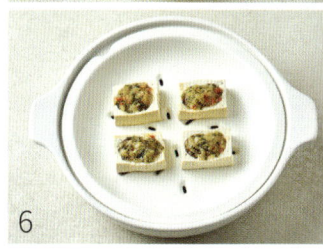

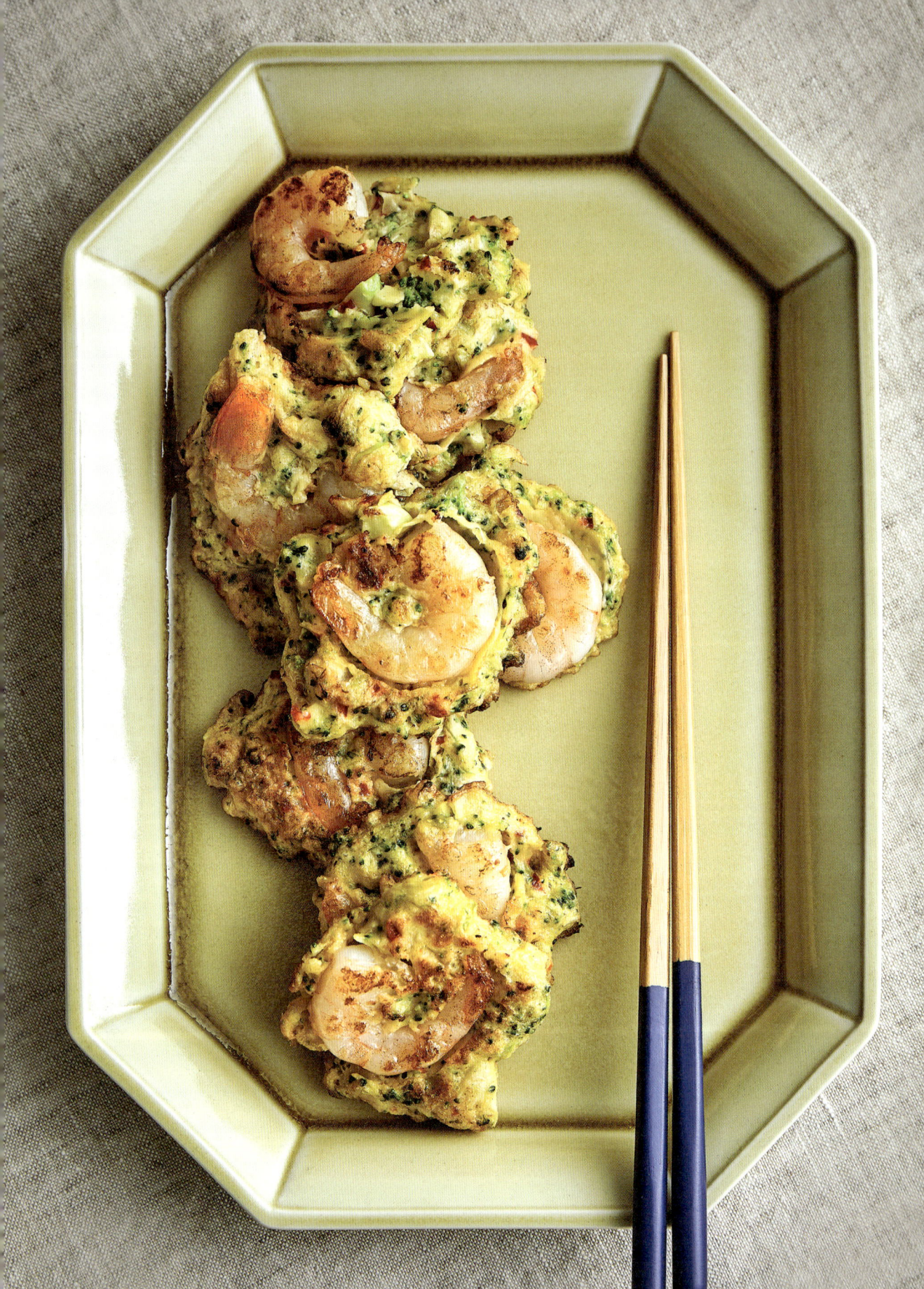

브로콜리 새우전

• 칼로리 **194.9kcal** • 단백질 **11.5g** • 나트륨 **165.5mg** • 칼륨 **340.9mg** • 인 **147.3mg**

브로콜리를 다져 반죽한 뒤 새우살을 올려 전을 부쳤습니다. 새우살을 통째로 사용해 씹는 맛이 좋아요. 단백질과 식이섬유가 풍부하고, 자칫 부족할 수 있는 칼로리까지 보충할 수 있는 음식입니다.

재료(2인분)

새우살 80g
브로콜리 80g
양파 20g
붉은 고추 10g
달걀 10g
밀가루 20g
소금 조금
후춧가루 조금
식용유 20g

1. 브로콜리와 양파는 굵게 다지고, 붉은 고추는 씨를 뺀 뒤 잘게 다진다. 모두 물에 2시간 이상 담갔다가 물기를 뺀다.
2. 새우살은 물기를 빼고, 달걀은 잘 푼다.
3. 다진 채소에 달걀, 밀가루, 소금, 후춧가루를 넣고 잘 섞어 반죽한다.
4. 달군 팬에 식용유를 두른 뒤 반죽을 한 숟가락씩 떠 넣고 새우살을 올려 앞뒤로 부친다.

●● **알아두세요**
전을 양념장에 찍어 먹으려면 밀가루 반죽에는 소금을 넣지 않는 게 좋아요.

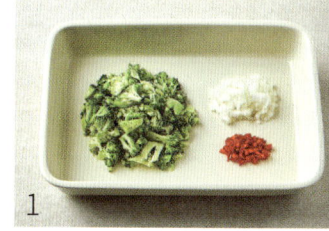
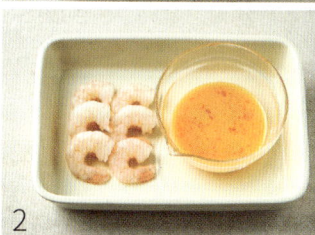
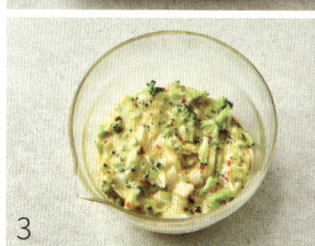
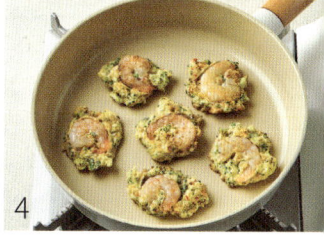

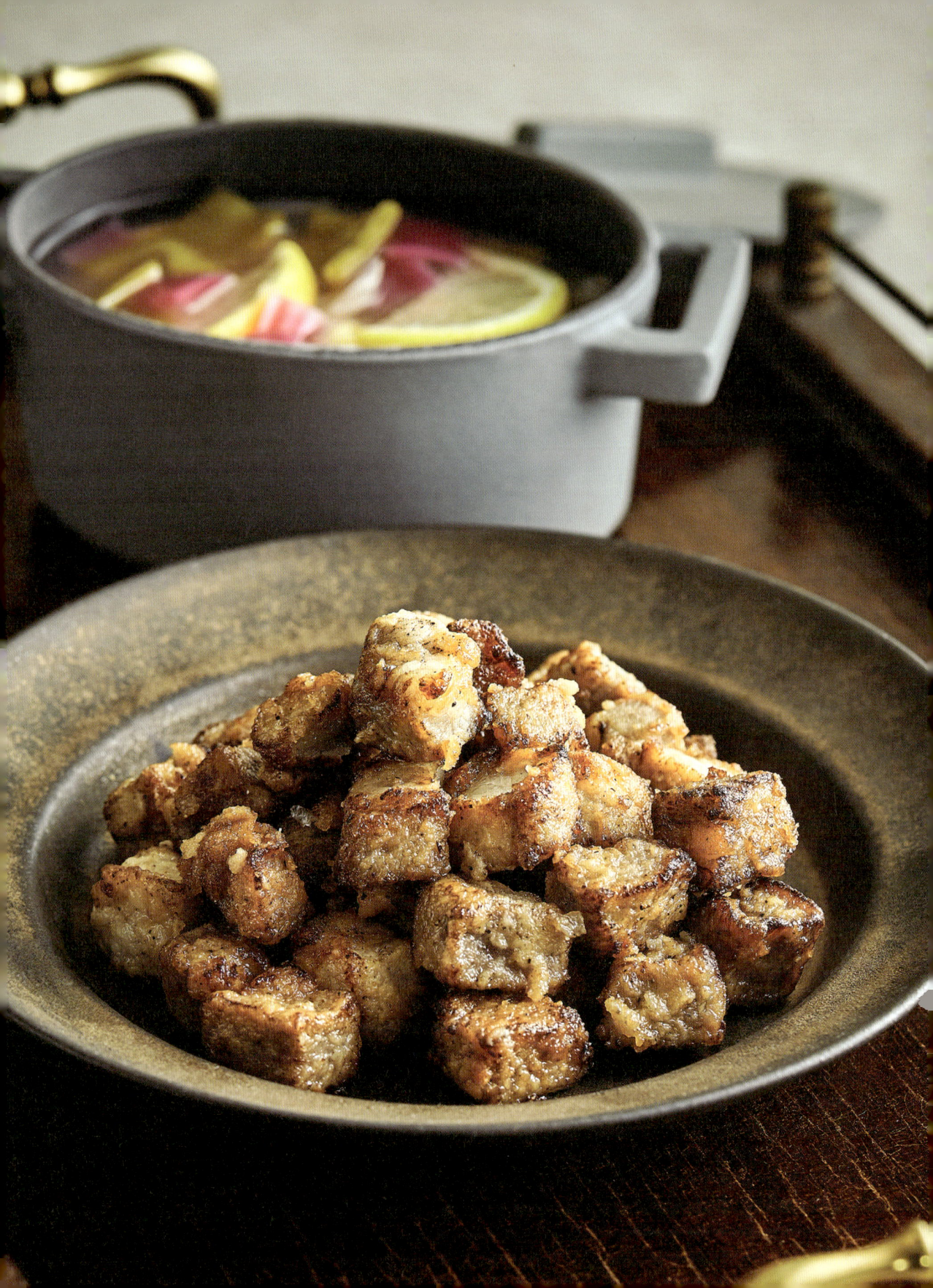

눈송이 레몬 탕수육

• 칼로리 **295.4kcal** • 단백질 **8.1g** • 나트륨 **24.6mg** • 칼륨 **175.9mg** • 인 **88.5mg**

돼지고기를 깍둑썰기해 만든 탕수육입니다. 한입에 쏙 들어가 먹기 좋고, 고기 씹는 맛도 느낄 수 있어요. 상큼한 레몬즙을 넣은 탕수소스로 튀김의 기름진 맛을 잡아 부담 없이 먹을 수 있습니다.

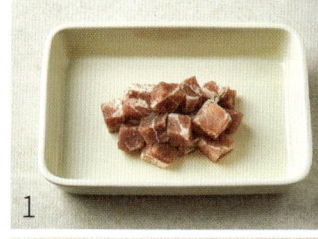
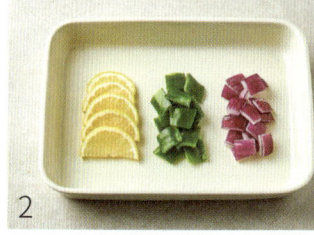
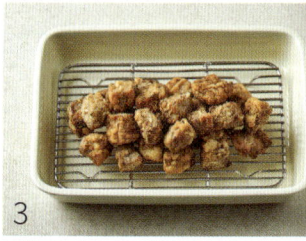
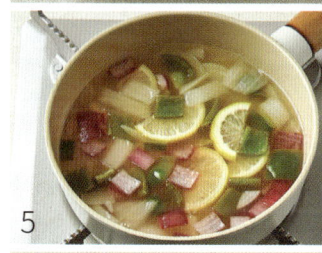
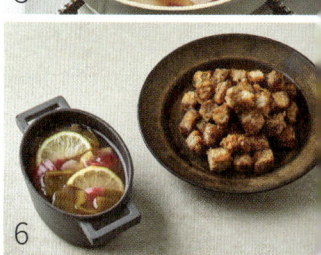

재료(2인분)

돼지 목심 80g
찹쌀가루 20g
맛술 5g
생강가루 조금
후춧가루 조금
식용유 20g

레몬 탕수소스

레몬 20g
피망 20g
적양파 20g
식초 12g
레몬즙 10g
대체 감미료 8g
올리고당 4g
녹말가루 10g
물 20g

1 돼지고기는 한입 크기로 썰어 맛술, 생강가루, 후춧가루로 밑간한다.
2 레몬은 반 갈라 얇게 썰고, 피망과 적양파는 네모나게 썬다. 모두 물에 2시간 이상 담갔다가 물기를 뺀다.
3 돼지고기에 찹쌀가루를 고루 묻혀 170℃의 식용유에 튀긴다.
4 녹말가루와 물을 잘 섞는다.
5 다른 팬에 식초, 레몬즙, 대체 감미료, 올리고당을 끓이다가 레몬, 피망, 적양파를 넣고, 끓어오르면 녹말물을 넣어 걸쭉하게 끓인다.
6 접시에 튀긴 돼지고기를 담고 레몬 탕수소스를 곁들인다.

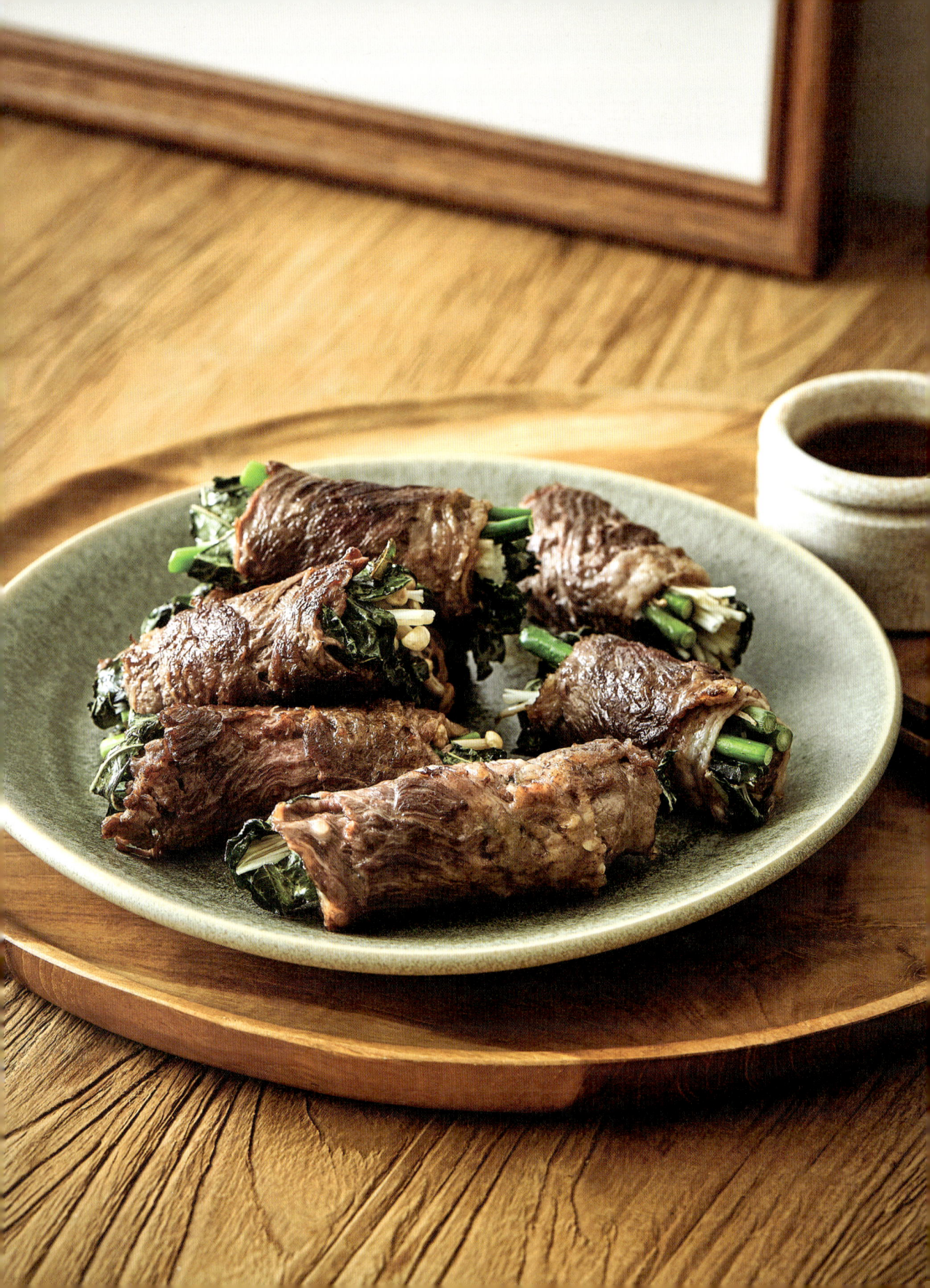

쇠고기 마늘종 팽이버섯 말이

• 칼로리 **136.3kcal** • 단백질 **8.5g** • 나트륨 **131.3mg** • 칼륨 **268.7mg** • 인 **108.3mg**

쇠고기에 마늘종과 팽이버섯을 넣고 돌돌 말아 구워서 겨자 소스에 찍어 먹는 음식입니다. 필수아미노산이 가득한 쇠고기와 식이섬유, 미네랄이 풍부한 마늘종과 팽이버섯이 어우러져 맛과 영양이 좋아요.

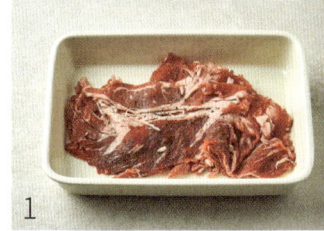
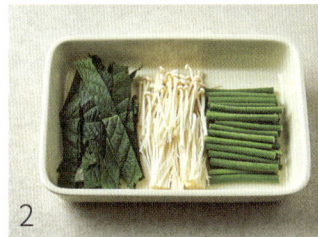

재료(2인분)

소 목심(샤부샤부용) 80g
마늘종 30g
팽이버섯 30g
깻잎 16g
밀가루 4g
후춧가루 조금
식용유 4g

겨자 소스

간장 4.6g
식초 12
대체 감미료 8g
다진 마늘 조금
겨잣가루 조금
물 조금

1 쇠고기는 후춧가루를 뿌려 밑간한다.
2 마늘종은 5cm 길이로 썰고, 팽이버섯은 밑동을 잘라낸 뒤 5cm 길이로 썰어 가닥을 나눈다. 깻잎은 꼭지를 떼고 굵게 채 썬다. 모두 물에 2시간 이상 담갔다가 물기를 뺀다.
3 쇠고기 한쪽 면에 밀가루를 뿌리고 깻잎, 팽이버섯, 마늘종을 올려 돌돌 만다.
4 팬에 식용유를 두르고 쇠고기말이를 굴려가며 굽는다.
5 겨잣가루를 따뜻한 물에 갠 뒤 나머지 재료를 섞어 겨자 소스를 만든다.
6 접시에 구운 쇠고기말이를 담고 겨자 소스를 곁들인다.

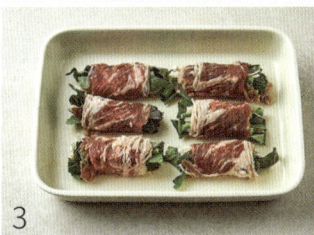
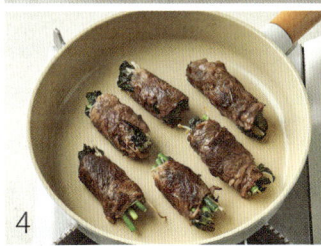
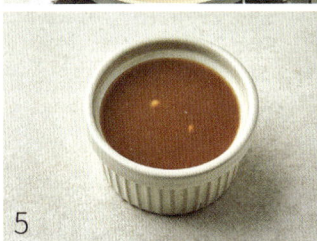
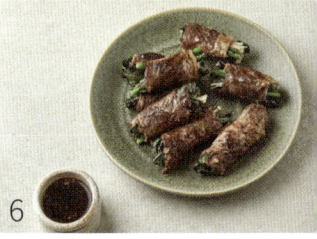

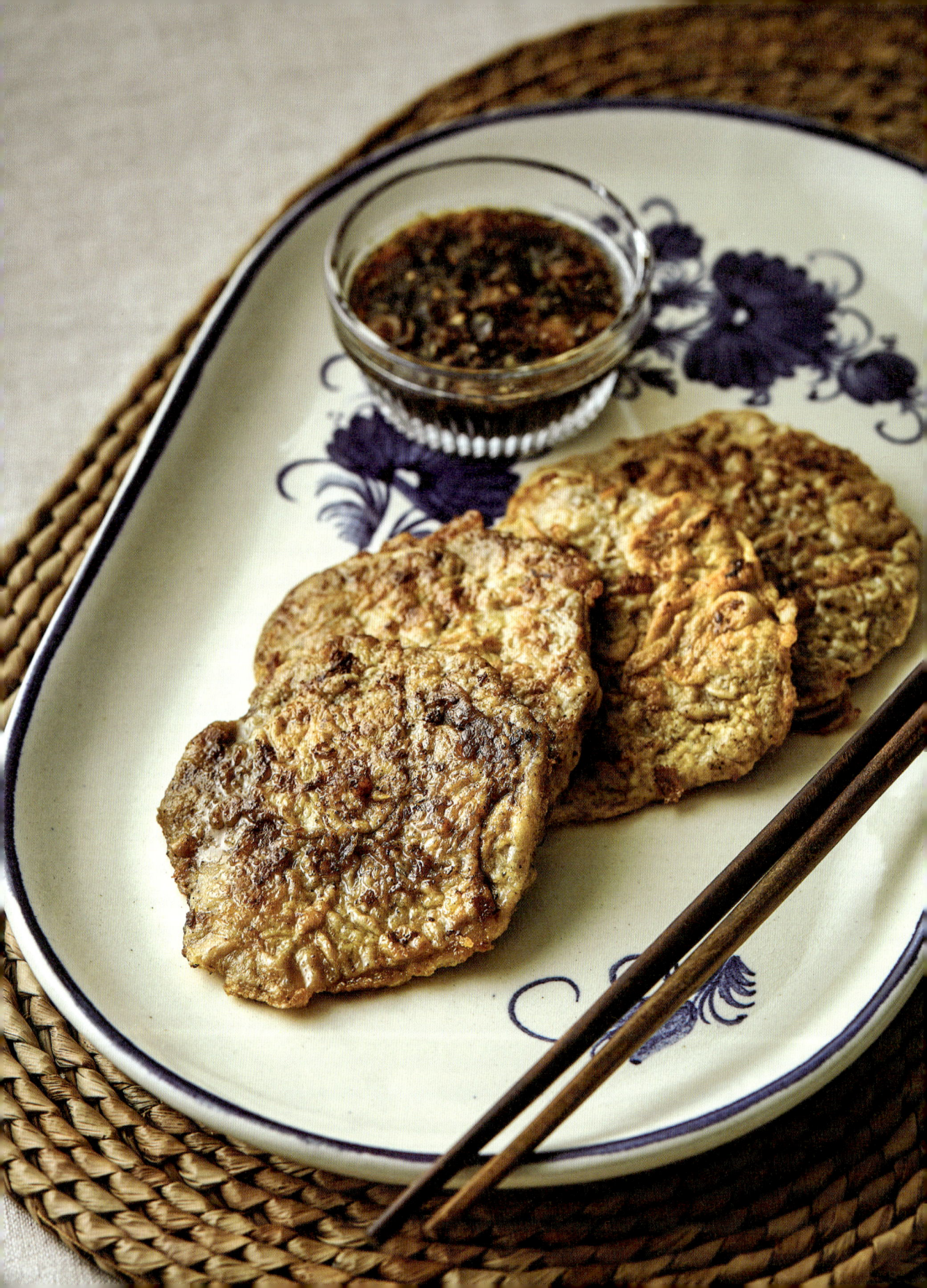

육전과 청양고추 초간장

• 칼로리 **212.7kcal** • 단백질 **10.2g** • 나트륨 **142.6mg** • 칼륨 **175.5mg** • 인 **101.1mg**

쇠고기에 달걀옷을 입혀 지지는 육전은 구이와 또 다른 맛이 있습니다. 쇠고기 중에서도 지방이 적은 홍두깨살로 전을 부쳤어요. 청양고추를 다져 넣어 매콤한 초간장에 찍어 먹으면 아주 잘 어울립니다.

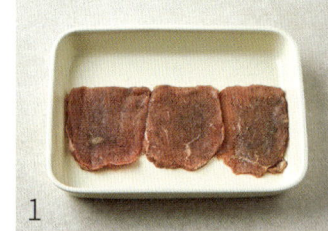

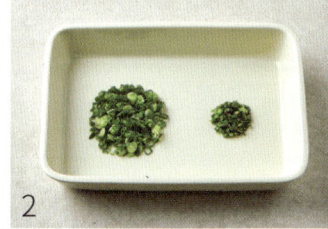

재료(2인분)

소 홍두깨살(전용) 80g
달걀 20g
밀가루 10g
후춧가루 조금
식용유 20g

청양고추 초간장

청양고추 조금
실파 조금
간장 4.6g
식초 4g
다진 마늘 조금
참기름 조금

1 쇠고기는 칼등으로 두드려 부드럽게 만든 뒤 후춧가루를 뿌려 밑간한다.
2 청양고추와 실파는 잘게 다져 물에 2시간 이상 담갔다가 물기를 뺀다.
3 달걀을 푼 뒤, 쇠고기에 밀가루, 달걀물 순으로 옷을 입힌다.
4 달군 팬에 식용유를 두르고 쇠고기를 앞뒤로 부친다.
5 다진 청양고추와 실파, 나머지 재료를 섞어 청양고추 초간장을 만든다.
6 접시에 육전을 담고 청양고추 초간장을 곁들인다.

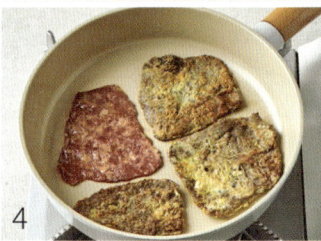

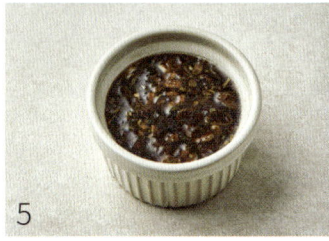

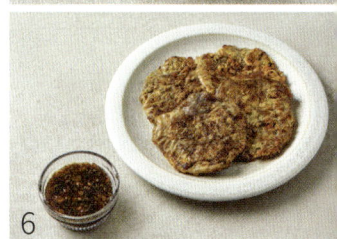

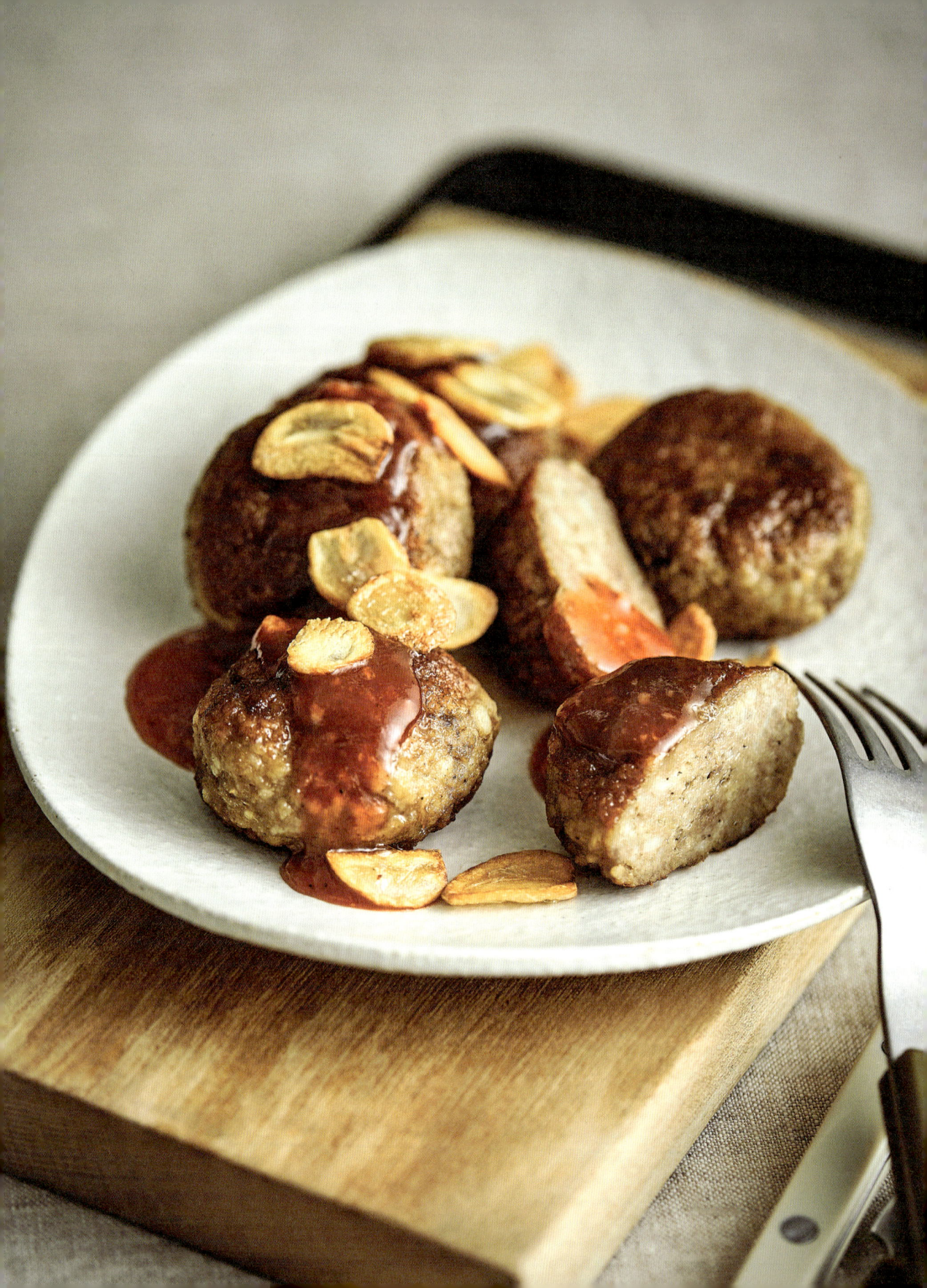

갈릭 햄버그스테이크

• 칼로리 **317.8kcal** • 단백질 **11.4g** • 나트륨 **173.1mg** • 칼륨 **284.1mg** • 인 **127.1mg**

쇠고기와 돼지고기를 섞어 만든 햄버그스테이크에 튀긴 마늘을 곁들였습니다. 고기의 비타민 B_1과 마늘의 알리신이 결합하면 알리티아민이라는 형태로 바뀌는데, 이는 피로 해소에 도움을 줘요. 알리신은 열에 강하므로 위가 약하다면 마늘을 익혀 먹는 것이 좋습니다.

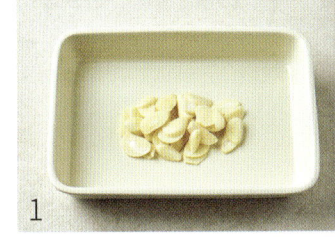

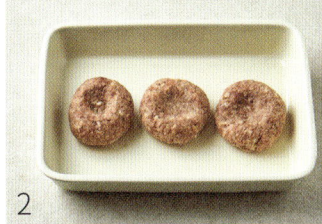

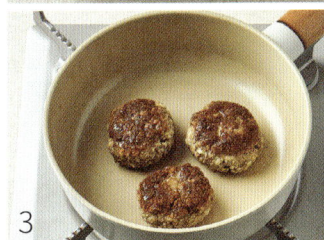

재료(2인분)

다진 쇠고기 40g
다진 돼지고기 40g
마늘 30g
달걀 20g
다진 마늘 4g
빵가루 20g
후춧가루 조금
식용유 30g

소스

토마토케첩 20g
올리고당 20g
후춧가루 조금

1. 마늘은 밑동을 잘라내고 저며 물에 2시간 이상 담갔다가 물기를 뺀다.
2. 다진 쇠고기와 다진 돼지고기에 달걀, 다진 마늘, 빵가루, 후춧가루를 넣고 반죽해 동글납작하게 빚는다.
3. 달군 팬에 식용유 10g을 두르고 고기 반죽을 앞뒤로 굽는다.
4. 다른 팬에 소스 재료를 넣어 걸쭉하게 끓인다.
5. 달군 팬에 식용유 20g을 두르고 마늘을 노릇하게 튀긴다.
6. 접시에 햄버그스테이크를 담고 소스를 끼얹은 뒤 튀긴 마늘을 올린다.

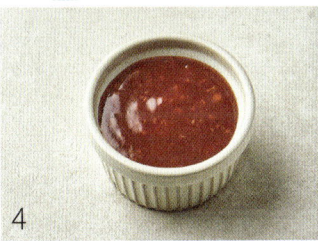

알아두세요
일반 토마토케첩 대신 염분과 당을 반으로 줄인 하프 토마토케첩을 사용해도 좋아요.

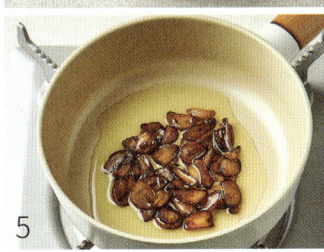

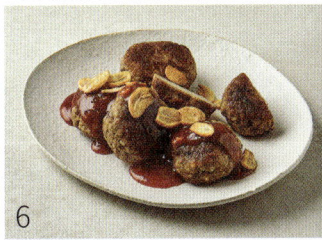

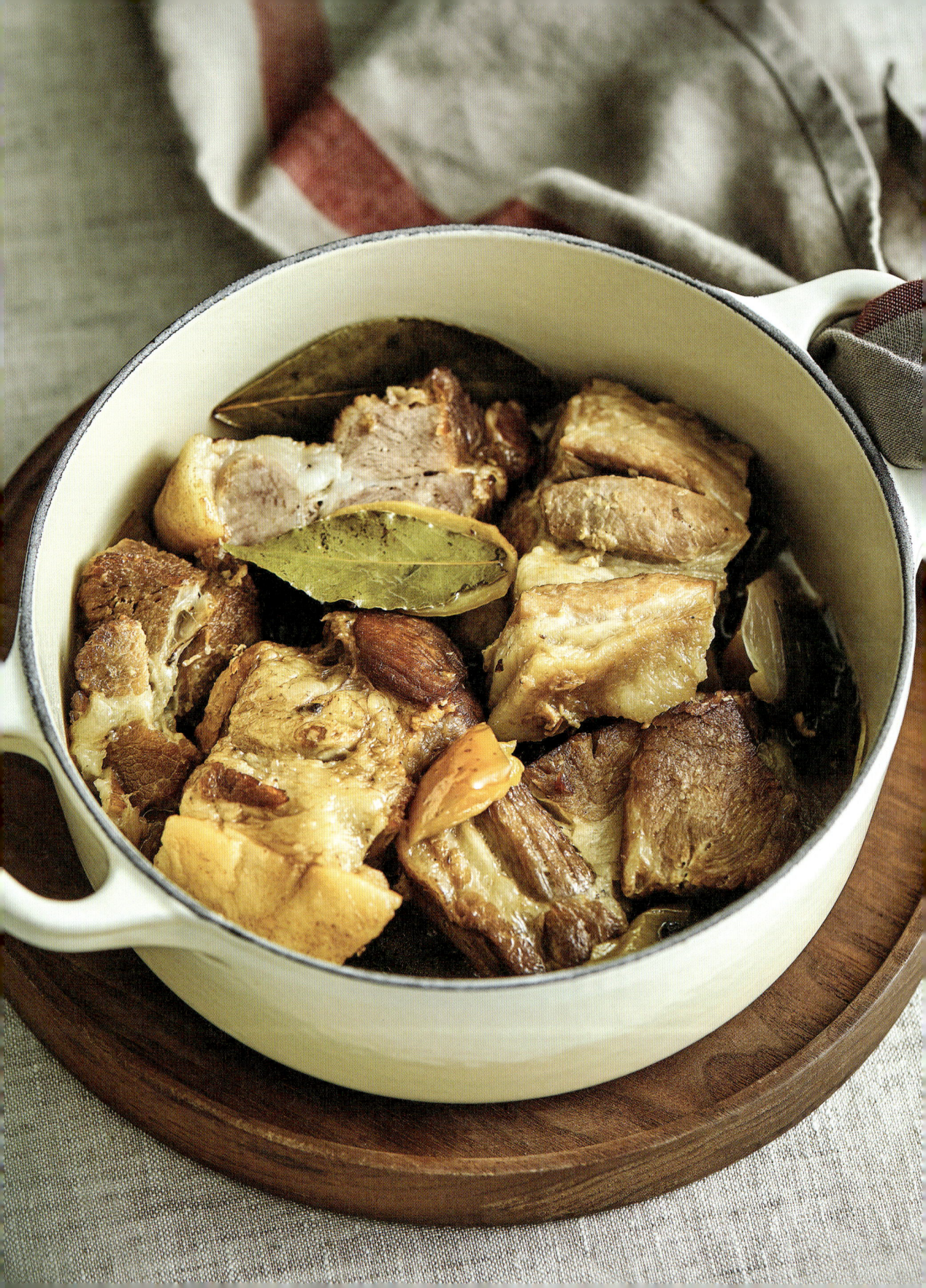

무수분 수육

• 칼로리 **139kcal** • 단백질 **8.5g** • 나트륨 **109.2mg** • 칼륨 **294.1mg** • 인 **105.2mg**

돼지고기를 물에 삶지 않고 채소에서 나오는 수분만으로 익혀 고기의 부드럽고 고소한 맛을 살린 수육입니다. 무수분 수육을 만들 때는 바닥이 두툼한 냄비를 사용하세요. 그래야 물 없이도 타지 않고 기름이 쏙 빠진 맛있는 수육이 됩니다.

재료(2인분)

돼지 목심(수육용) 80g
사과 50g
양파 50g
대파 40g
마늘 10g
생강 10g
통후추 조금
월계수 잎 조금
된장 5.2g
맛술 5g

1. 돼지고기에 된장과 맛술을 섞어 발라 30분간 잰다.
2. 사과와 양파는 큼직하게 썰고, 대파는 5cm 길이로 썬다. 마늘은 밑동을 잘라내고, 생강은 저민다. 모두 물에 2시간 이상 담갔다가 물기를 뺀다.
3. 냄비나 밥솥에 양파, 대파, 사과를 깔고 돼지고기를 얹은 뒤 마늘, 생강, 통후추, 월계수 잎을 뿌린다. 뚜껑을 닫아 푹 익힌다.
4. 수육을 먹기 좋게 썰어 접시에 담는다.

알아두세요
수육용으로는 지방이 많은 삼겹살보다 목살이나 안심을 추천합니다. 기름지지 않고 담백한 맛이 좋아요.

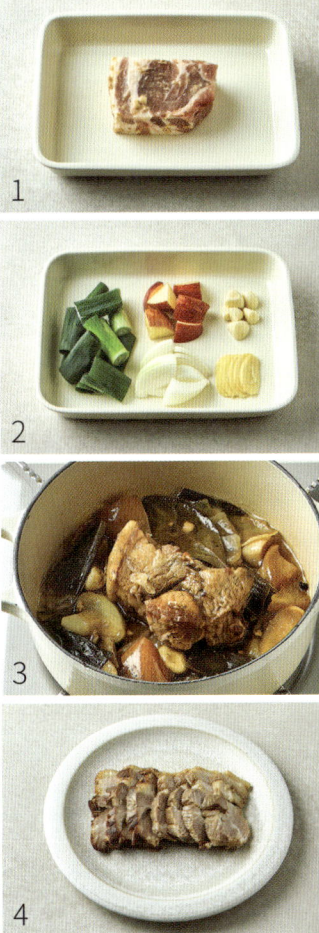

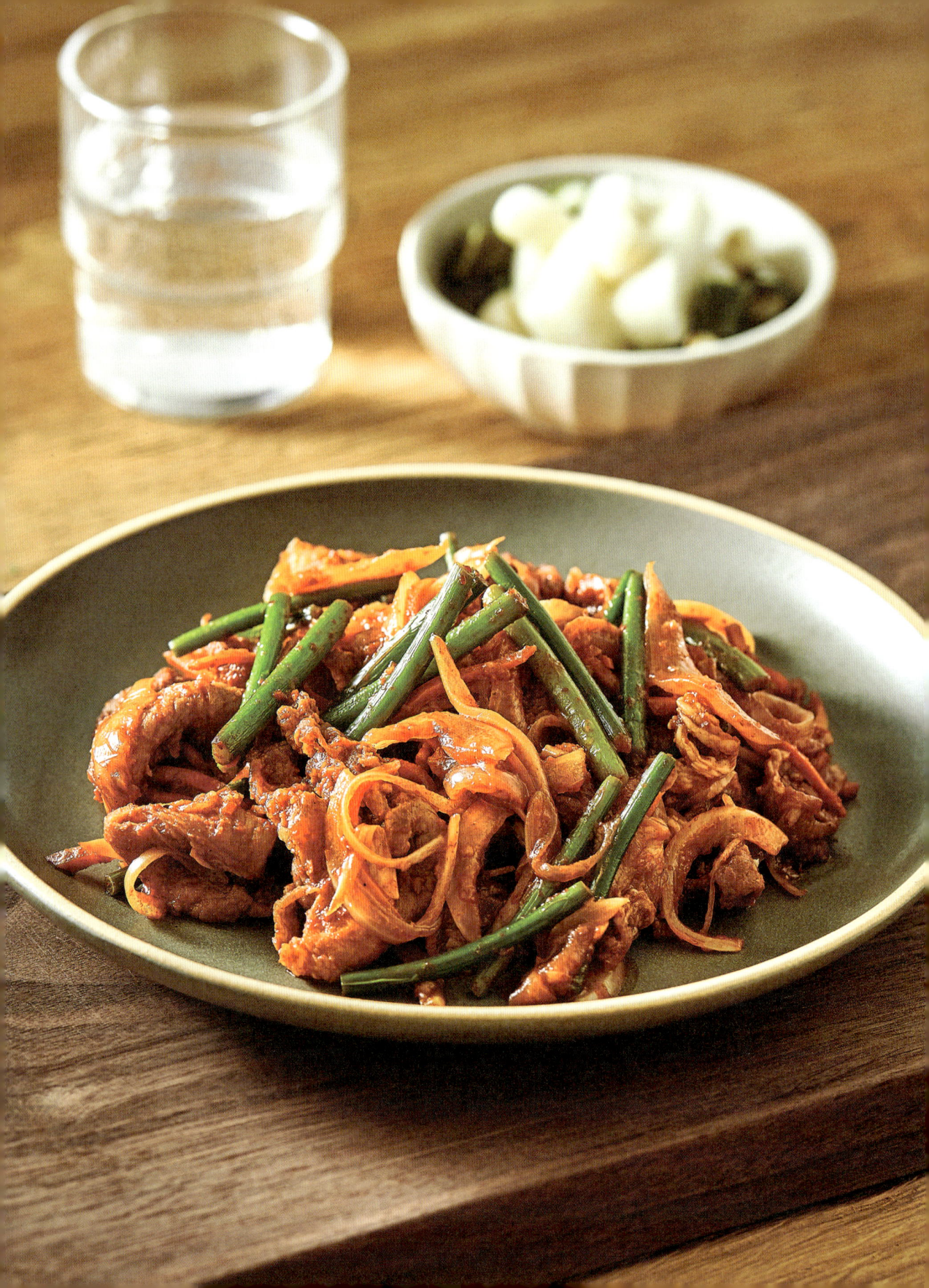

마늘종 제육볶음

• 칼로리 **155.7kcal** • 단백질 **8.4g** • 나트륨 **132.8mg** • 칼륨 **292.9mg** • 인 **109.2mg**

제육볶음에 마늘종을 넣어 아삭아삭 씹는 맛과 알싸한 맛을 더했습니다. 마늘종은 마늘처럼 알리신 등의 영양이 풍부한데, 굽거나 볶아도 쉽게 파괴되지 않아요. 제육볶음에 넣으면 맛과 영양을 함께 챙길 수 있습니다.

재료(2인분)

돼지 목심(불고기용) 80g
마늘종 40g
당근 10g
양파 20g
식용유 4g

볶음 양념

간장 4.6g
올리고당 4g
고춧가루 4g
다진 마늘 4g
참기름 조금
후춧가루 조금

1 마늘종은 5cm 길이로 썰고, 당근은 어슷하게 썬다. 양파는 채 썬다. 모두 물에 2시간 이상 담갔다가 물기를 뺀다.
2 볶음 양념 재료를 고루 섞는다.
3 돼지고기와 채소를 볶음 양념에 버무려 30분간 잰다.
4 팬에 식용유를 두르고 양념한 돼지고기와 채소를 볶는다.

● **알아두세요**
맛술과 생강즙을 섞어 돼지고기를 재었다가 볶으면 돼지의 잡내를 줄일 수 있어요.

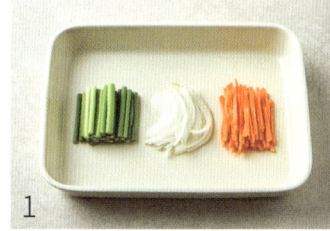
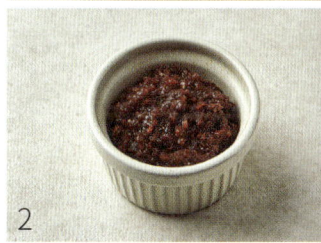
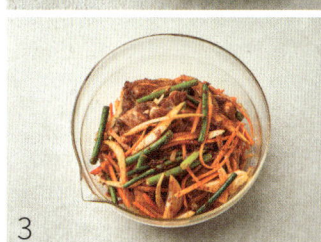
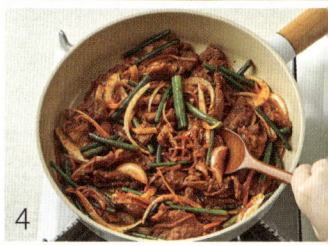

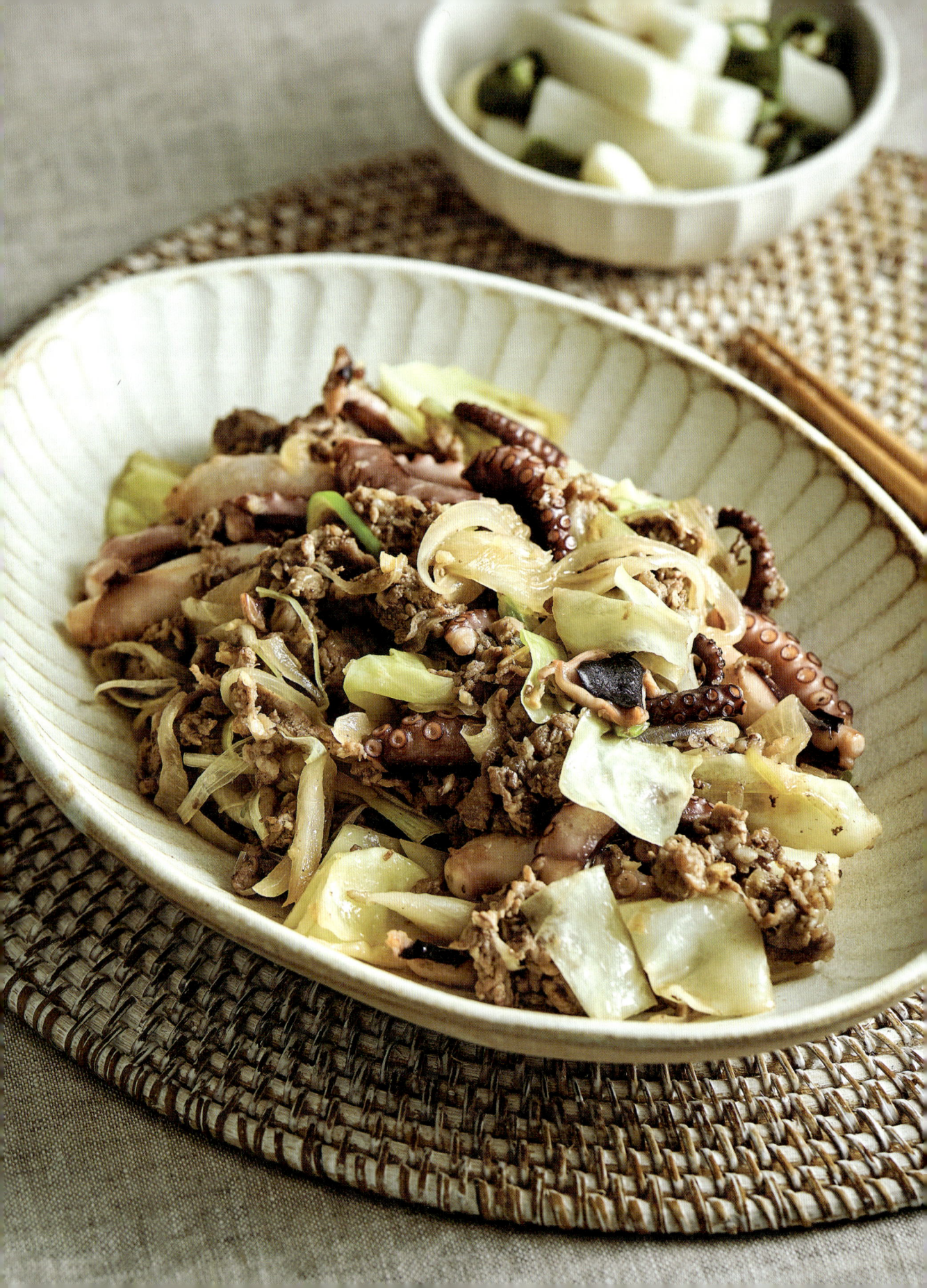

쇠고기 낙지볶음

• 칼로리 **112.5kcal** • 단백질 **10g** • 나트륨 **268.1mg** • 칼륨 **248.4mg** • 인 **105.2mg**

콩팥병 환자는 단백질을 제한해야 하지만 일정량은 섭취해야 해요. 단백질을 섭취해야 빈혈을 예방하고 기력을 회복하는 데에 도움이 됩니다. 양질의 단백질을 함유한 쇠고기와 타우린이 풍부한 낙지를 함께 볶으면 맛도 영양도 좋아요.

재료(2인분)

소 목심(불고기용) 40g
낙지 50g
양배추 40g
양파 40g
대파 20g
맛술 5g
후춧가루 조금
식용유 4g

볶음 양념

간장 4.6g
다진 마늘 4g
참기름 조금
물 20g

1. 양배추는 한입 크기로 썰고, 양파는 채 썬다. 대파는 반 갈라 3cm 길이로 채 썬다. 모두 물에 2시간 이상 담갔다가 물기를 뺀다.
2. 쇠고기는 맛술과 후춧가루를 뿌려두고, 낙지는 한입 크기로 썬다.
3. 볶음 양념 재료를 고루 섞는다.
4. 팬에 식용유를 두르고 양배추와 양파, 대파를 볶다가 쇠고기를 넣어 볶는다.
5. 쇠고기가 어느 정도 익으면 볶음 양념과 낙지를 넣어 함께 볶는다.

● **알아두세요**

봄철에는 낙지 대신 주꾸미를 넣어도 좋습니다. 낙지와 주꾸미는 오래 익히면 질겨지므로 마지막에 넣어 살짝만 익히세요.

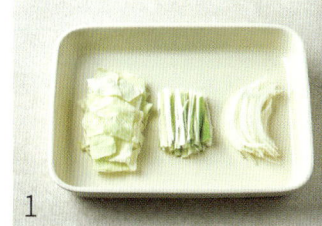
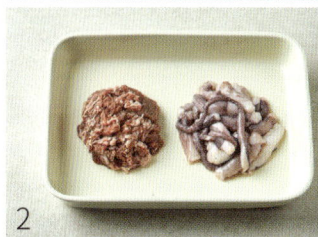
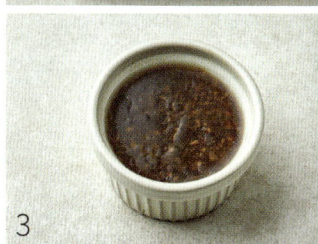
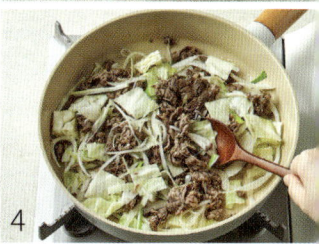

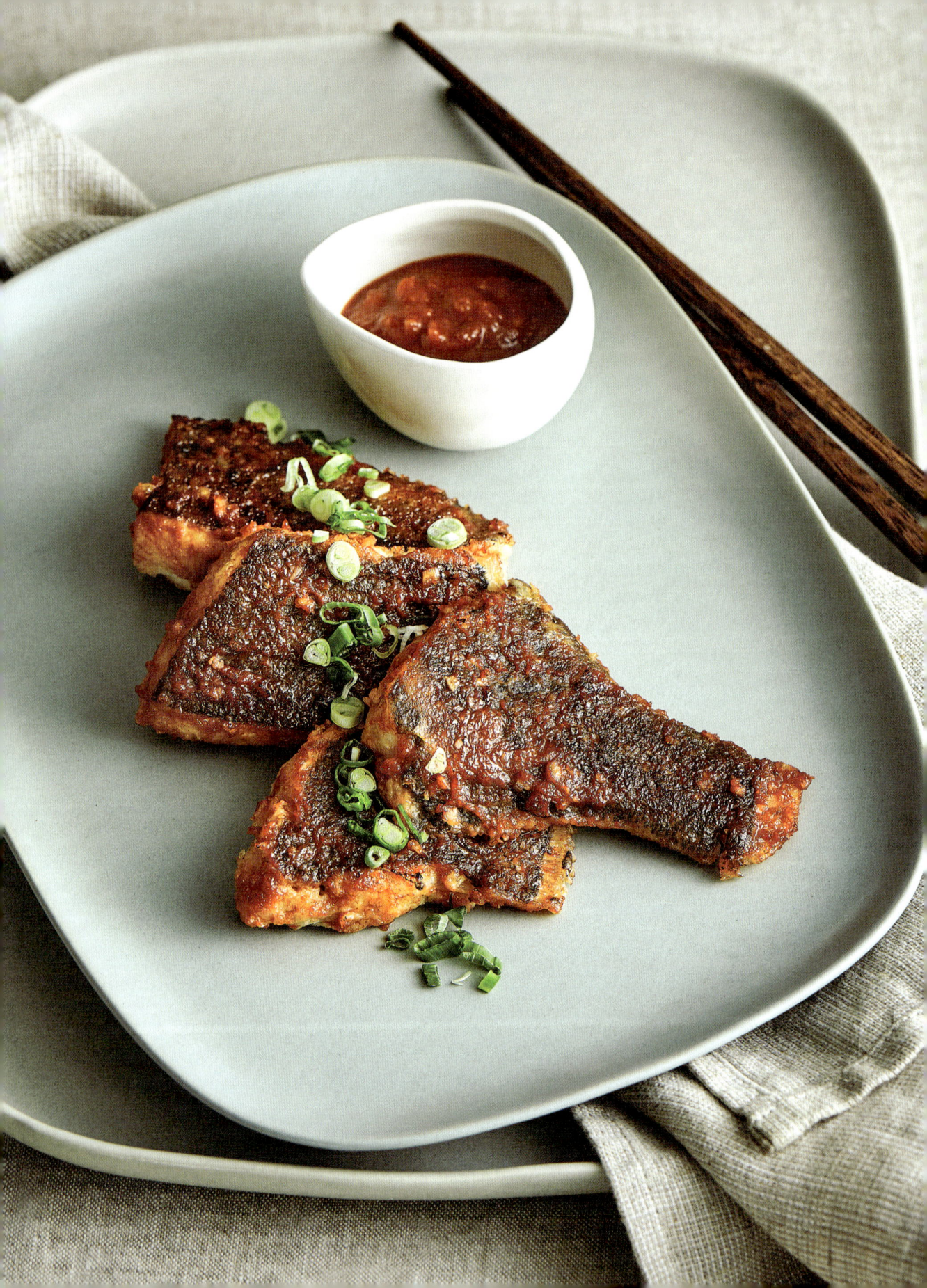

가자미 사과고추장구이

• 칼로리 **123.5kcal**　• 단백질 **11.9g**　• 나트륨 **136.2mg**　• 칼륨 **216.3mg**　• 인 **108.8mg**

매콤한 양념을 발라 오븐에 구운 색다른 가자미구이입니다. 고추장양념에 사과를 갈아 넣어 짠맛은 줄이고 상큼함을 더했어요. 사과는 칼륨이 적어 콩팥병 환자가 먹기 좋아요. 생으로 먹어도 되지만, 소스 등에 활용하는 것도 좋은 방법입니다.

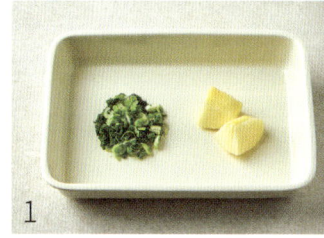
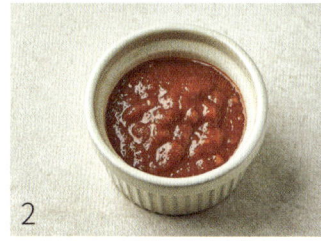
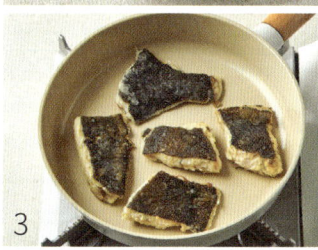
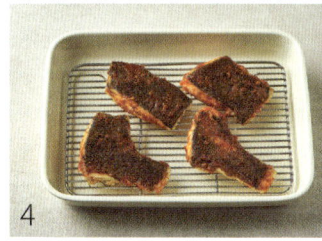
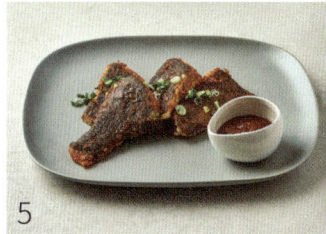

재료(2인분)

가자미 100g
실파 조금
밀가루 10g
식용유 4g

구이 양념

사과 10g
고추장 10g
올리고당 4g
다진 마늘 4g

1. 실파는 송송 썰고, 사과는 껍질을 벗겨 큼직하게 뚝뚝 썬다. 모두 물에 2시간 이상 담갔다가 물기를 뺀다.
2. 사과를 믹서로 곱게 갈아 나머지 구이 양념 재료와 섞는다.
3. 가자미는 앞뒤로 밀가루를 묻혀 달군 팬에 식용유를 두르고 노릇하게 굽는다.
4. 구운 가자미에 구이 양념을 발라 180℃로 예열한 오븐에 한 번 더 굽는다.
5. 접시에 구운 가자미를 담고 실파를 뿌린다.

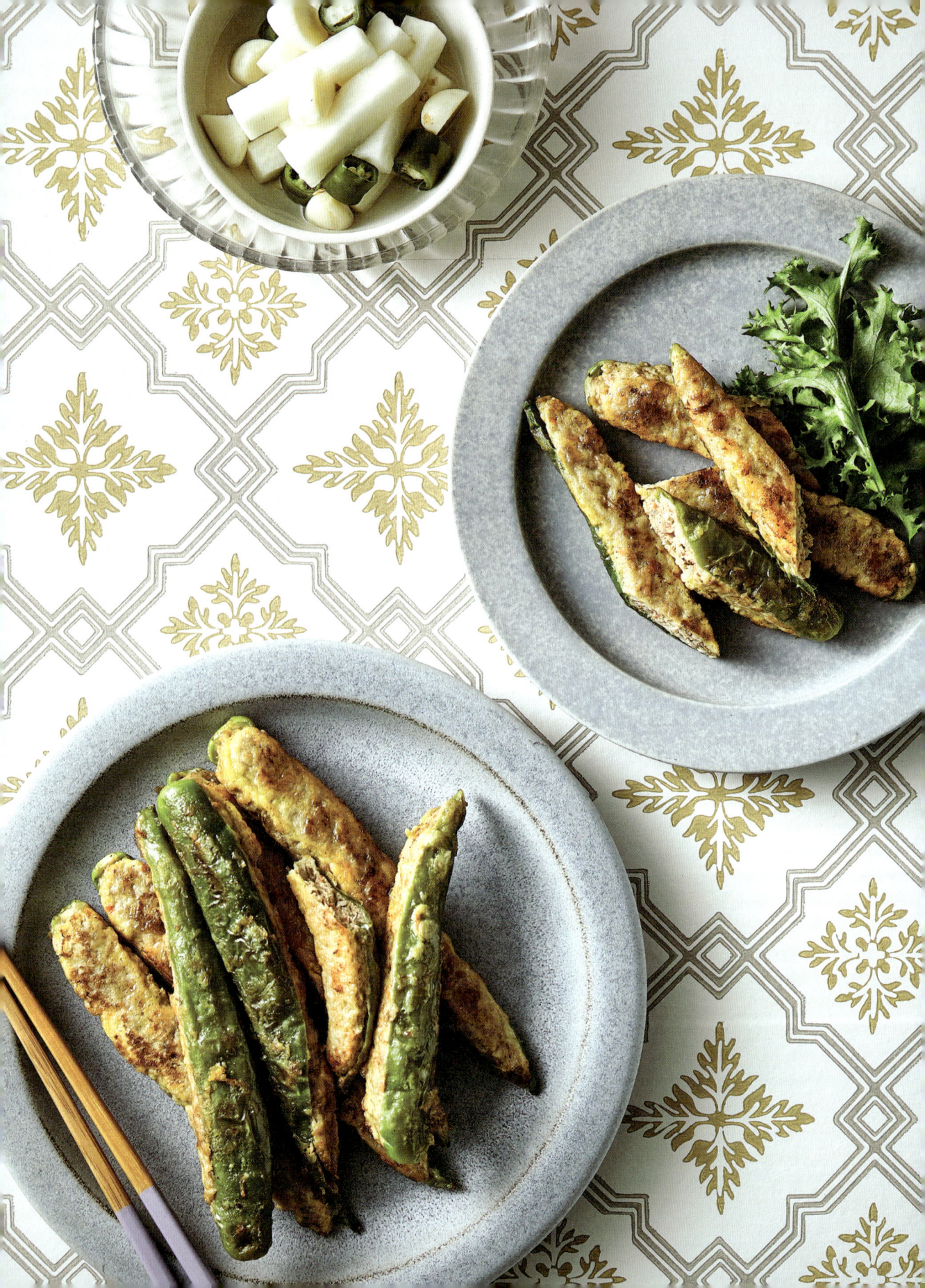

오이고추 고기전

• 칼로리 **238.6kcal** • 단백질 **9.8g** • 나트륨 **45.9mg** • 칼륨 **259.5mg** • 인 **113.7mg**

오이고추는 비타민 A가 풍부해 면역력을 높여줍니다. 여기에 다진 고기를 반죽해 넣고 전을 부치면 단백질과 칼로리까지 채워주는 음식이 돼요. 전의 기름진 맛을 오이고추가 잡아줘 느끼함 없이 먹을 수 있습니다.

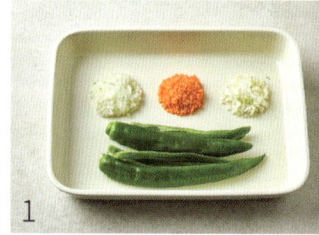

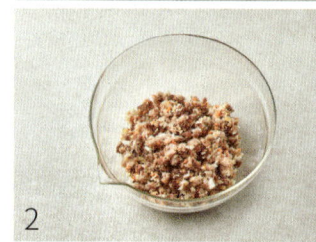

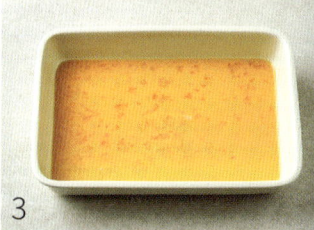

재료(2인분)

다진 쇠고기 40g
다진 돼지고기 40g
오이고추 30g
당근 10g
양파 10g
대파 10g
다진 마늘 4g
달걀 40g
밀가루 20g
후춧가루 조금
식용유 20g

1 오이고추는 반 갈라 씨를 빼고, 당근과 양파, 대파는 다진다. 모두 물에 2시간 이상 담갔다가 물기를 뺀다.
2 다진 쇠고기와 다진 돼지고기에 당근, 양파, 대파, 다진 마늘, 후춧가루, 밀가루 10g을 넣어 반죽한다.
3 달걀은 잘 푼다.
4 오이고추에 고기 반죽을 채운 뒤, 남은 밀가루를 얇게 묻히고 달걀물을 입힌다.
5 달군 팬에 식용유를 두르고 오이고추를 앞뒤로 부친다.

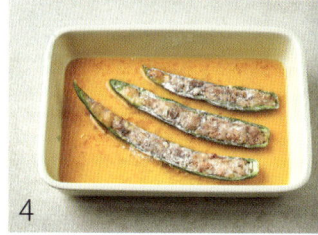

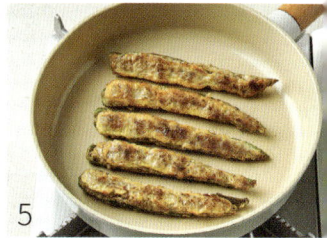

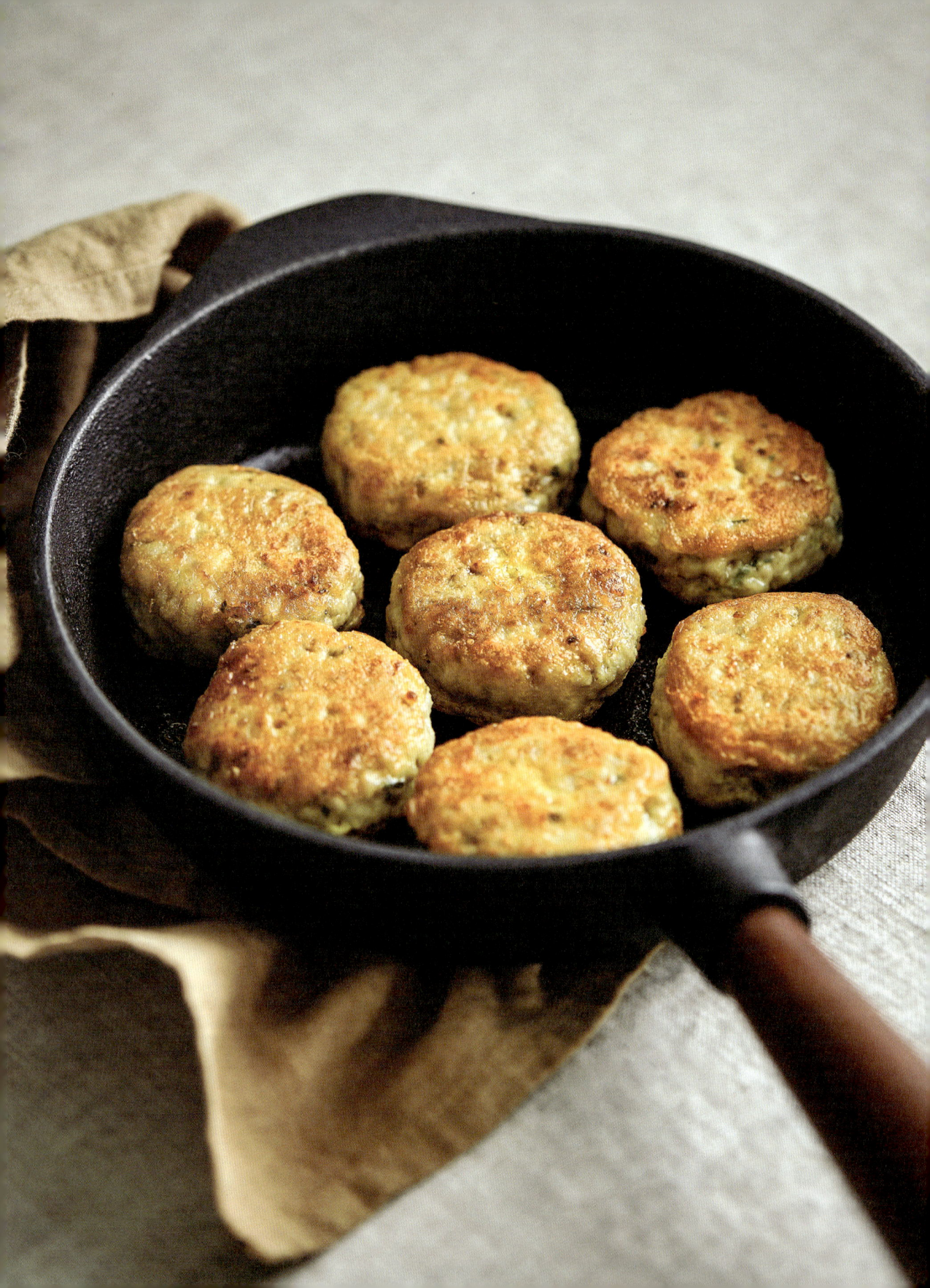

닭가슴살 연근 완자전

• 칼로리 **215.9kcal** • 단백질 **12.7g** • 나트륨 **150.5mg** • 칼륨 **292.1mg** • 인 **130.7mg**

닭가슴살은 단백질이 많고 지방과 탄수화물은 적은 좋은 식품입니다. 하지만 퍽퍽한 질감 때문에 싫어하는 사람들도 있어요. 닭가슴살을 다져서 아삭한 연근을 섞어 완자전을 부치면 새로운 맛과 질감으로 즐길 수 있습니다.

재료(2인분)

닭가슴살 80g
연근 30g
대파 10g
달걀 30g
밀가루 20g
간장 4.6g
다진 마늘 4g
다진 생강 조금
참기름 조금
식용유 20g

1. 연근은 껍질을 벗겨 다지고, 대파도 다진다. 모두 물에 2시간 이상 담갔다가 물기를 뺀다.
2. 닭가슴살은 곱게 다지고, 달걀은 잘 푼다.
3. 닭가슴살에 연근, 대파, 간장, 다진 마늘, 다진 생강, 참기름을 넣어 반죽한 뒤, 한입 크기로 동글납작하게 빚는다.
4. 반죽에 밀가루, 달걀물 순으로 옷을 입혀 달군 팬에 식용유를 두르고 앞뒤로 부친다.

●● **알아두세요**
손질해 포장한 연근은 차아황산나트륨과 같은 식품첨가물이 들어 있을 수 있습니다. 조리 전에 데쳐서 식품첨가물을 빼세요.

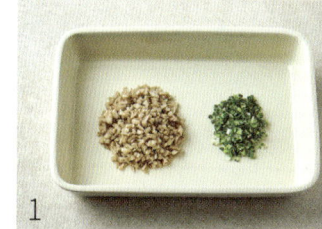
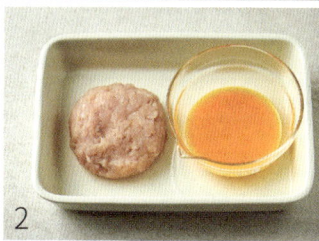
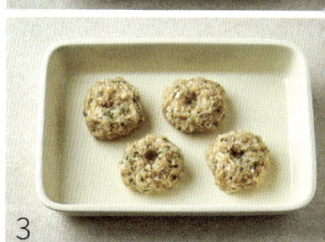
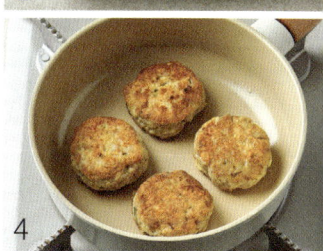

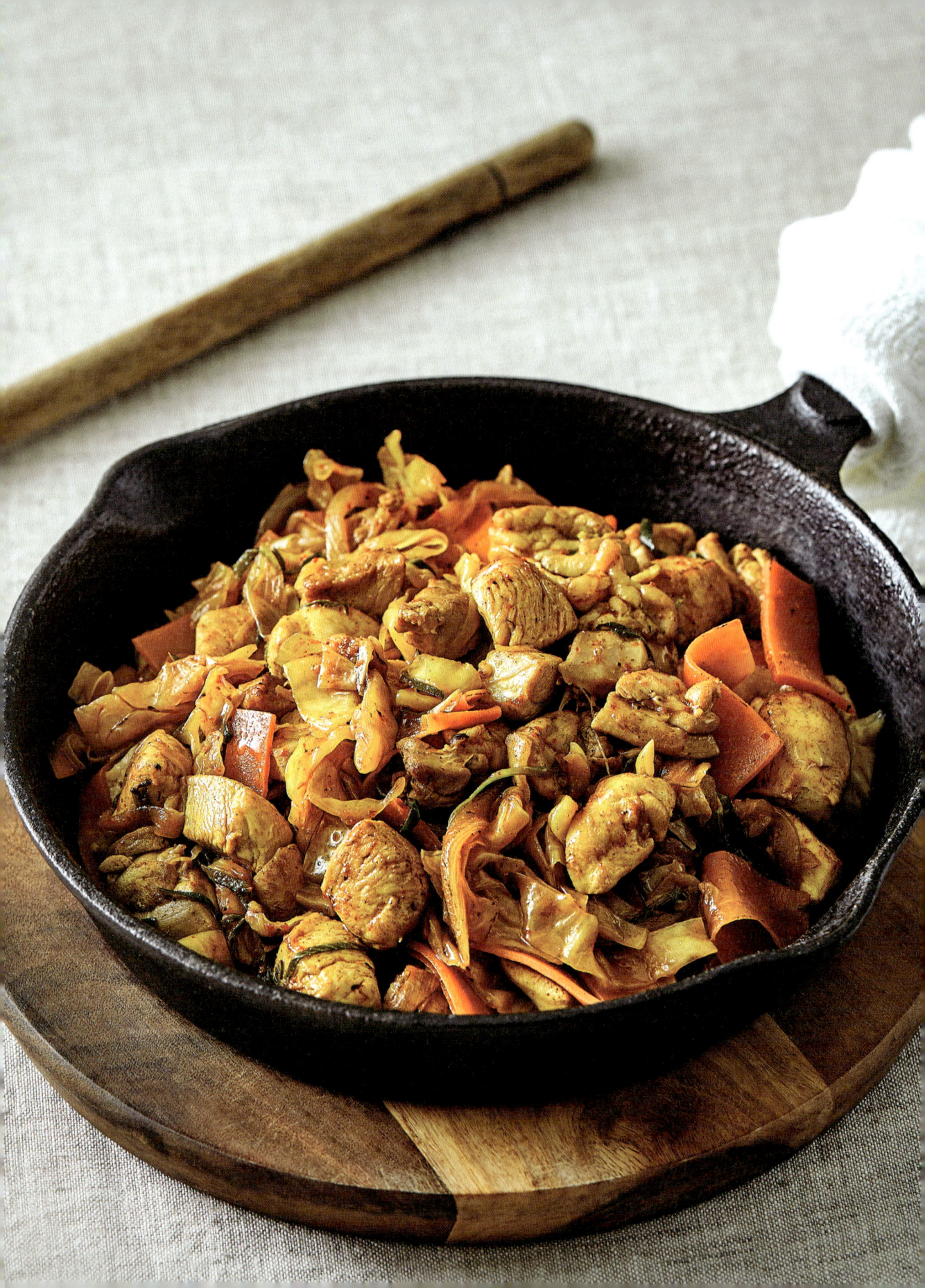

강황 닭갈비

• 칼로리 **112.6kcal** • 단백질 **9.6g** • 나트륨 **137.4mg** • 칼륨 **312.7mg** • 인 **115.5mg**

닭가슴살과 닭다리살로 만든 닭갈비에 강황가루를 넣었습니다. 강황의 주성분인 커큐민은 염증을 줄이고 항산화 능력이 좋아요. 커큐민은 지용성이라 기름에 볶으면 흡수율이 높아지니 닭갈비에 넣어 함께 볶아 먹으면 좋습니다.

재료(2인분)

닭가슴살 40g
닭다리살 40g
양배추 60g
당근 20g
양파 20g
대파 10g
맛술 5g
후춧가루 조금
식용유 4g

볶음 양념

간장 4.6g
고춧가루 조금
강황가루 조금
참기름 조금
물 20g

1. 당근은 길쭉하게 저미고, 양배추와 양파는 굵게 채 썬다. 대파는 어슷하게 썬다. 모두 물에 2시간 이상 담갔다가 물기를 뺀다.
2. 닭가슴살과 닭다리살은 한입 크기로 썰어 맛술과 후춧가루를 뿌린다.
3. 볶음 양념 재료를 고루 섞는다.
4. 팬에 식용유를 두르고 닭가슴살과 닭다리살을 볶다가 채소를 넣고 좀 더 볶는다.
5. 어느 정도 익으면 볶음 양념을 넣고 잘 섞어가며 볶는다.

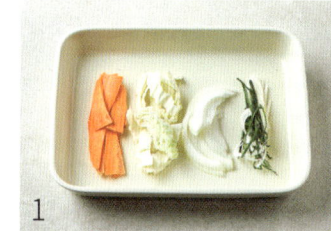
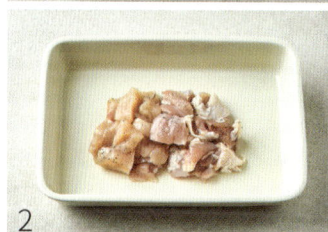
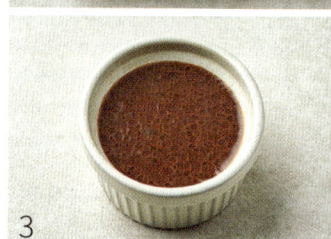
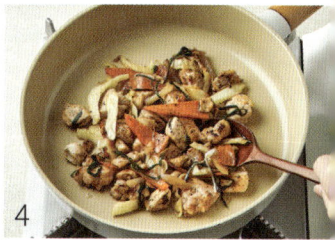

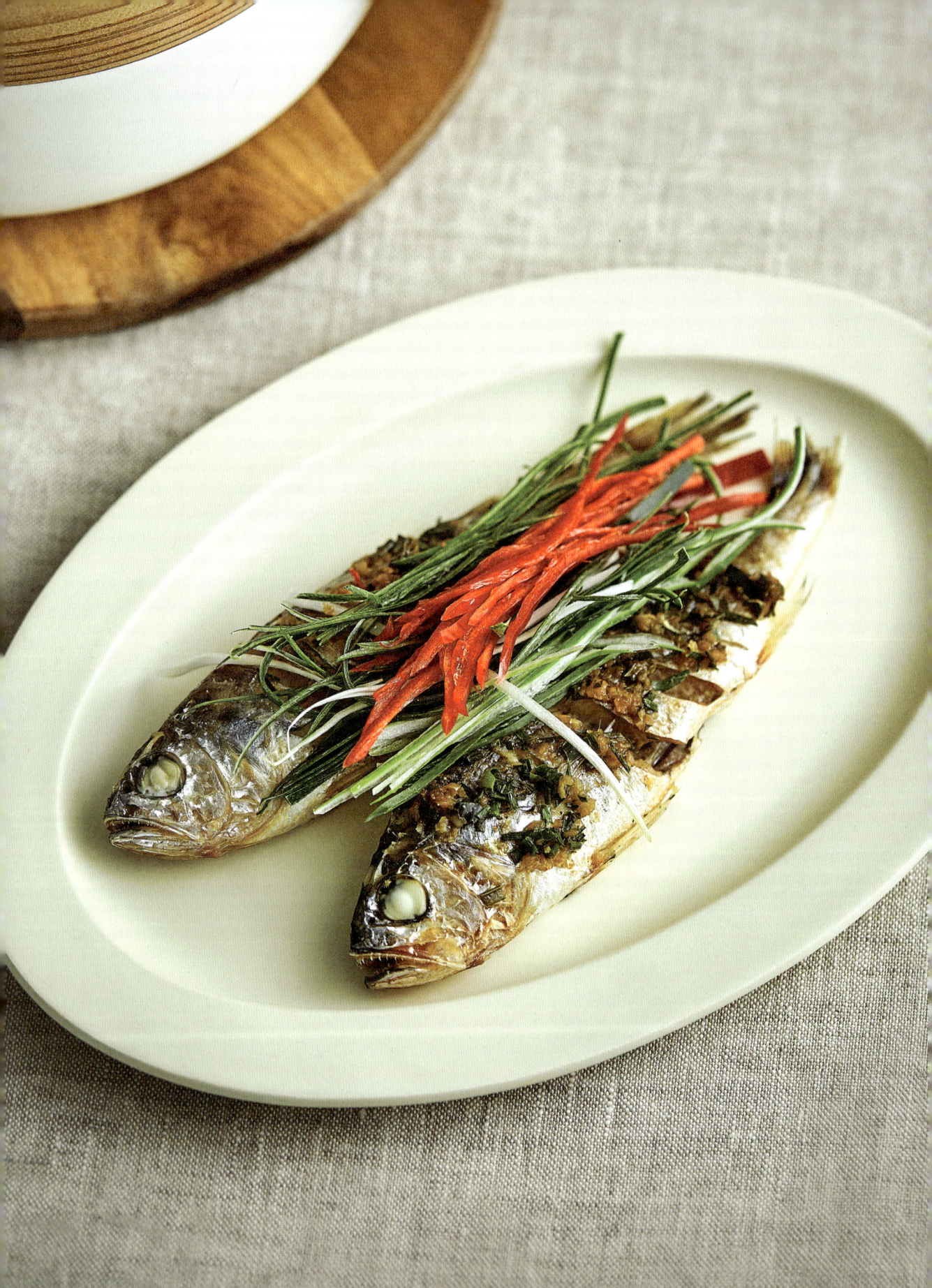

대파 조기찜

• 칼로리 **116.2kcal** • 단백질 **16.2g** • 나트륨 **151mg** • 칼륨 **362.6mg** • 인 **145.4mg**

조기는 '기운을 북돋우는 생선'이라고 불릴 만큼 영양가가 높습니다. 소화가 잘되고, 칼슘 흡수를 돕는 라이신이 풍부하며, 필수아미노산이 많아 면역력을 높이고 기력을 회복시켜요. 대파는 베타카로틴과 식이섬유가 많아 조기와 함께 먹으면 잘 어울립니다.

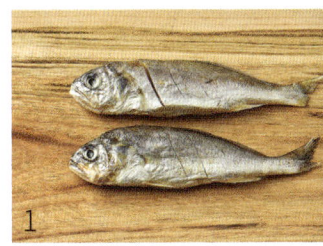

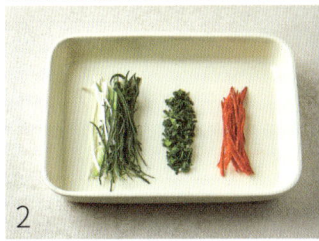

재료(2인분)

조기 160g(2마리)
대파 20g
붉은 고추 10g

찜 양념

대파 20g
간장 4.6g
다진 마늘 4g
다진 생강 조금
참기름 조금
후춧가루 조금
물 20g

1. 조기는 손질해 칼집을 넣는다.
2. 대파는 20g은 채 썰고, 20g은 다진다. 붉은 고추는 씨를 빼고 채 썬다. 모두 물에 2시간 이상 담갔다가 물기를 뺀다.
3. 다진 대파와 나머지 재료를 섞어 찜 양념을 만든다.
4. 팬에 조기를 담고 찜 양념을 고루 끼얹은 뒤 뚜껑을 닫아 찐다.
5. 접시에 조기찜을 담고 채 썬 대파와 붉은 고추를 소복이 올린다.

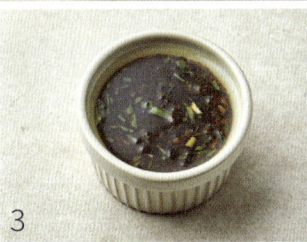

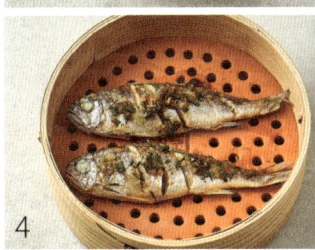

● **알아두세요**
채 썬 대파를 물에 담가 놓으면 칼륨이 빠질 뿐 아니라 매운맛도 없앨 수 있어요.

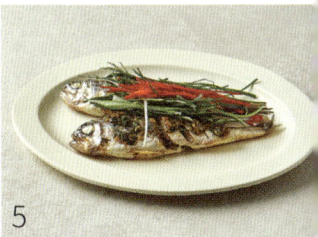

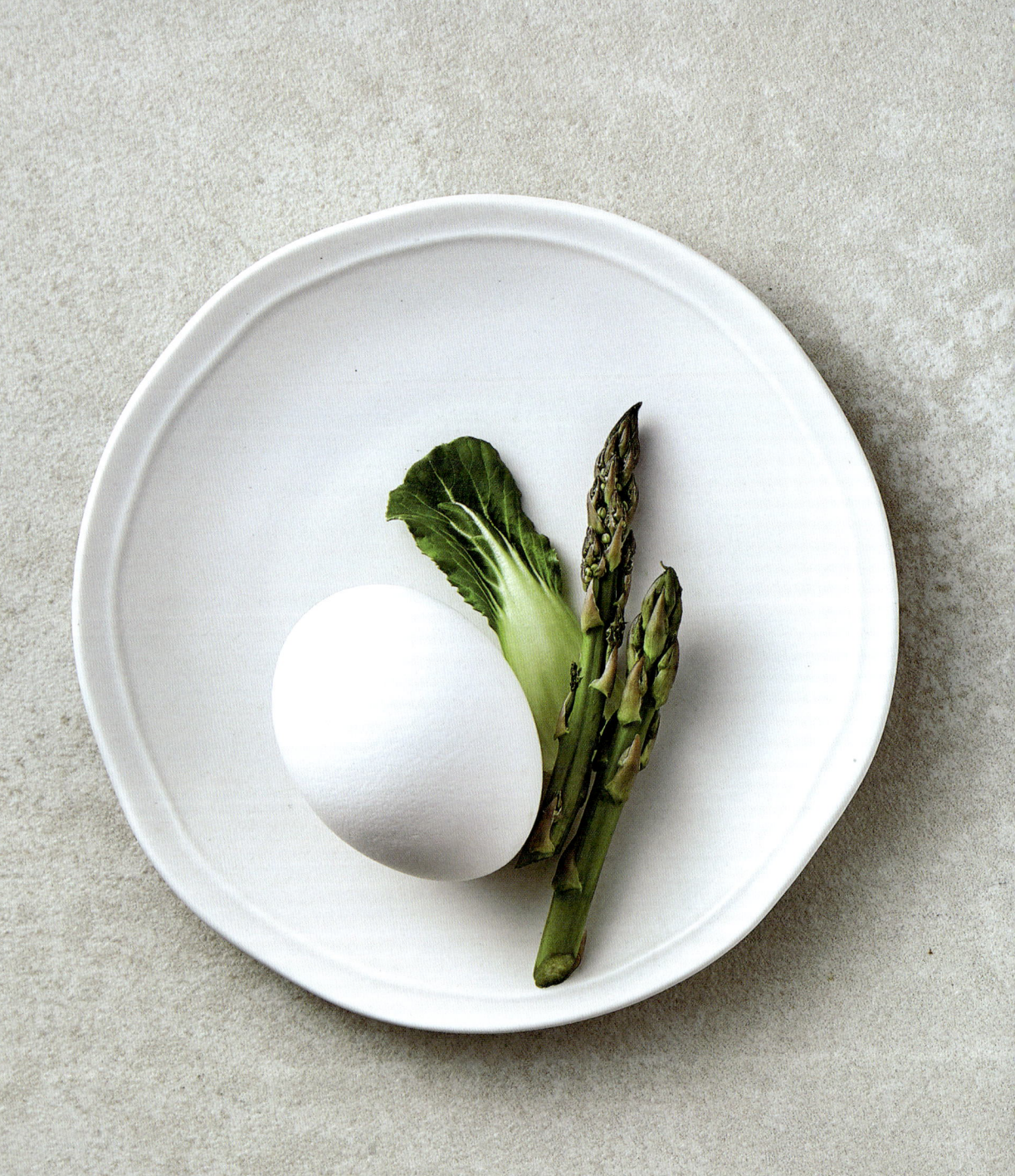

Part 3

간편한 한 끼, 한 그릇 음식

매끼 여러 가지 반찬을 준비해 밥상을 차리기는
쉽지 않습니다. 때로는 색다른 별식이 당기기도 하지요.
간단하면서도 필요한 영양소를 꽉 채운 한 그릇 음식을
준비해보세요.
입맛도 기분도 살아납니다.

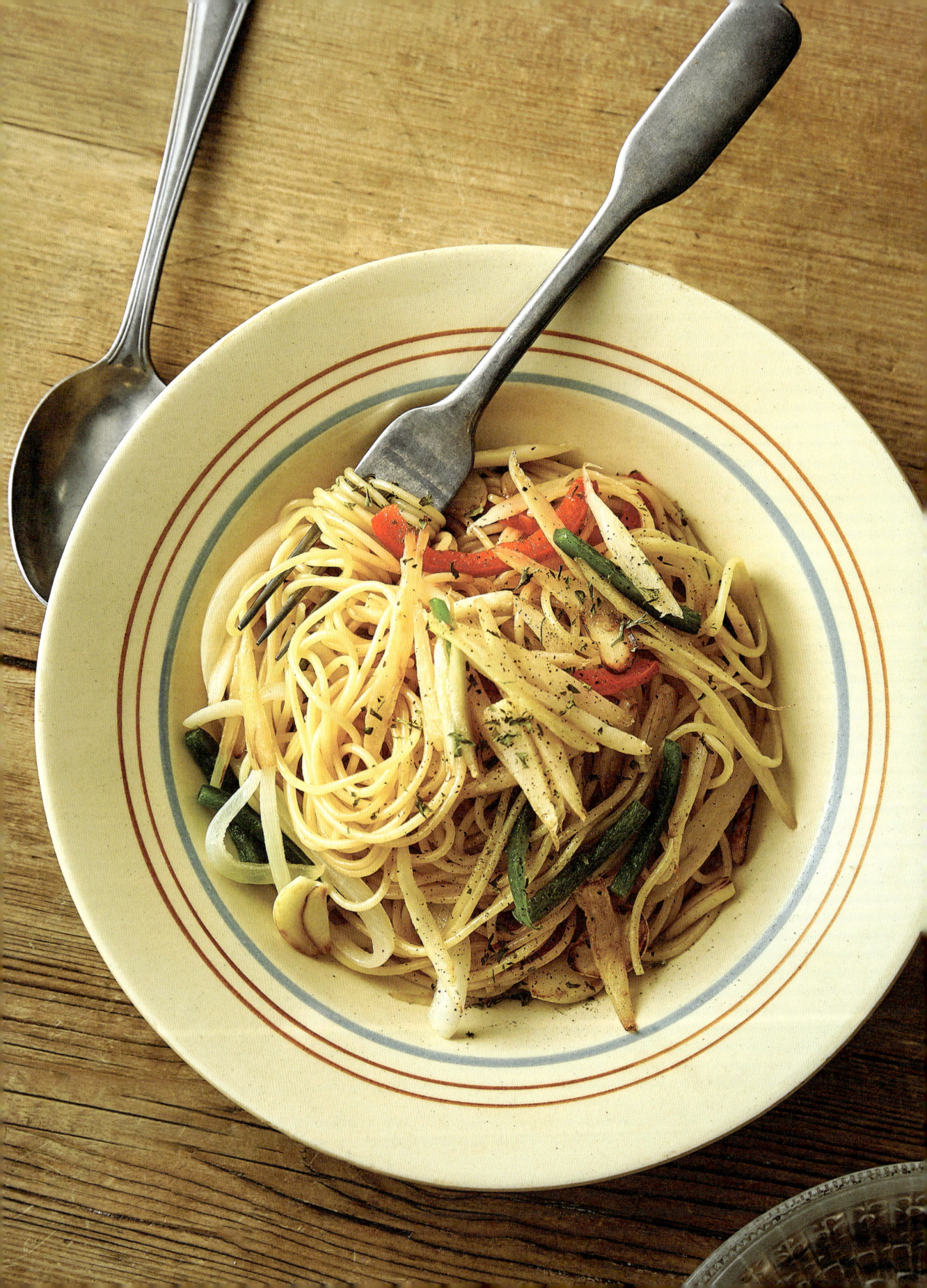

더덕 오일파스타

• 칼로리 **467.2kcal** • 단백질 **10.2g** • 나트륨 **364.1mg** • 칼륨 **257.4mg** • 인 **166mg**

더덕은 사포닌과 식이섬유가 많아 암과 혈관질환을 예방하는 데 도움을 줍니다. 보통 굽거나 무쳐서 반찬으로 먹지만, 파스타를 만들어도 아주 잘 어울려요. 더덕 향이 가득한 파스타로 이색적인 한 끼를 즐겨보세요.

재료(1인분)

스파게티 70g
더덕 30g
양파 10g
청·홍피망 10g씩
마늘 5g
소금 조금
후춧가루 조금
파슬리가루 조금
올리브오일 20g

1 더덕은 껍질을 벗겨 어슷하게 썰고, 양파와 피망은 채 썬다. 마늘은 밑동을 잘라내고 저민다. 모두 물에 2시간 이상 담갔다가 물기를 뺀다.
2 더덕은 끓는 물에 데친다.
3 스파게티를 끓는 물에 7분간 삶아 건진다.
4 팬에 올리브오일을 두르고 마늘을 볶아 향을 낸 뒤 더덕, 양파, 피망을 넣어 볶는다.
5 어느 정도 익으면 스파게티를 넣고 소금으로 간해 볶는다. 마지막에 후춧가루와 파슬리가루를 뿌린다.

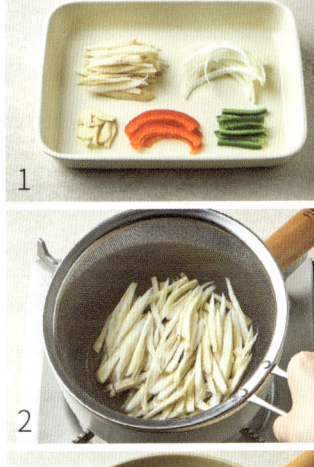
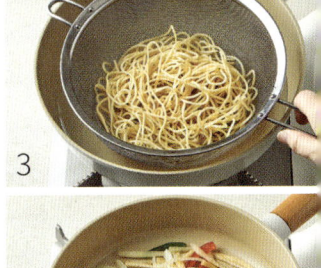
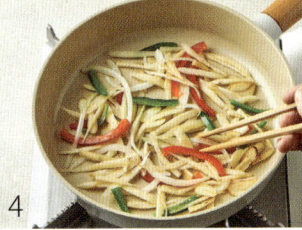

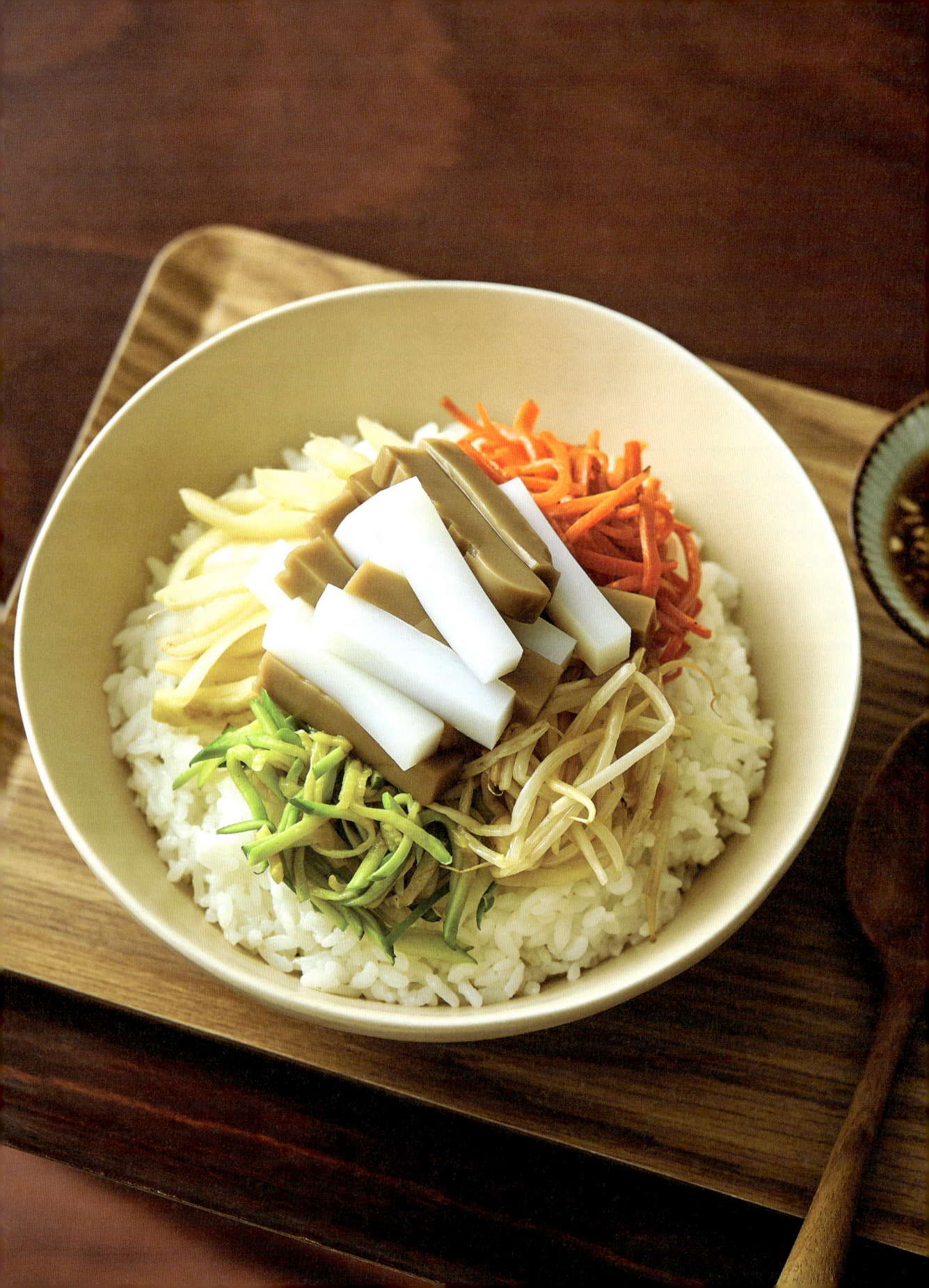

묵 비빔밥

• 칼로리 **490.2kcal**   • 단백질 **8.2g**   • 나트륨 **452.7mg**   • 칼륨 **252.9mg**   • 인 **110.9mg**

녹말이 주성분인 묵은 수분이 많고 칼로리는 낮으면서 포만감을 주는 식품입니다. 흰밥에 탱글탱글한 청포묵과 쌉쌀한 도토리묵, 여러 가지 채소를 함께 넣고 비벼 먹으면, 별다른 반찬 없이도 한 끼로 충분합니다.

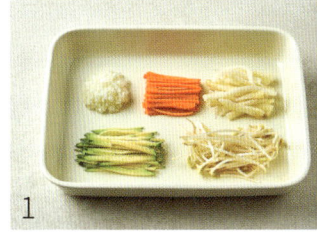

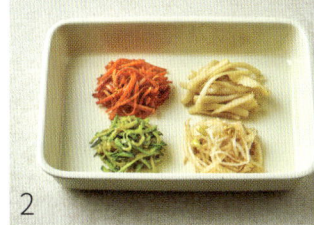

재료(1인분)

흰밥 210g(1공기)
청포묵 40g
도토리묵 40g
콩나물 20g
당근 20g
도라지 20g
애호박 20g
식용유 10g

양념장

양파 5g
간장 7g
대체 감미료 2g
다진 마늘 조금
참기름 2g
물 10g

1. 당근, 도라지, 애호박은 채 썰고, 양파는 다진다. 손질한 재료와 콩나물을 각각 물에 2시간 이상 담갔다가 물기를 뺀다.
2. 당근, 도라지, 애호박, 콩나물은 식용유를 두른 팬에 각각 볶는다.
3. 청포묵과 도토리묵은 길쭉하게 썰어 끓는 물에 살짝 데친 뒤 찬물에 식힌다.
4. 다진 양파와 나머지 재료를 섞어 양념장을 만든다.
5. 그릇에 흰밥을 담고 볶은 채소와 묵을 올린 뒤 양념장을 곁들인다.

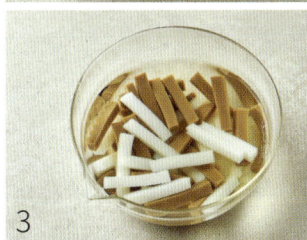

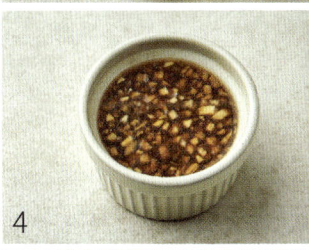

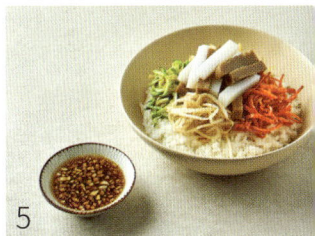

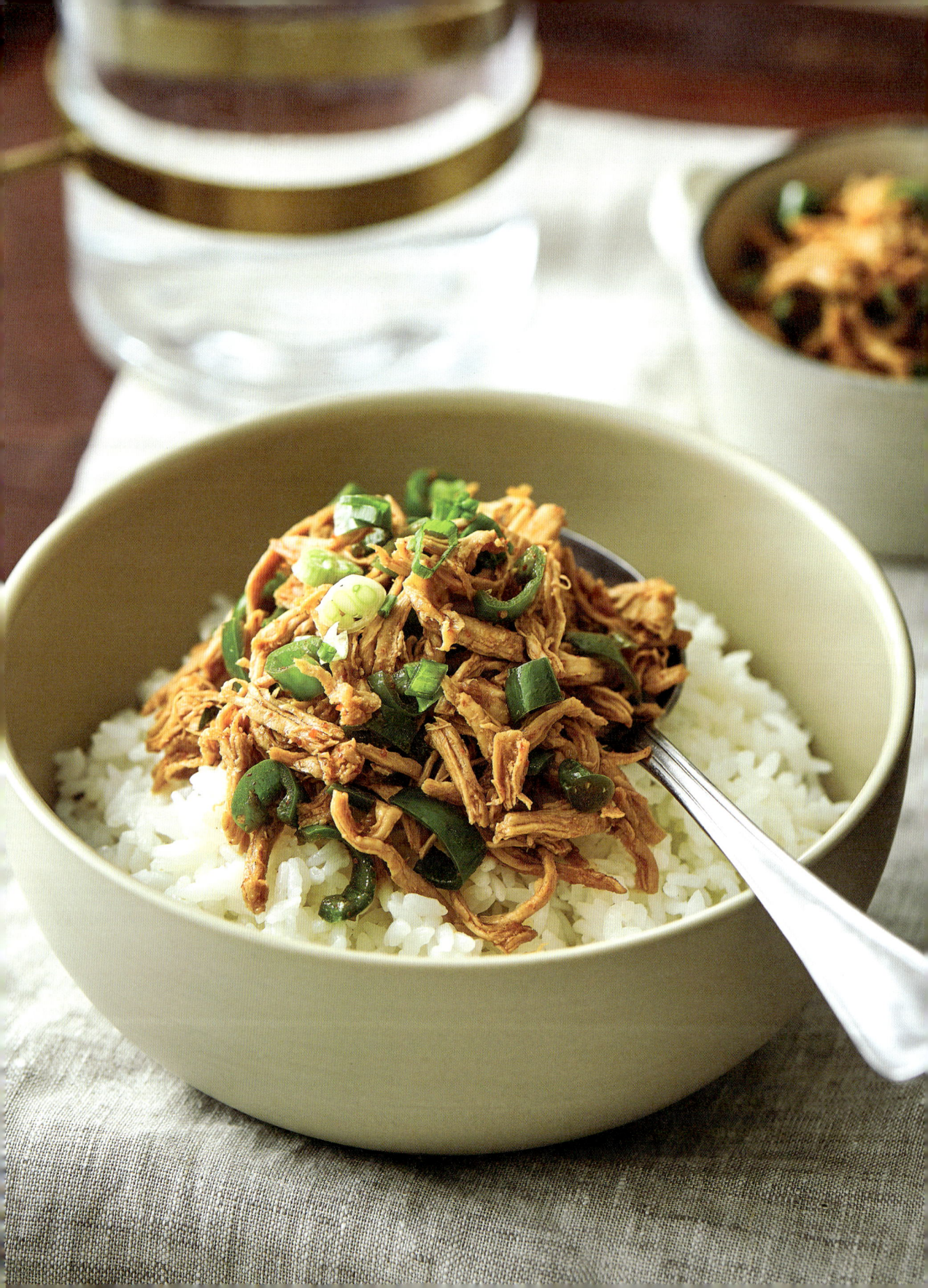

닭가슴살 비빔밥

• 칼로리 **479.3kcal** • 단백질 **15.5g** • 나트륨 **28.5mg** • 칼륨 **306.8mg** • 인 **171.3mg**

닭가슴살은 지방이 적고 단백질은 많은 식품입니다. 오이고추는 비타민 C가 풍부해요. 담백한 닭가슴살에 오이고추를 송송 썰어 넣고 볶아 밥을 비비면, 따로 양념장을 넣지 않아도 맛있고 영양 균형이 잘 맞아요.

재료(1인분)

흰밥 210g(1공기)
닭가슴살 40g
오이고추 30g
실파 5g
간장 7g
올리고당 2g
고춧가루 조금
다진 마늘 조금
참기름 2g
식용유 10g

1. 오이고추는 씨를 뺀 뒤 송송 썰고, 실파도 송송 썬다. 모두 물에 2시간 이상 담갔다가 물기를 뺀다.
2. 닭가슴살은 끓는 물에 10분간 삶아 식힌 뒤 잘게 찢는다.
3. 닭가슴살에 오이고추와 간장, 올리고당, 고춧가루, 다진 마늘을 넣어 버무린다.
4. 팬에 식용유를 두르고 닭가슴살을 볶다가 참기름을 넣어 한 번 더 볶는다.
5. 그릇에 흰밥을 담고 볶은 닭가슴살을 올린 뒤 실파를 뿌린다.

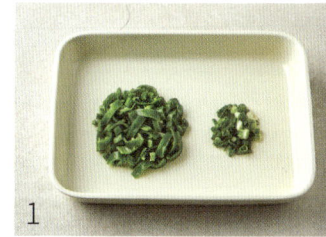
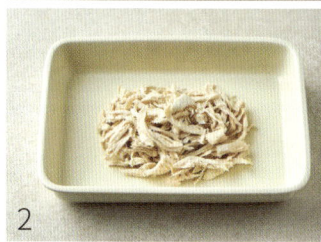
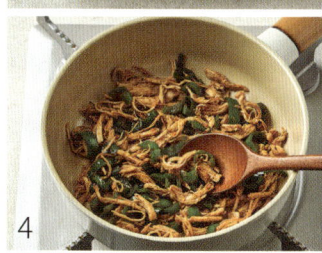
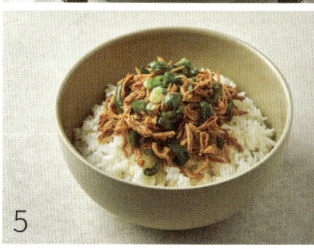

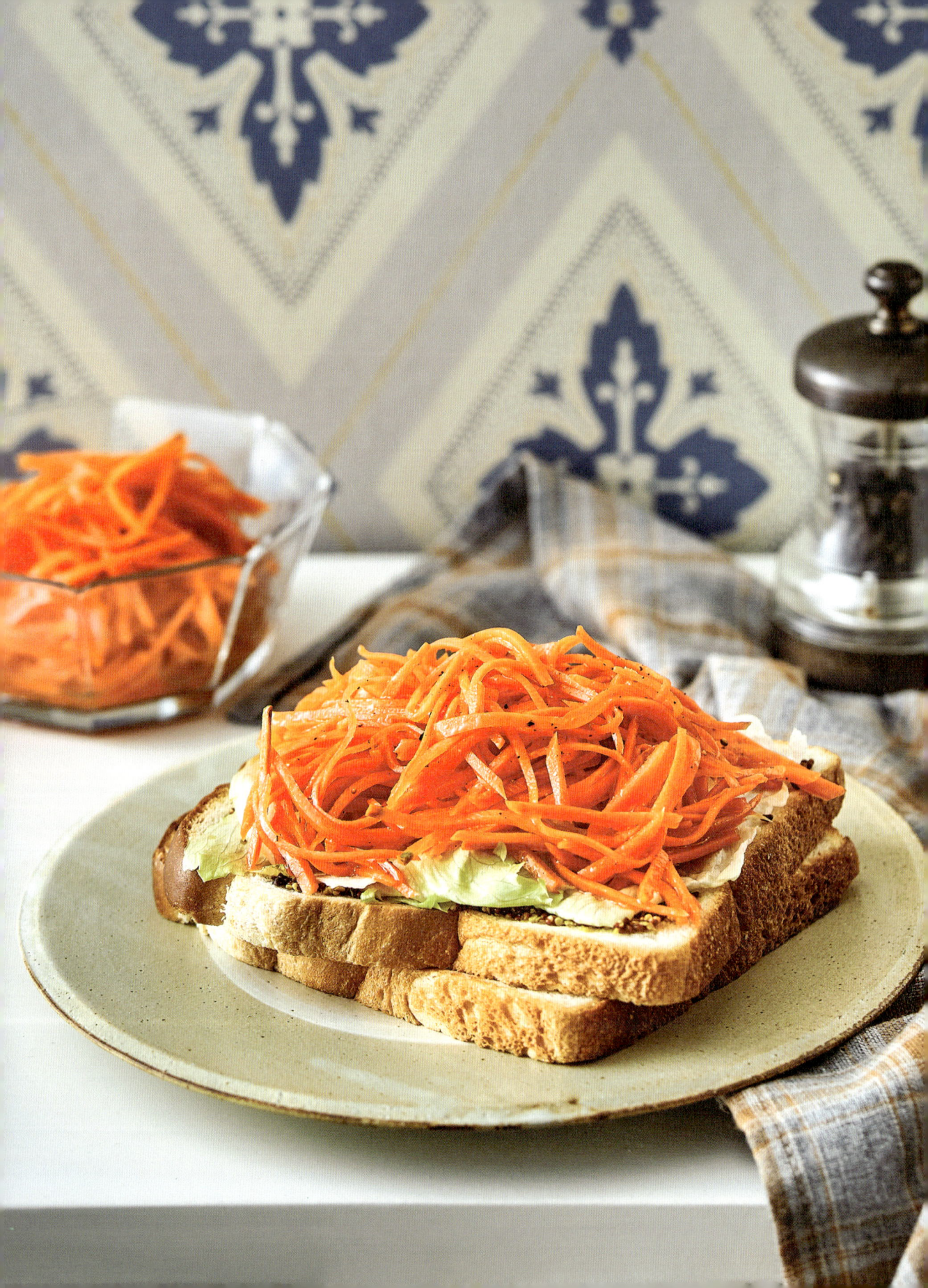

당근라페 샌드위치

• 칼로리 **293.9kcal** • 단백질 **4.1g** • 나트륨 **180.6mg** • 칼륨 **34.3mg** • 인 **27.3mg**

베타카로틴이 풍부한 당근은 주로 부재료로 쓰여 많이 먹을 기회가 없어요. 당근이 주재료인 당근라페로 샌드위치를 만들어 즐겨보세요. 당근라페는 서양식 장아찌로, 넉넉히 만들어두고 피클 대신 먹어도 좋습니다.

재료(1인분)

식빵 35g(1장)
양상추 30g
홀그레인 머스터드 5g

당근라페

당근 50g
올리브오일 15g
꿀 10g
레몬즙 5g
소금 조금
후춧가루 조금

1. 양상추는 식빵 크기로 찢고, 당근은 가늘게 채 썬다. 모두 물에 2시간 이상 담갔다가 물기를 뺀다.
2. 당근은 소금에 버무려 절인 뒤 물기를 꼭 짠다.
3. 당근에 올리브오일, 꿀, 레몬즙, 후춧가루를 넣고 버무려 10분 정도 잰다.
4. 달군 팬에 식빵을 앞뒤로 굽는다.
5. 식빵에 홀그레인 머스터드를 바른 뒤, 양상추를 깔고 당근라페를 올린다.

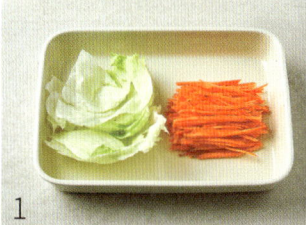
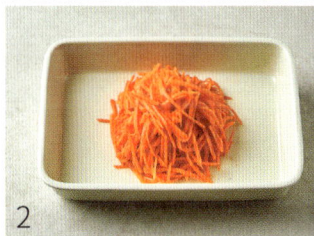
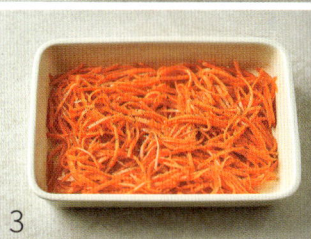
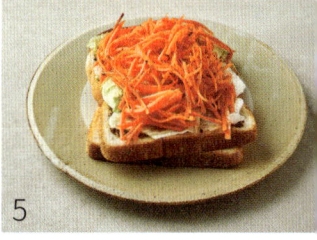

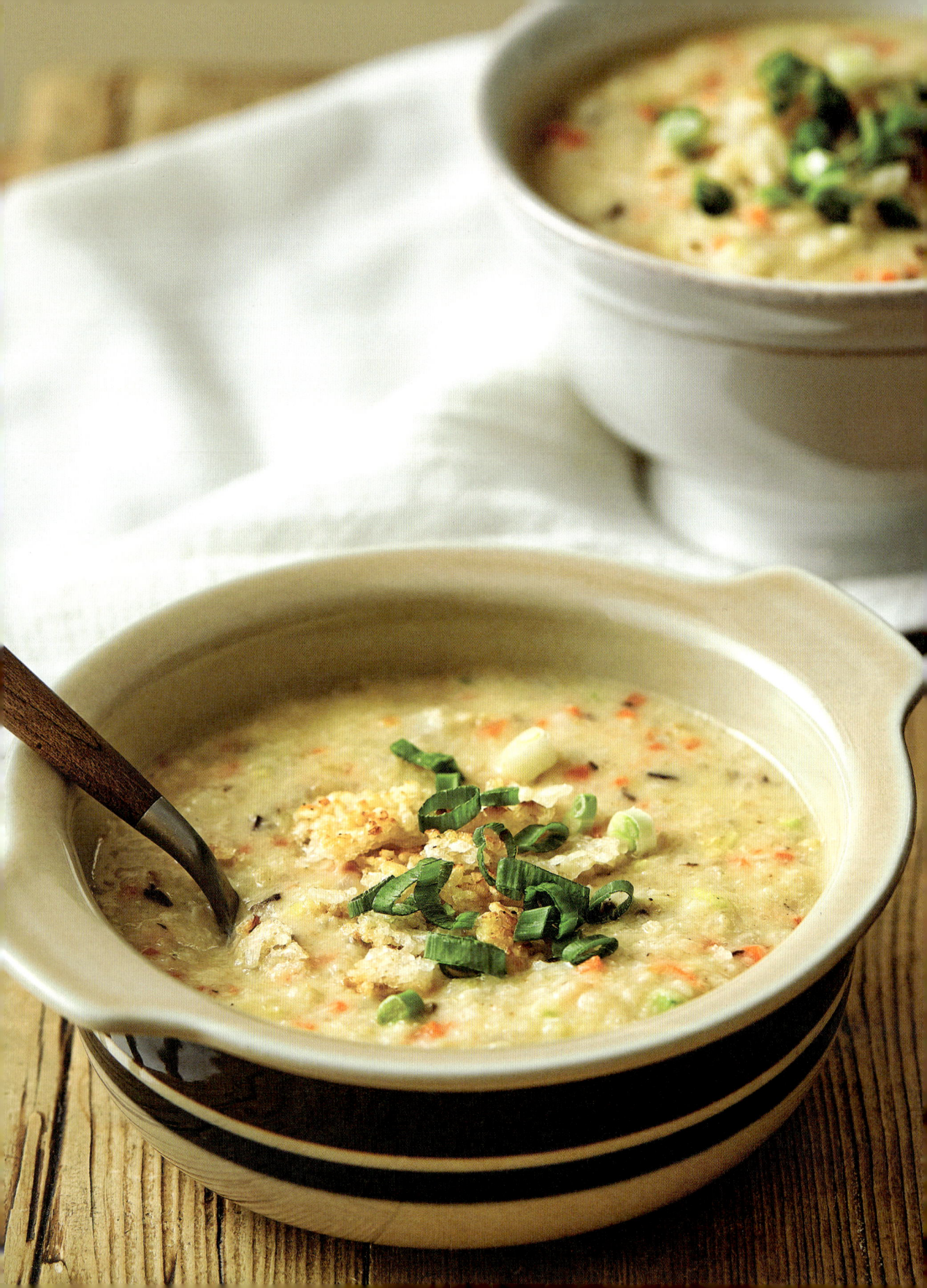

달걀 누룽지죽

• 칼로리 **377.7kcal** • 단백질 **13g** • 나트륨 **259.2mg** • 칼륨 **310.1mg** • 인 **183.9mg**

표고버섯과 채소를 다져 넣고 달걀을 풀어 끓인 부드럽고 고소한 누룽지죽입니다. 입맛이 없거나 속이 불편할 때 먹으면 좋아요. 잡곡이 섞인 누룽지는 칼륨이 많으니 백미로 만든 누룽지를 사용하세요.

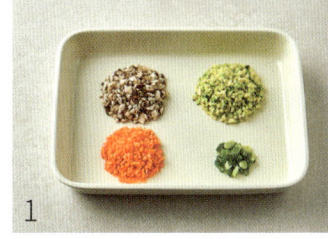

재료(1인분)

누룽지 70g
표고버섯 20g
당근 20g
애호박 20g
실파 3g
달걀 50g
참기름 2g
소금 조금
후춧가루 조금
물 420g

1. 표고버섯은 갓만 떼어 다진다. 당근과 애호박도 다지고, 실파는 송송 썬다. 모두 물에 2시간 이상 담갔다가 물기를 뺀다.
2. 달걀은 잘 푼다.
3. 냄비에 참기름을 두르고 표고버섯, 당근, 애호박을 볶다가 물을 붓고 누룽지를 부숴 넣어 끓인다.
4. 팔팔 끓으면 중약불로 줄이고 달걀물을 넣어 한 번 더 끓인 뒤, 소금과 후춧가루로 간을 한다.
5. 그릇에 죽을 담고 실파를 올린다.

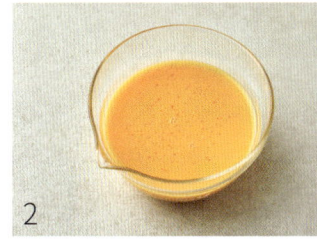
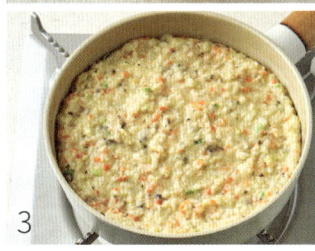
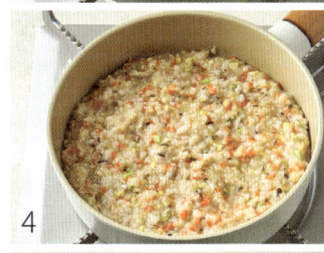
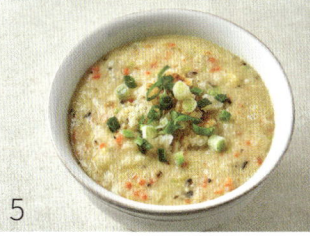

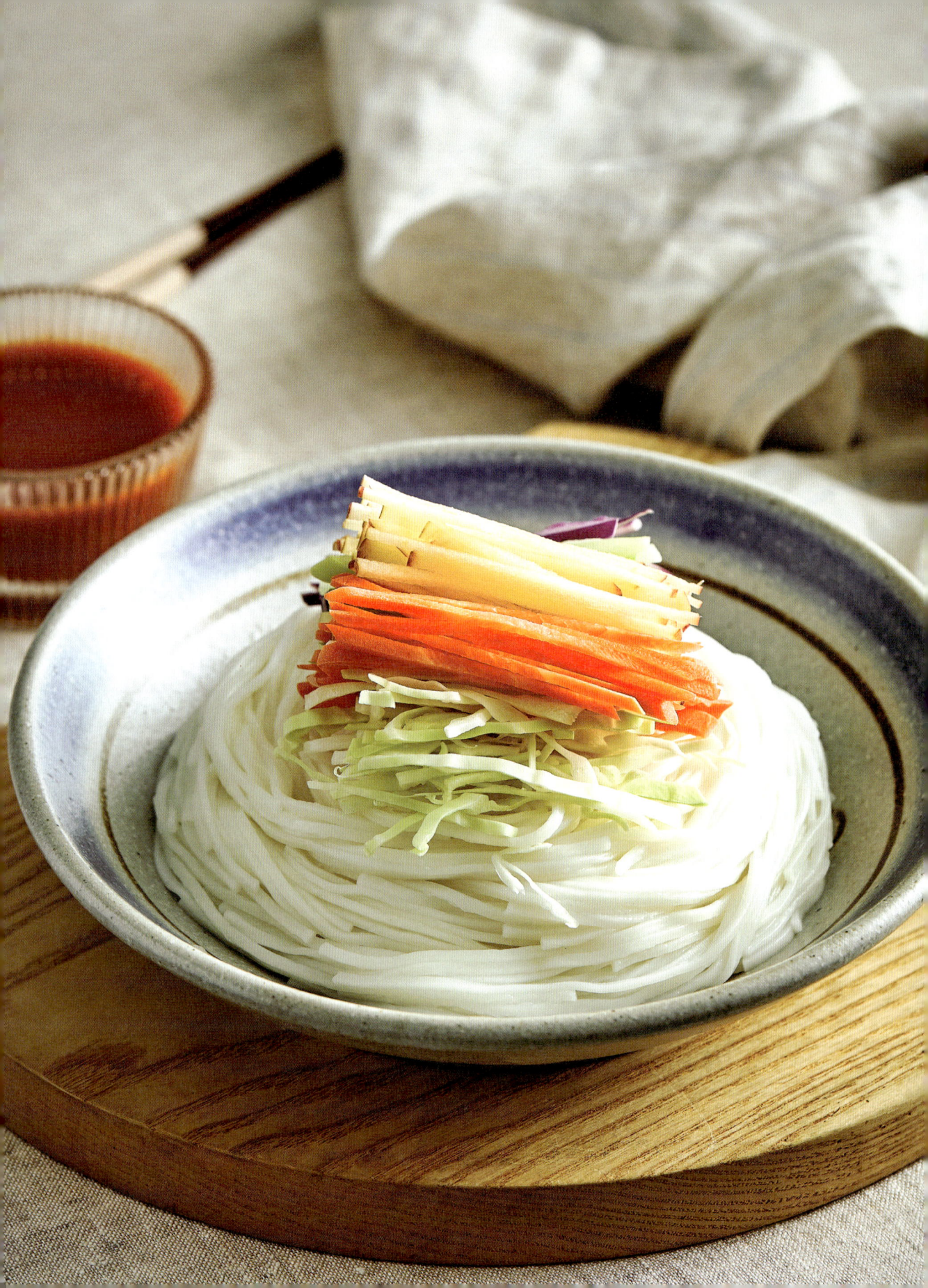

쌀소면 비빔국수

• 칼로리 **363.8kcal** • 단백질 **7.4g** • 나트륨 **817.9mg** • 칼륨 **266.9mg** • 인 **41.6mg**

쌀로 만든 소면은 밀로 만든 소면보다 단백질과 나트륨이 적은 편입니다. 쌀소면으로 매콤달콤한 비빔국수를 만들었어요. 사과를 갈아 넣어 짠맛은 줄이고 상큼함을 더한 양념장으로 비벼 먹으면 잃었던 입맛도 돌아옵니다.

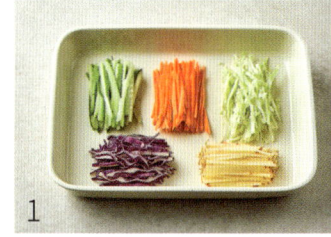

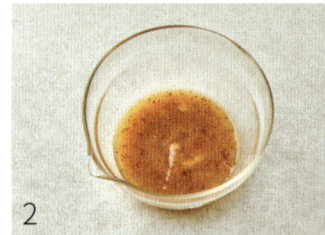

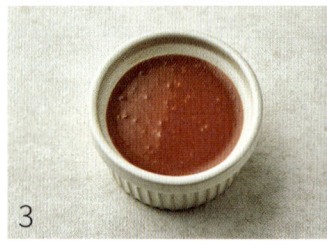

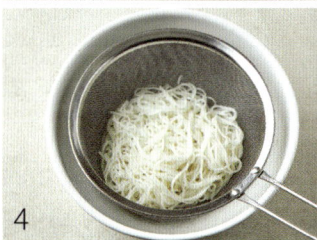

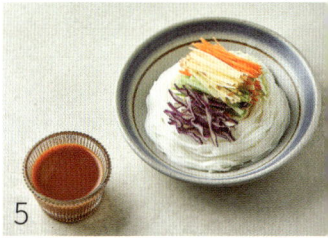

재료(1인분)

쌀소면 80g
오이 20g
당근 20g
양배추 20g
적채 10g
사과 15g

사과 비빔장

사과 15g
고추장 7.5g
간장 3.5g
식초 6g
대체 감미료 4g
올리고당 3g
다진 마늘 2g
참기름 조금

1. 오이, 당근, 양배추, 적채, 사과를 곱게 채 썰어 물에 2시간 이상 담갔다가 물기를 뺀다.
2. 사과 15g은 믹서로 곱게 간다.
3. 간 사과와 나머지 재료를 섞어 사과 비빔장을 만든다.
4. 쌀소면은 끓는 물에 4분 30초 삶은 뒤 찬물에 헹궈 물기를 뺀다.
5. 그릇에 쌀소면을 담고 채 썬 사과와 채소를 올린 뒤 사과 비빔장을 곁들인다.

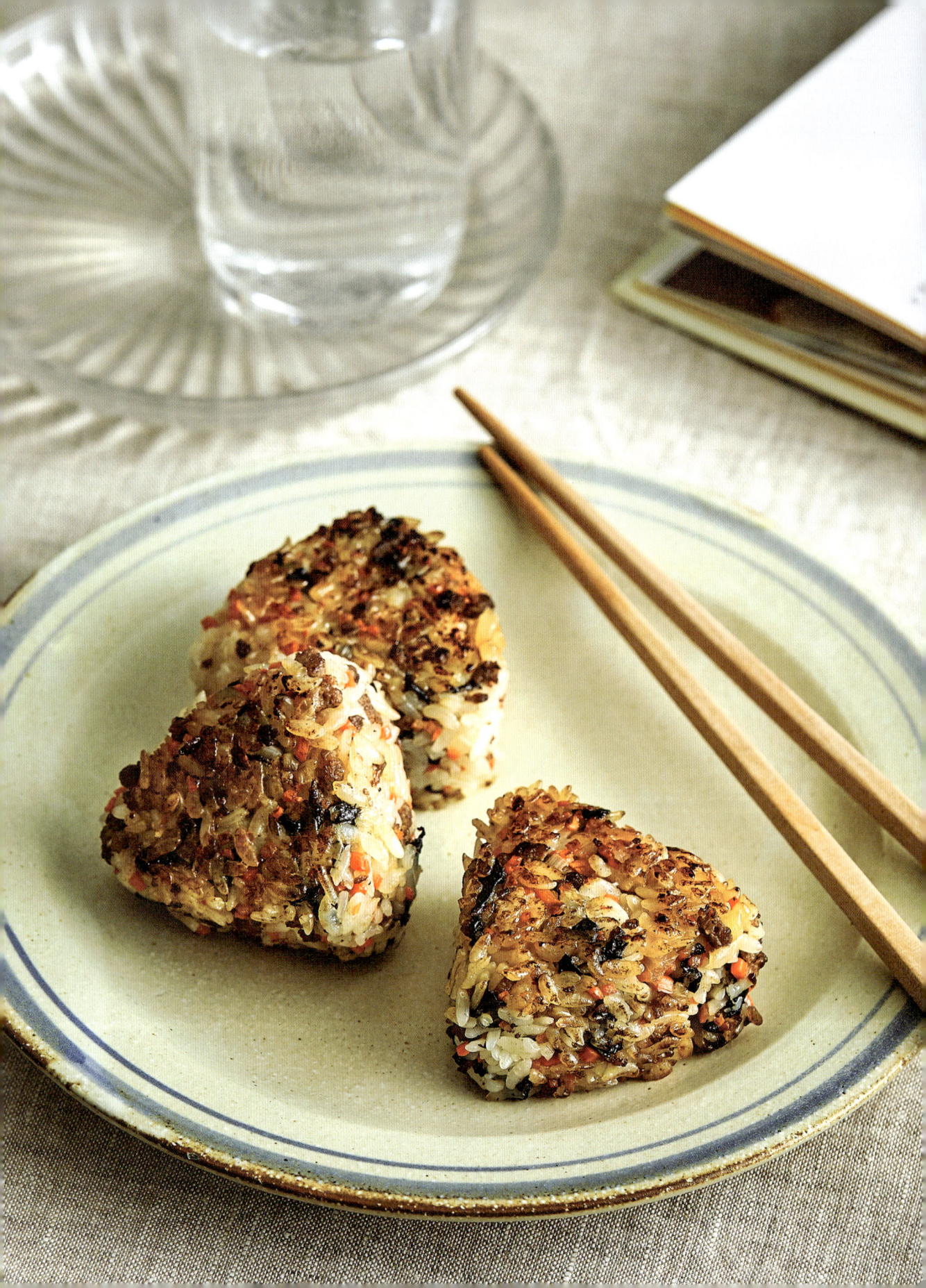

쇠고기 채소 주먹밥

• 칼로리 **395.9kcal** • 단백질 **10.9g** • 나트륨 **353.8mg** • 칼륨 **209mg** • 인 **107.8mg**

양질의 단백질이 풍부한 쇠고기와 채소, 김을 넣고 주먹밥을 만들어서 간장양념을 발라 구웠어요. 식어도 맛있고 간편하게 먹을 수 있어 간단한 한 끼나 도시락으로 준비하면 좋습니다.

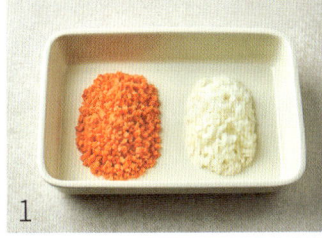

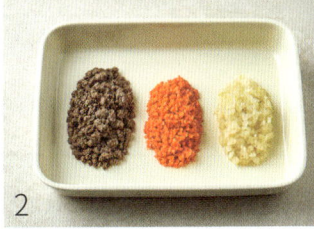

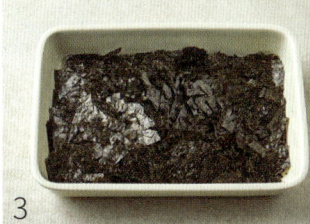

재료(1인분)

흰밥 210g(1공기)
다진 쇠고기 20g
당근 10g
양파 10g
김 1g
식용유 2g

양념장

간장 7g
올리고당 2g
참기름 조금

1. 당근과 양파는 잘게 다져 물에 2시간 이상 담갔다가 물기를 뺀다.
2. 팬에 식용유를 두르고 다진 쇠고기와 다진 채소를 각각 볶는다.
3. 김은 구워서 잘게 부순다.
4. 양념장 재료를 고루 섞는다.
5. 흰밥과 볶은 쇠고기, 채소, 김가루를 섞어 삼각형의 주먹밥을 만든다.
6. 주먹밥에 골고루 양념장을 발라 식용유를 두른 팬에 앞뒤로 살짝 굽는다.

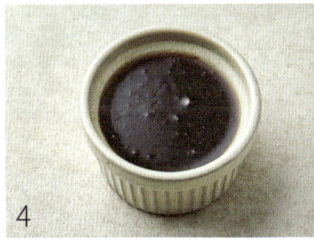

●● **알아두세요**
쇠고기는 우둔살이나 안심 등 부드러운 살코기를 사용하는 것이 좋습니다.

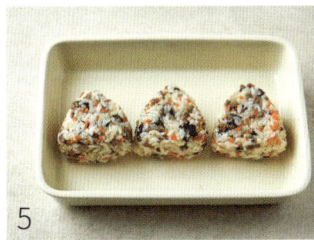

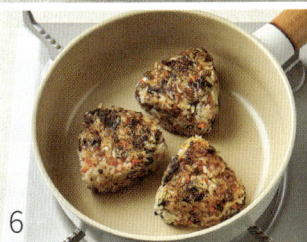

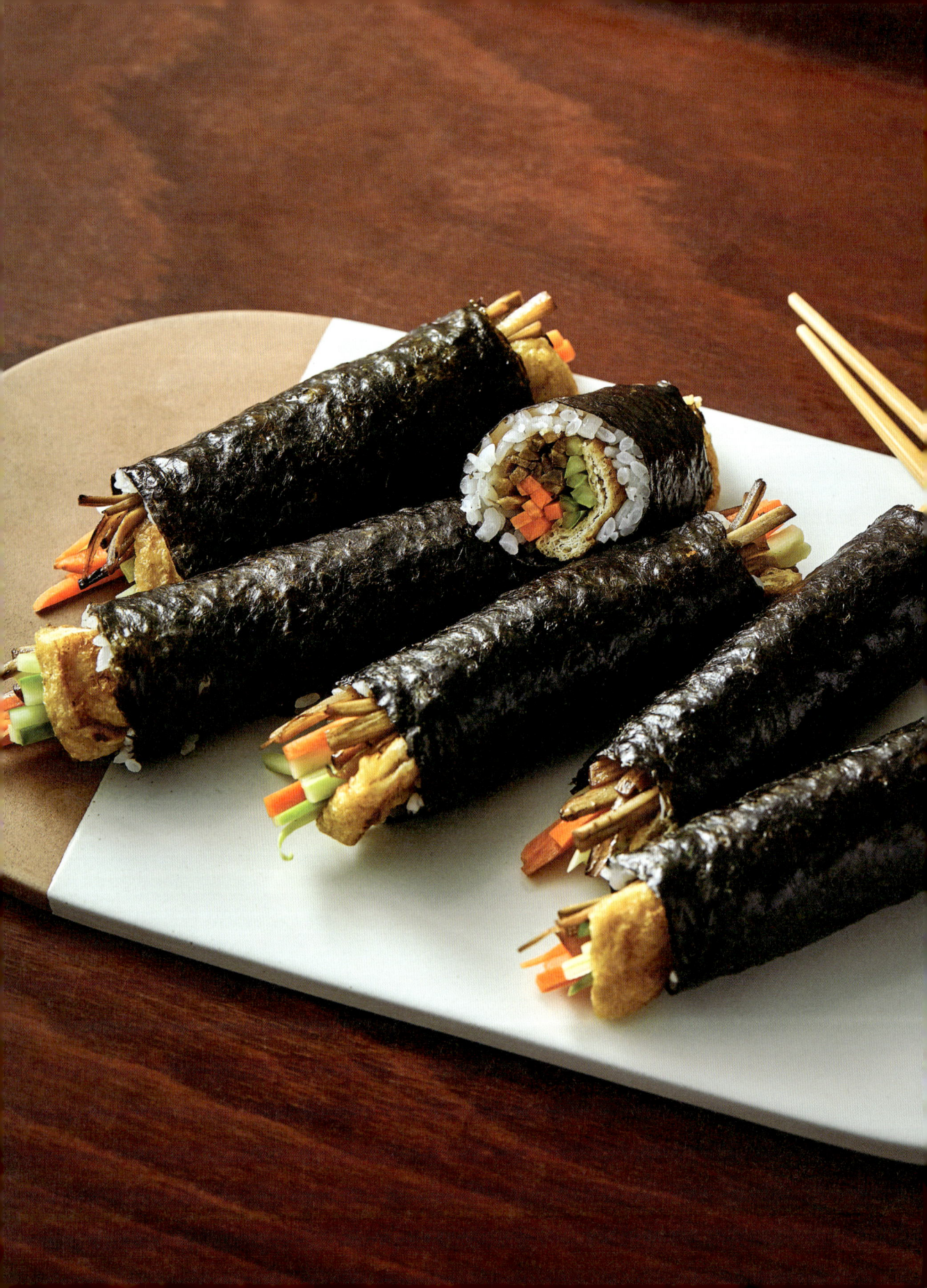

유부 꼬마김밥

• 칼로리 **484.7kcal**   • 단백질 **174.5g**   • 나트륨 **381.9mg**   • 칼륨 **478.3mg**   • 인 **216.6mg**

김밥은 다양한 재료가 들어가 한 끼 식사로 그만이지만, 시중에서 파는 김밥은 설탕이나 소금이 많이 들어가 콩팥병 환자가 먹기 어려워요. 조미되지 않은 유부와 여러 가지 채소를 넣고 꼬마김밥을 만들어보세요.

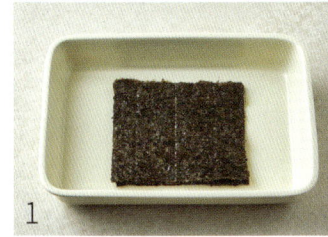

재료(1인분)

흰밥 210g(1공기)
김(김밥용) 4g(1장)
냉동 유부 30g
우엉 35g
오이 30g
당근 30g
식용유 2g

우엉 양념

간장 7g
올리고당 4g
다진 마늘 2g
참기름 조금

오이·당근 양념

식초 6g
대체 감미료 4g

1. 김은 4등분한다.
2. 유부는 끓는 물에 데쳐 물기를 꼭 짠 뒤 팬에 살짝 굽는다.
3. 우엉과 오이는 껍질을 벗겨 3cm 길이로 채 썰고, 당근도 같은 길이로 채 썬다. 모두 물에 2시간 이상 담갔다가 물기를 뺀다.
4. 우엉 양념 재료와 오이·당근 양념 재료를 각각 섞는다.
5. 오이와 당근은 오이·당근 양념에 30분간 잰다.
6. 달군 팬에 식용유를 두르고 우엉과 우엉 양념을 넣어 볶는다.
7. 김 위에 밥을 펴고 유부, 우엉, 오이, 당근을 올려 돌돌 만다.

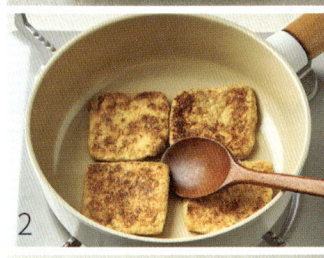
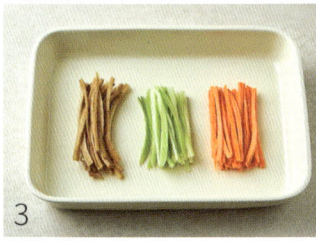
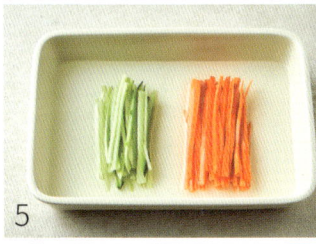
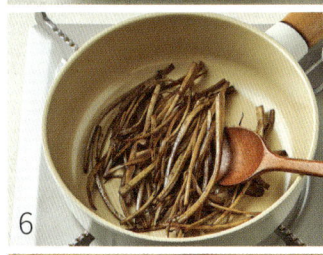
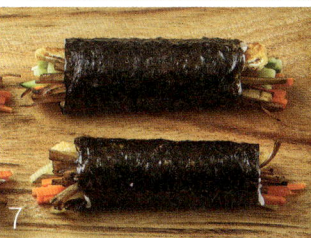

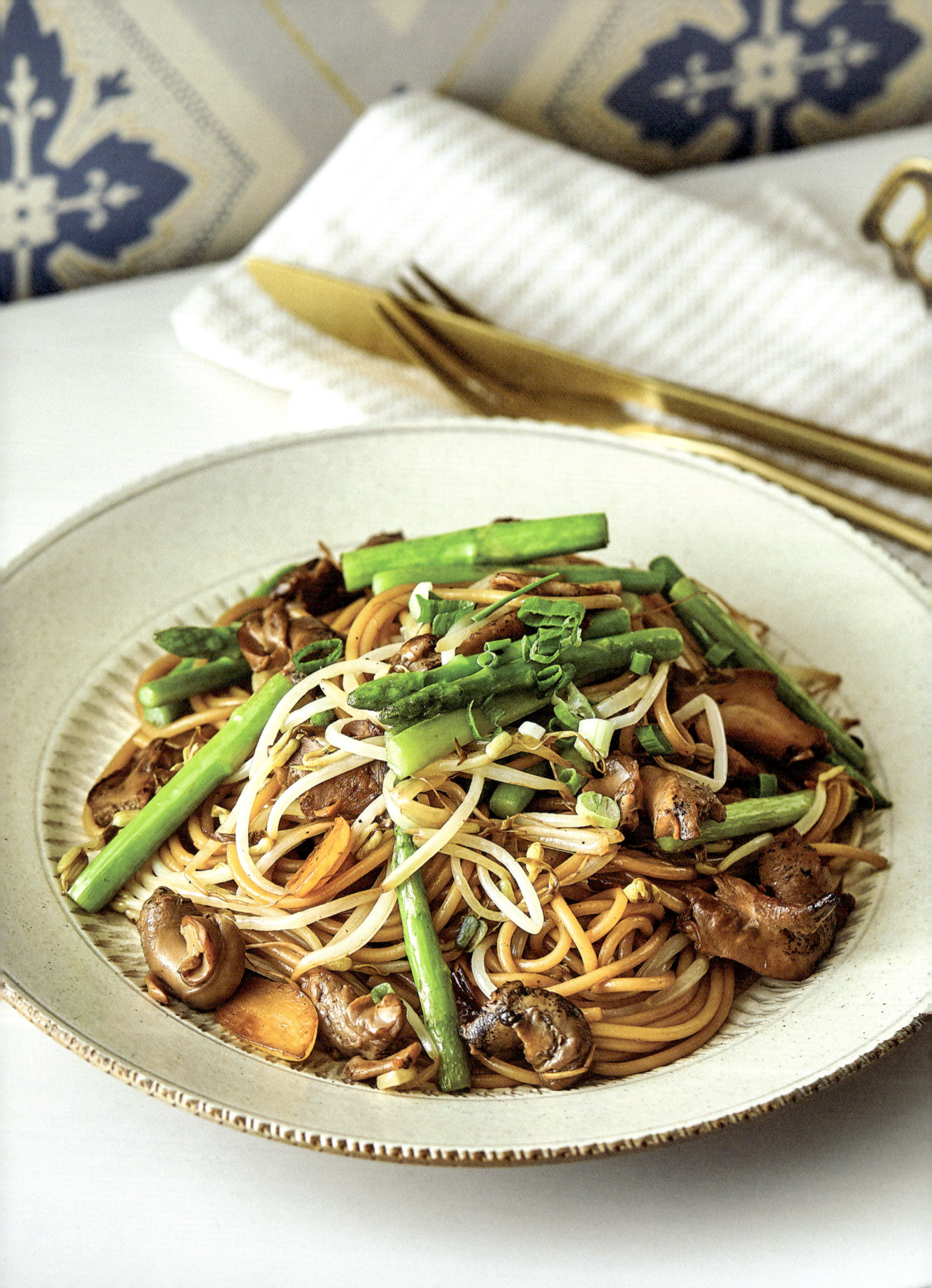

아스파라거스 골뱅이 파스타

• 칼로리 **499kcal** • 단백질 **21g** • 나트륨 **656.4mg** • 칼륨 **355.4mg** • 인 **207.8mg**

아스파라거스로 아삭함을 살리고 통조림 골뱅이로 감칠맛을 더한 파스타예요. 아스파라거스는 비타민 B군과 K가 풍부해 신진대사를 좋게 하고 심장질환 예방에도 도움을 줍니다. 통조림 골뱅이는 칼륨은 적지만 나트륨이 많으므로 끓는 물에 데쳐 염분을 뺀 뒤 조리하세요.

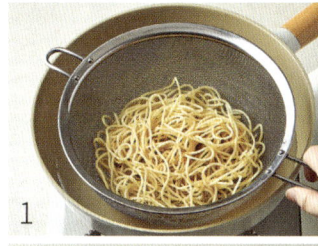

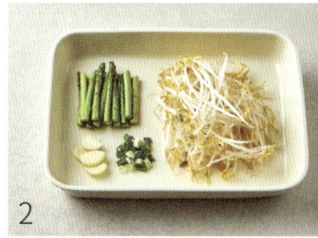

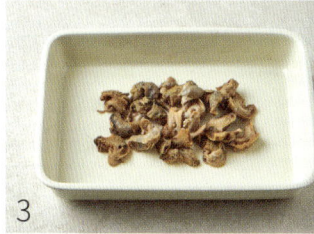

재료(1인분)

스파게티 70g
통조림 골뱅이 50g
숙주 35g
아스파라거스 30g
실파 2g
마늘 5g
마른고추 조금
간장 7g
대체 감미료 4g
후춧가루 조금
올리브오일 10g
무염 버터 10g

1. 스파게티를 끓는 물에 7분간 삶아 건진다.
2. 아스파라거스는 밑동을 3cm 정도 잘라내고 필러로 아랫부분의 껍질을 벗긴 뒤 반 갈라 3cm 길이로 썬다. 실파는 송송 썰고, 마늘은 밑동을 잘라낸 뒤 저민다. 손질한 재료와 숙주를 물에 2시간 이상 담갔다가 물기를 뺀다.
3. 통조림 골뱅이는 한입 크기로 썰어서 끓는 물에 데쳐 물기를 뺀다.
4. 달군 팬에 무염 버터를 녹이고 마늘, 마른고추, 아스파라거스, 골뱅이 순으로 넣어 볶는다.
5. 아스파라거스를 꺼내고 숙주와 스파게티를 넣어 볶는다.
6. 숙주가 살짝 익으면 간장, 대체 감미료, 후춧가루, 올리브오일을 넣어 볶는다.
7. 접시에 파스타를 담고 아스파라거스와 실파를 올린다.

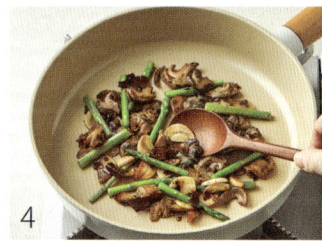

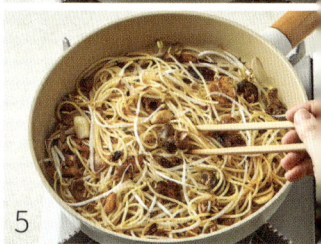

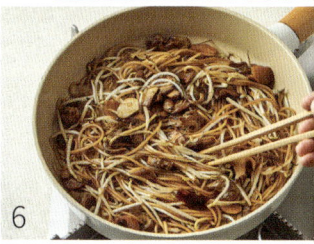

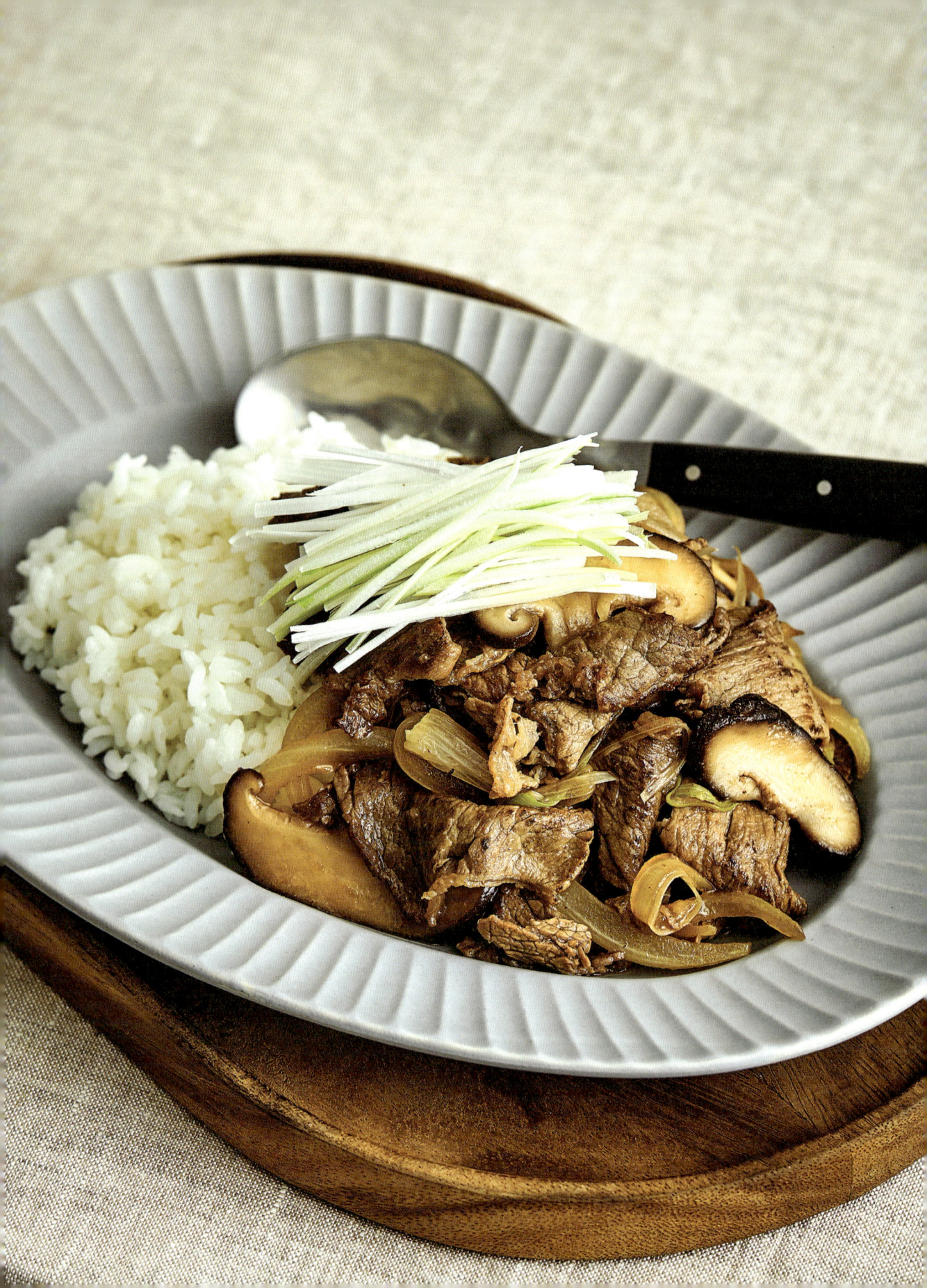

쇠고기 대파 덮밥

• 칼로리 **516kcal** • 단백질 **15.5g** • 나트륨 **359mg** • 칼륨 **315mg** • 인 **157.3mg**

단백질 섭취를 제한해야 하는 콩팥병 환자는 지방이 없는 살코기로 양질의 단백질을 섭취하는 것이 좋습니다. 지방이 적은 소 목심으로 덮밥을 만들었어요. 쇠고기와 잘 어울리는 대파를 듬뿍 곁들여 맛과 영양을 더했습니다.

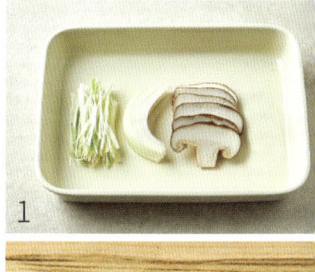
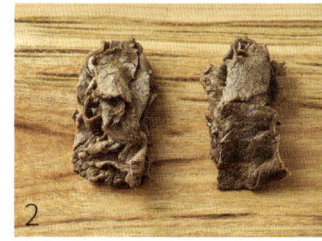
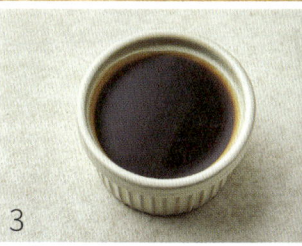

재료(1인분)

흰밥 210g(1공기)
소 목심(불고기용) 40g
대파 25g
양파 10g
표고버섯 10g
참기름 조금
식용유 10g

조림 양념

간장 7g
대체 감미료 4g
다진 마늘 2g
맛술 2.5g
물 80g

1. 대파는 5cm 길이로 채 썰고, 양파도 채 썬다. 표고버섯은 갓만 떼어 저민다. 모두 물에 2시간 이상 담갔다가 물기를 뺀다.
2. 쇠고기는 달군 팬에 기름 없이 구워 한입 크기로 썬다.
3. 조림 양념 재료를 고루 섞는다.
4. 팬에 식용유를 두르고 대파의 반과 양파, 표고버섯을 볶다가 구운 쇠고기를 넣어 섞고 조림 양념을 부어 조린다.
5. 국물이 자작해지면 불을 끄고 참기름을 넣어 향을 더한다.
6. 그릇에 흰밥을 담고 쇠고기조림을 얹은 뒤 남은 대파를 올린다.

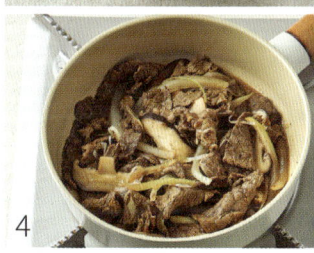
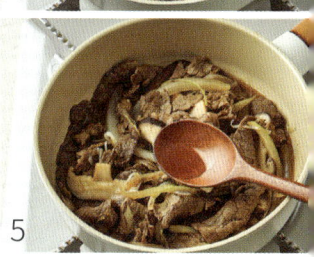
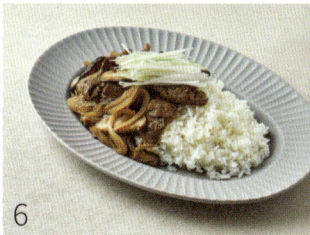

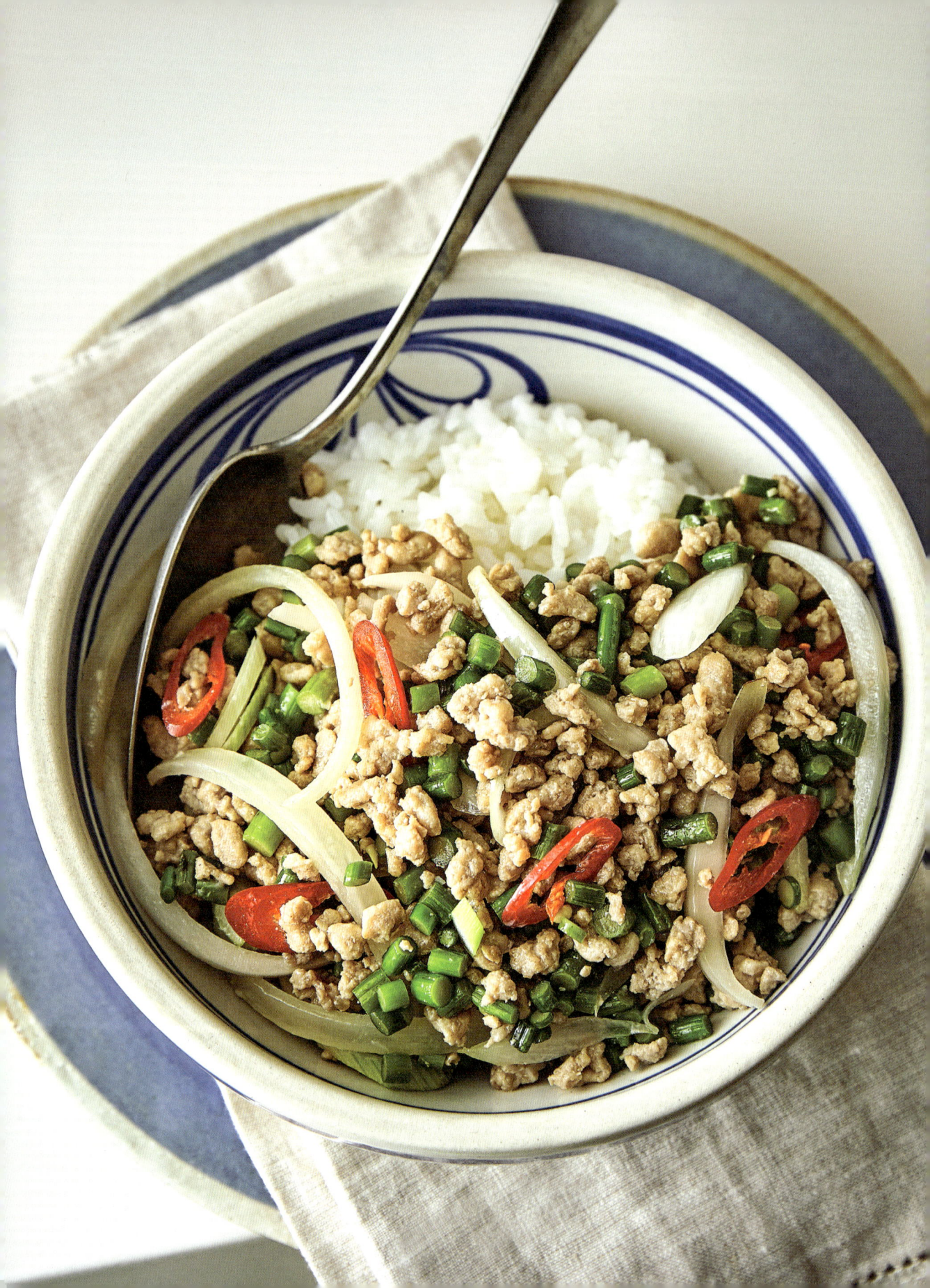

마늘종 돼지고기 덮밥

• 칼로리 **474.3kcal** • 단백질 **14.2g** • 나트륨 **356.1mg** • 칼륨 **327.7mg** • 인 **164.7mg**

마늘종과 돼지고기는 맛도 잘 어울리고, 영양 면에서도 잘 맞습니다. 마늘종에 풍부한 알린은 몸속에서 단백질과 결합해 혈관 속에 피가 엉기지 않게 하고, 혈중 콜레스테롤을 줄여줍니다. 돼지고기에 많은 비타민 B_1은 피로 해소에 도움을 줍니다.

재료(1인분)

흰밥 210g(1공기)
다진 돼지고기 40g
마늘종 40g
양파 10g
대파 5g
붉은 고추 2g
고추기름 3g

볶음 양념

간장 7g
대체 감미료 4g
올리고당 2g
다진 마늘 2g
참기름 조금

1 마늘종은 작게 썰고, 양파는 채 썬다. 대파는 어슷하게 썰고, 붉은 고추도 씨를 뺀 뒤 어슷하게 썬다. 모두 물에 2시간 이상 담갔다가 물기를 뺀다.
2 볶음 양념 재료를 고루 섞는다.
3 돼지고기와 채소를 한데 담고 볶음 양념을 넣어 버무린다.
4 달군 팬에 고추기름을 두르고 양념한 돼지고기와 채소를 볶는다.
5 그릇에 흰밥을 담고 볶은 고기와 채소를 얹는다.

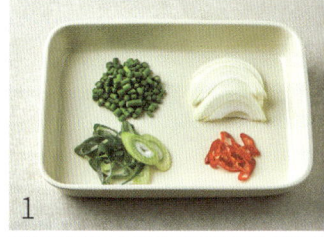
1

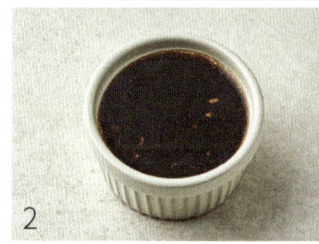
2

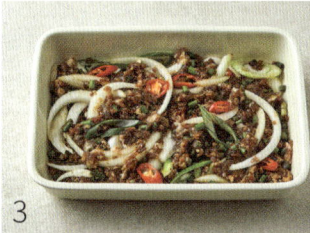
3

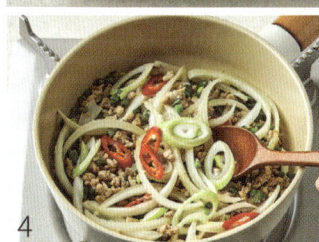
4

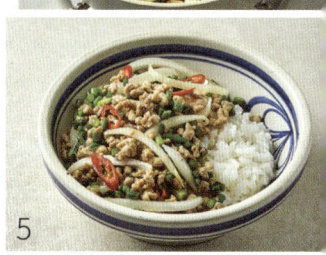
5

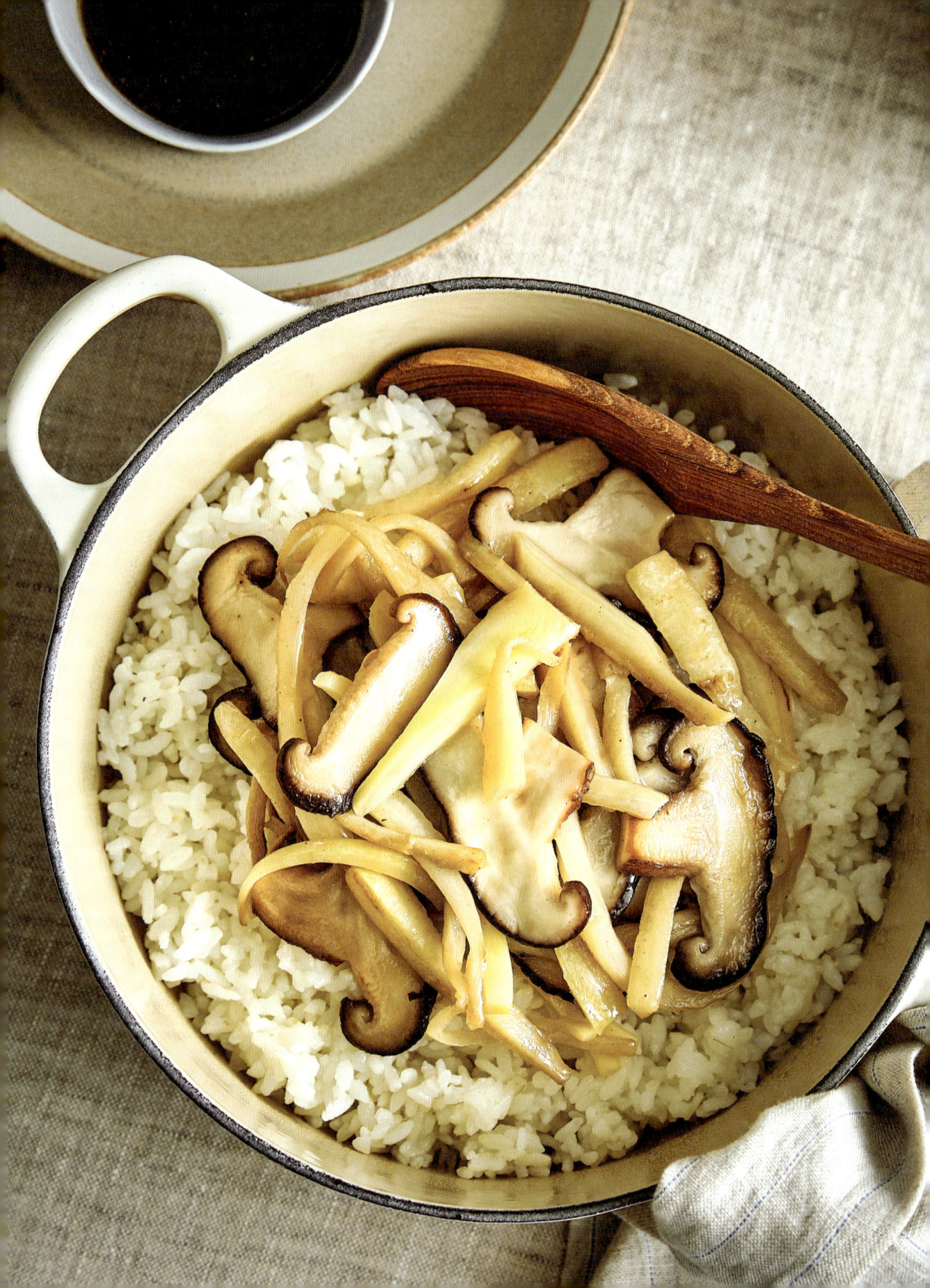

도라지 표고버섯 솥밥

• 칼로리 **316.4kcal**　• 단백질 **8.2g**　• 나트륨 **339.7mg**　• 칼륨 **316.3mg**　• 인 **149.7mg**

쌉쌀한 도라지와 향이 좋은 표고버섯을 넣고 솥밥을 지어 양념장에 비벼 먹는 한 그릇 음식입니다. 도라지는 사포닌이 풍부해 호흡기 건강에 좋고, 칼슘도 많아 골다공증 예방에도 도움을 줍니다. 표고버섯은 식이섬유가 많고 혈중 콜레스테롤을 줄여줍니다.

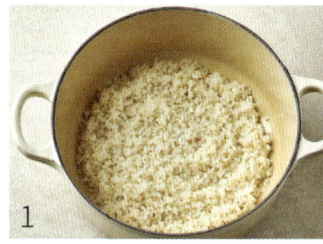

재료(1인분)

쌀 70g
도라지 40g
표고버섯 30g
들기름 조금
식용유 2g
물 70g

양념장

간장 7g
대체 감미료 조금
참기름 조금
후춧가루 조금

1 쌀은 흐르는 물에 깨끗이 씻는다.
2 도라지는 살살 두드려 펴서 먹기 좋게 찢고, 표고버섯은 갓만 떼어 저민다. 모두 물에 2시간 이상 담갔다가 물기를 뺀다.
3 팬에 식용유를 두르고 도라지와 표고버섯을 살짝 볶는다.
4 솥에 쌀을 담고 도라지와 표고버섯을 올린 뒤 물을 부어 밥을 짓는다.
5 양념장 재료를 고루 섞는다.
6 밥이 되면 들기름을 두르고 양념장을 곁들인다.

●● **알아두세요**

채소를 넣어 솥밥을 지을 때는 채소에서 물이 생기기 때문에 평소 밥을 지을 때보다 물의 양을 적게 잡아야 합니다. 불린 쌀을 사용할 때는 더 적게 잡으세요.

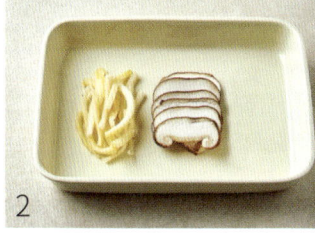
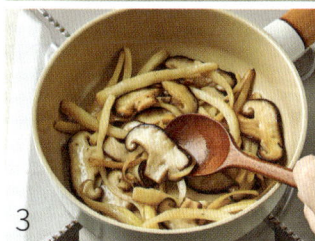
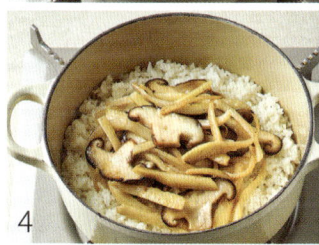
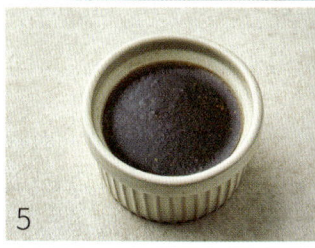
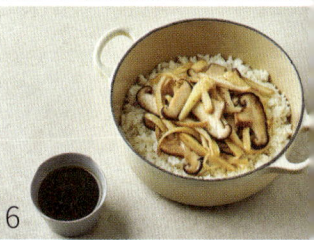

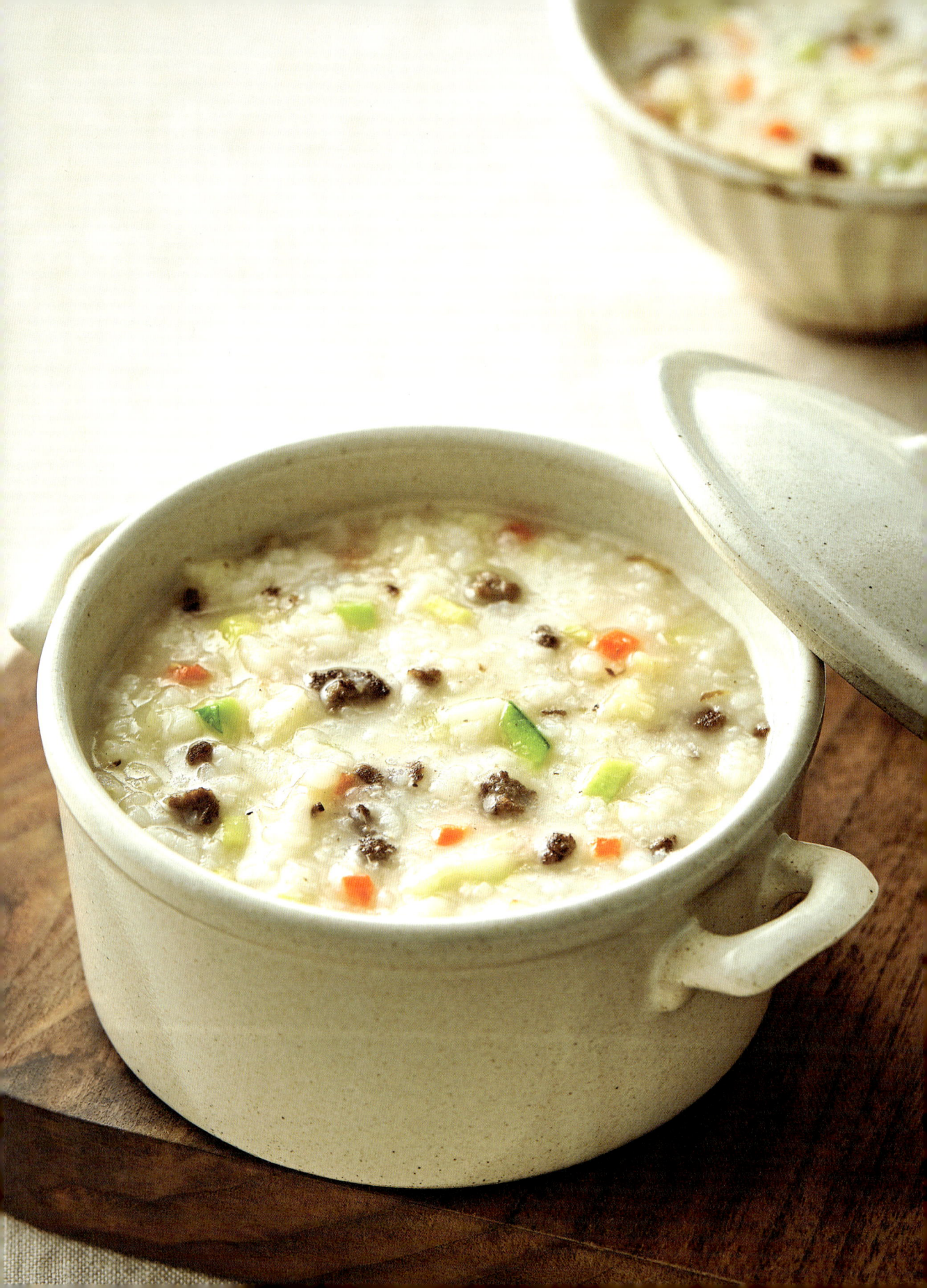

쇠고기 양배추죽

• 칼로리 **380.7kcal**　• 단백질 **15.2g**　• 나트륨 **368mg**　• 칼륨 **382.6mg**　• 인 **170.7mg**

양배추는 위장 내 세포의 재생을 돕는 비타민 U가 풍부하고, 암 예방에도 효과적인 식품입니다. 쇠고기도 위의 기능을 좋게 해요. 양배추와 갖은 채소, 쇠고기를 넣고 끓인 죽은 위를 편하게 하는 식사입니다.

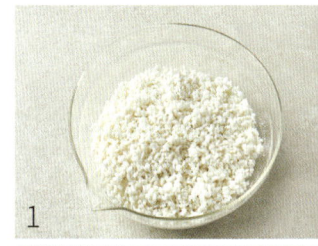

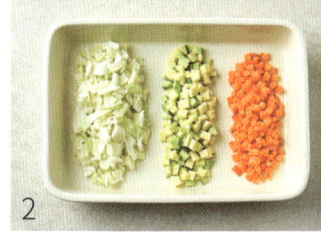

재료(1인분)

쌀 70g
다진 쇠고기 40g
양배추 50g
당근 10g
애호박 10g
간장 7g
맛술 5g
참기름 조금
후춧가루 조금
물 420g

1. 쌀은 깨끗이 씻은 뒤 물에 1시간 정도 불려 물기를 뺀다.
2. 양배추와 당근, 애호박은 잘게 다져 물에 2시간 이상 담갔다가 물기를 뺀다.
3. 다진 쇠고기는 간장, 맛술, 참기름, 후춧가루로 밑간해 팬에 볶는다.
4. 냄비에 참기름을 두르고 불린 쌀을 볶다가 볶은 쇠고기를 넣어 볶는다. 고기가 반쯤 익으면 채소를 넣어 함께 볶는다.
5. 어느 정도 익으면 물을 부어 푹 끓인 뒤, 중약불로 줄여 쌀이 푹 퍼질 때까지 저어가며 끓인다.

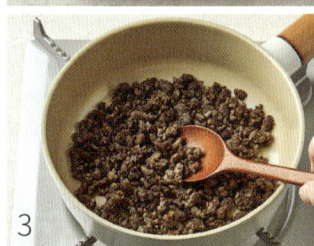

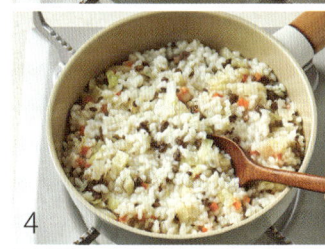

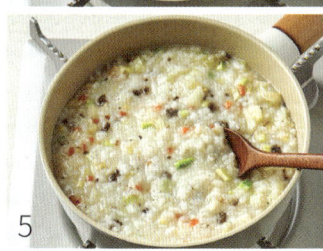

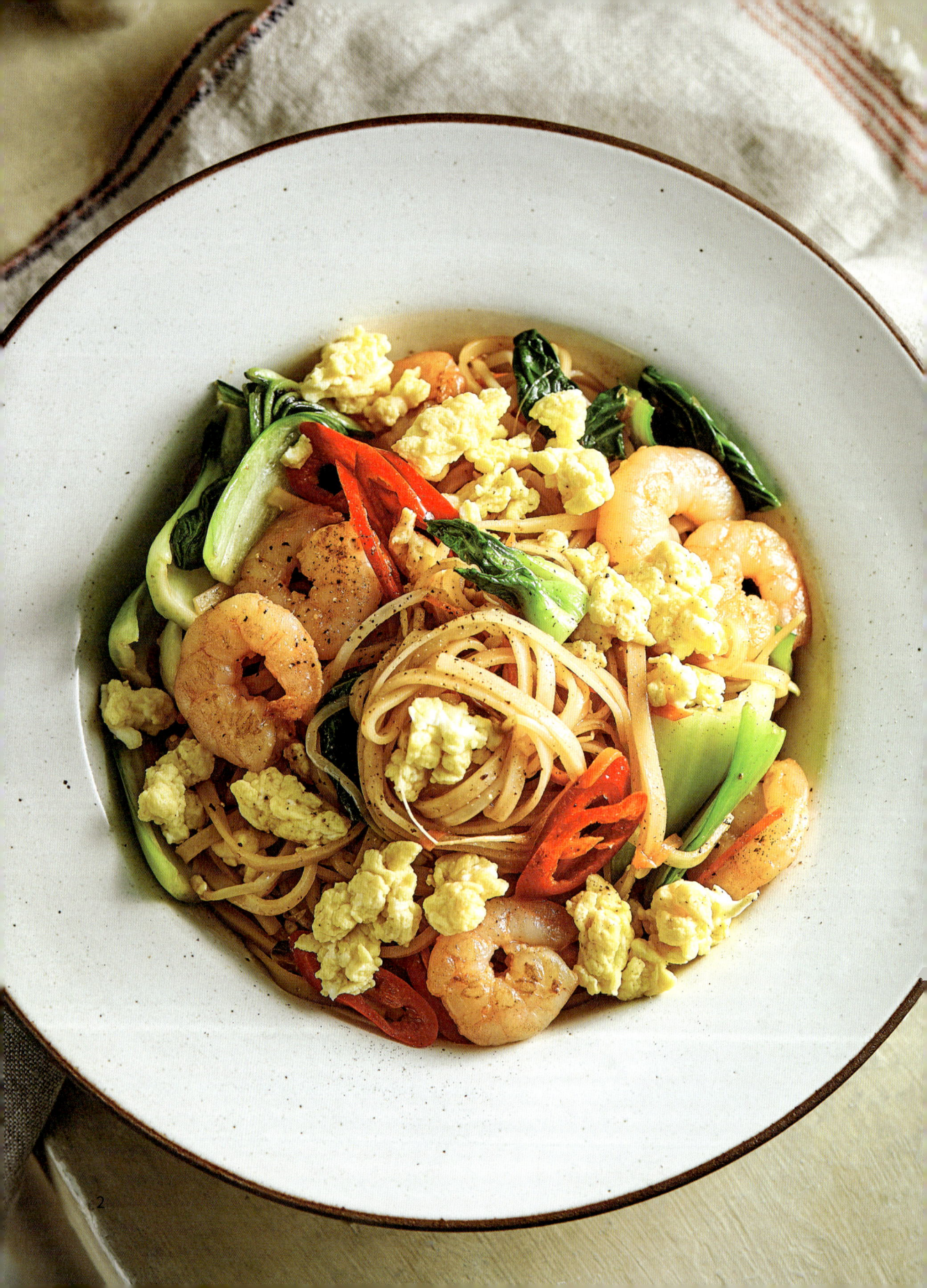

상하이 볶음쌀국수

• 칼로리 **370.7kcal** • 단백질 **19.7g** • 나트륨 **557.9mg** • 칼륨 **385.8mg** • 인 **189mg**

쌀국수는 칼륨 함량이 적어 콩팥병 환자를 위한 국수요리에 활용하면 좋습니다. 쌀국수와 새우, 다양한 채소를 굴소스와 스리라차 소스로 감칠맛 나게 볶았어요. 맛과 영양을 가득 담은 한 그릇입니다.

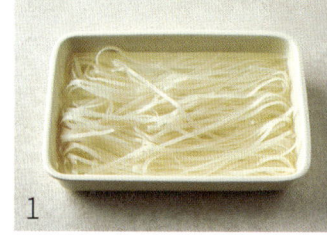

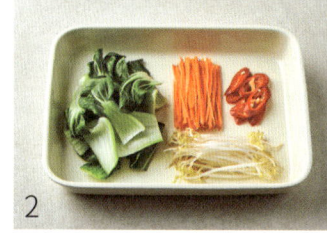

재료(1인분)

쌀국수(건면) 70g
칵테일새우 50g
숙주 30g
청경채 30g
당근 5g
붉은 고추 2g
달걀 20g
식용유 2g

볶음 양념

간장 3.5g
대체 감미료 4g
굴소스 4g
스리라차 소스 3g
다진 마늘 2g
다진 생강 조금

1. 쌀국수를 찬물에 40분간 담가 불린다.
2. 청경채는 한입 크기로 썰고, 당근은 채 썰고, 붉은 고추는 씨를 뺀 뒤 어슷하게 썬다. 손질한 재료와 숙주를 물에 2시간 이상 담갔다가 물기를 뺀다.
3. 달군 팬에 식용유를 두르고 달걀 스크램블을 만든다.
4. 볶음 양념 재료를 고루 섞는다.
5. 달군 팬에 칵테일새우와 채소를 살짝 볶다가 볶음 양념을 넣어 볶는다.
6. 채소가 반쯤 익으면 불린 쌀국수를 넣어 함께 볶는다.
7. 그릇에 볶은 쌀국수를 담고 달걀 스크램블을 얹는다.

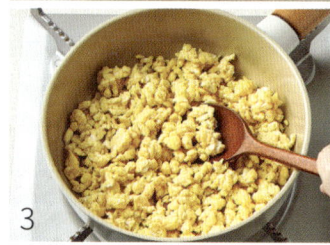

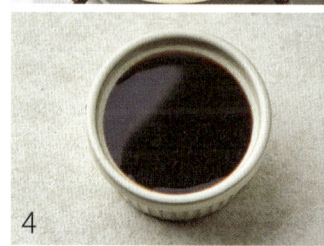

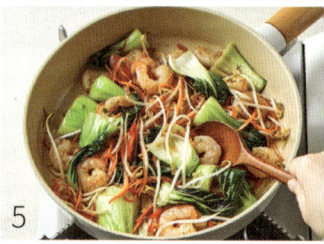

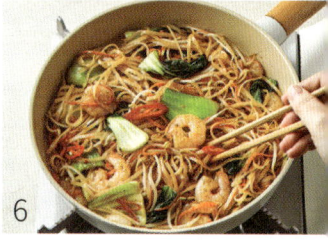

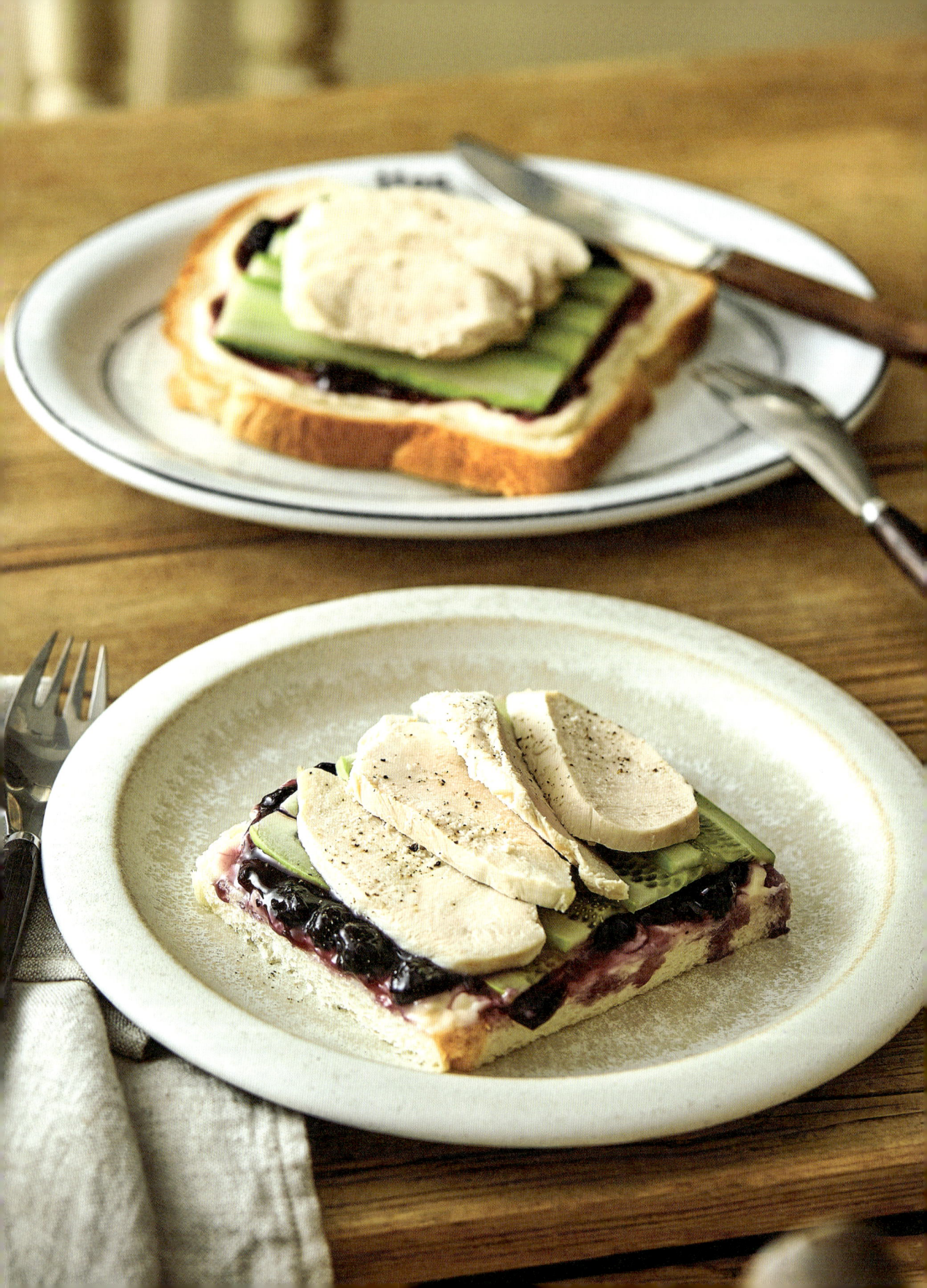

닭가슴살 오이 오픈샌드위치

• 칼로리 **240.5kcal**　• 단백질 **10.2g**　• 나트륨 **428.3mg**　• 칼륨 **295.7mg**　• 인 **117.9mg**

담백한 닭가슴살과 아삭한 오이, 고소한 마요네즈와 달콤한 블루베리잼이 어우러져 가볍고 신선한 맛이 좋은 샌드위치입니다. 밥 대신 새로운 메뉴를 즐기고 싶을 때 만들어보세요.

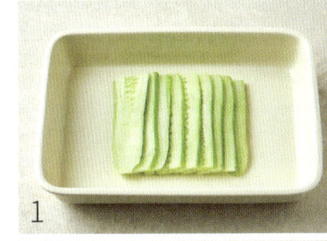

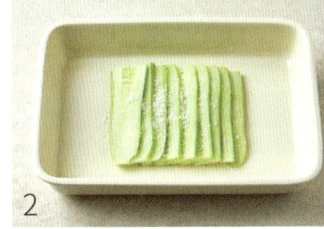

재료(1인분)

식빵 35g(1장)
오이 100g
닭가슴살 60g
마요네즈 11.6g
블루베리잼 10g
소금 조금
후춧가루 조금

1. 오이는 껍질을 벗기고 식빵 길이로 저며 물에 2시간 이상 담갔다가 물기를 뺀다.
2. 오이에 소금을 뿌려 살짝 절인다.
3. 닭가슴살은 끓는 물에 10분간 삶아 식힌 뒤 얇게 썬다.
4. 식빵에 마요네즈와 블루베리잼을 바르고 오이와 닭가슴살을 올린다.
5. 식빵의 테두리를 잘라내고 후춧가루를 뿌린다.

●● **알아두세요**

닭가슴살을 삶을 때 월계수 잎과 대파 등을 넣으면, 냄새도 없어지고 육질도 부드러워집니다.

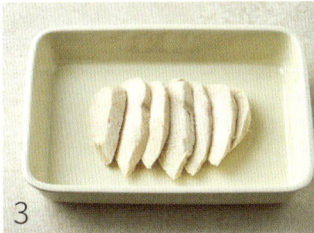

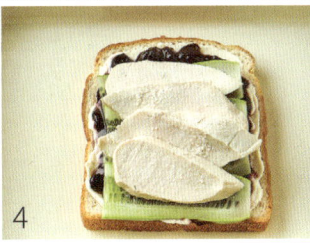

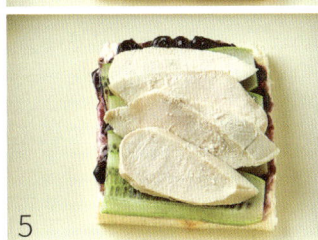

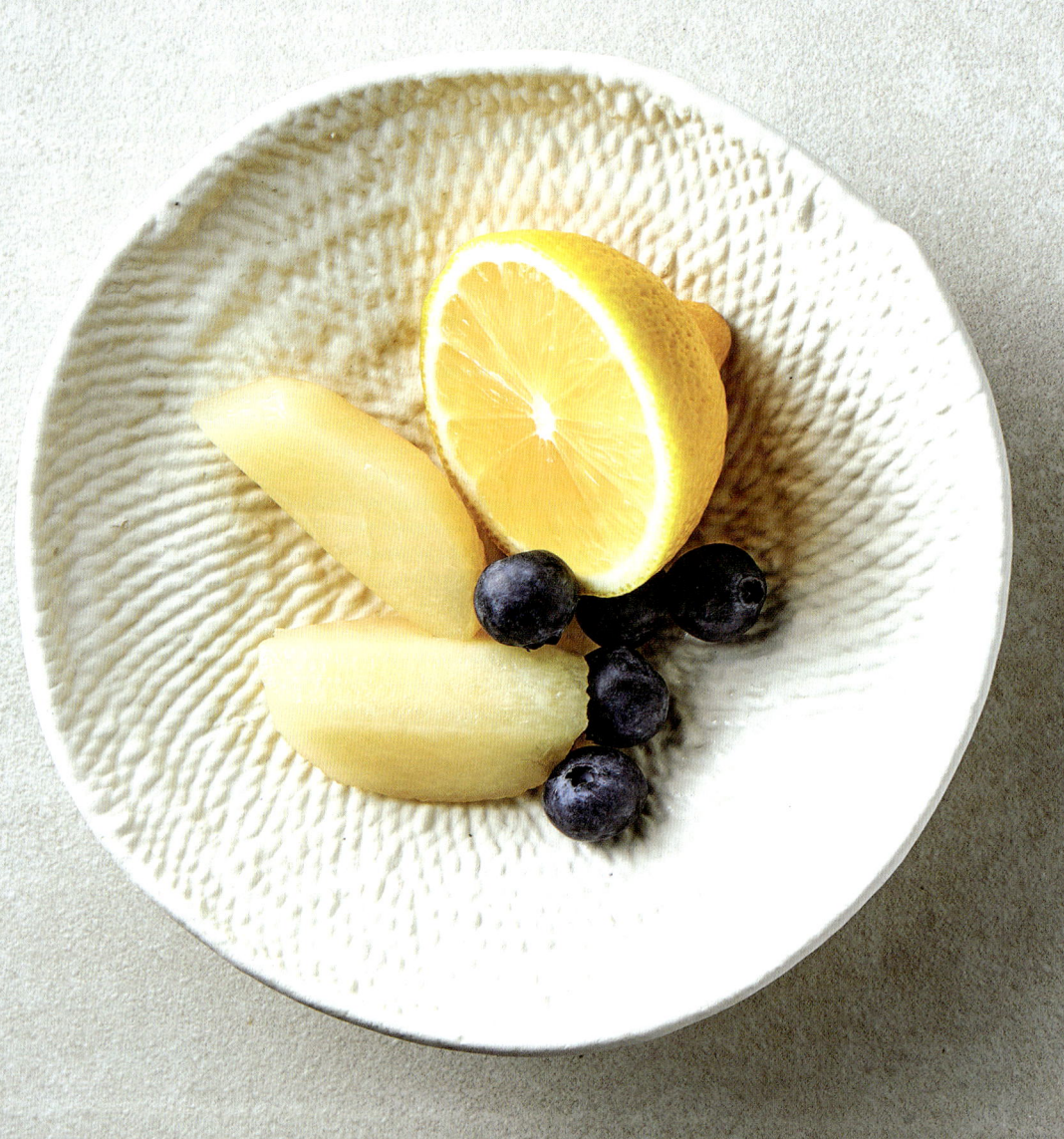

Part 4

맛있는 오후, 간식

만성 콩팥병 환자는 단백질 섭취를 제한하기 때문에
에너지가 부족할 수 있어요. 이런 경우 간식이 도움이 됩니다.
간식으로 지방과 탄수화물 섭취량을 늘리면
부족한 에너지를 보충하고
단백질이 에너지원으로 쓰이는 것을 막을 수 있어요.

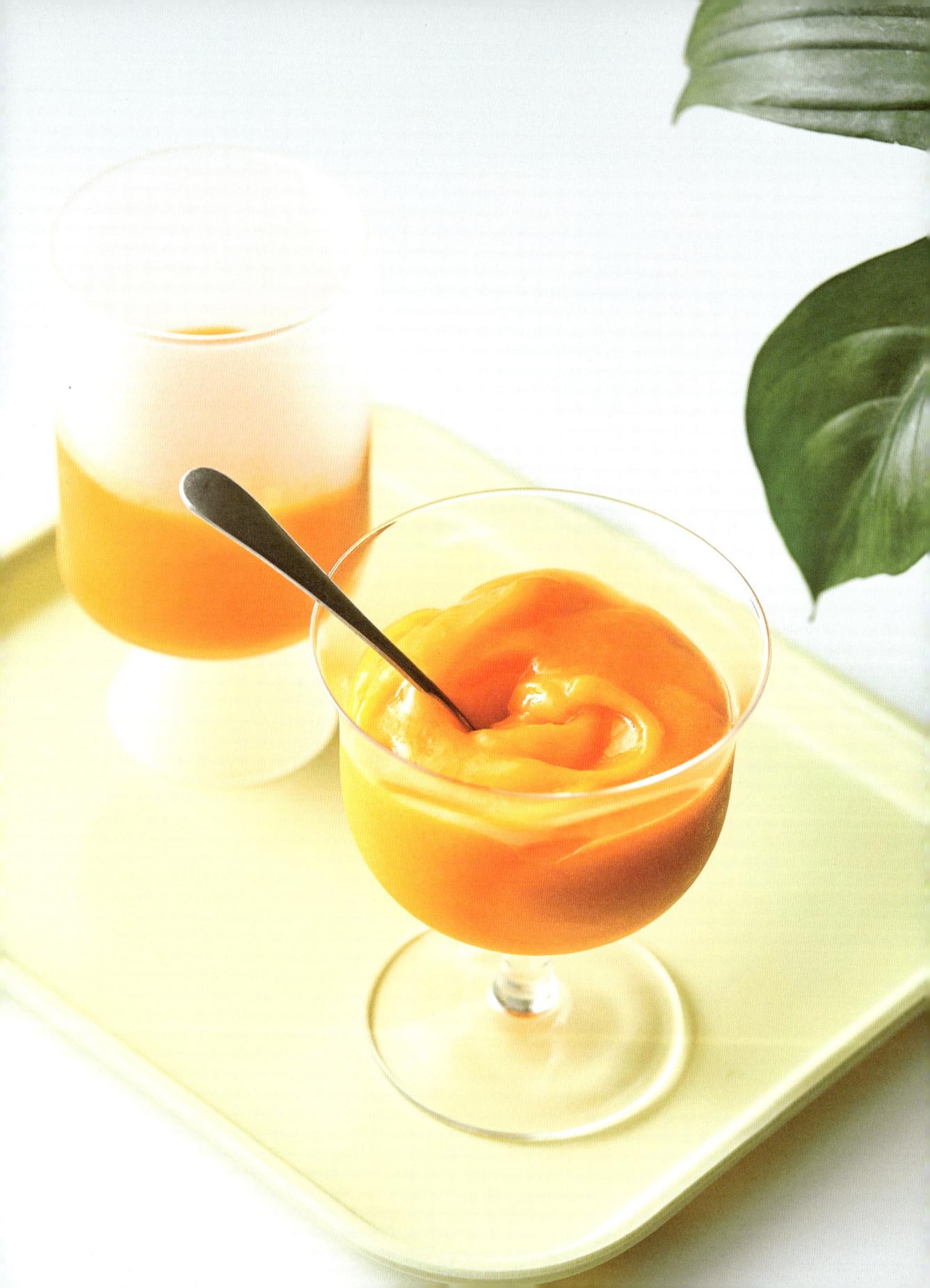

홍시 셔벗

당 주의 ❗ • 칼로리 **62.2kcal** • 단백질 **0.2g** • 나트륨 **0.8mg** • 칼륨 **124.7mg** • 인 **16.6mg**

홍시는 비타민 C가 풍부해 면역력을 높이고, 식이섬유가 많아 혈관질환을 예방하는 효과도 있습니다. 달고 부드러우며 칼륨이 적어 콩팥병 환자가 간식으로 먹기 좋아요. 넉넉히 얼려두었다가 입맛이 떨어졌을 때 시원하게 즐기세요.

재료(1인분)

홍시 70g
올리고당 5g
레몬즙 5g

1 홍시를 냉동실에서 얼린다.
2 얼린 홍시를 껍질을 벗기고 믹서에 넣어 곱게 간다.
3 간 홍시에 올리고당과 레몬즙을 넣어 고루 섞는다.

●● 알아두세요

그릇을 냉장고에 넣어 시원하게 만든 뒤 셔벗을 담으면, 잘 녹지 않아 사각사각함을 더 오래 즐길 수 있어요.

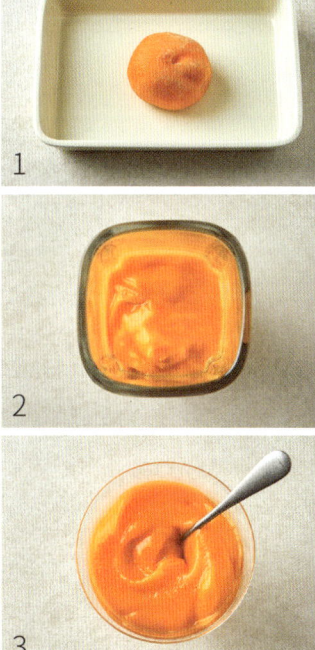

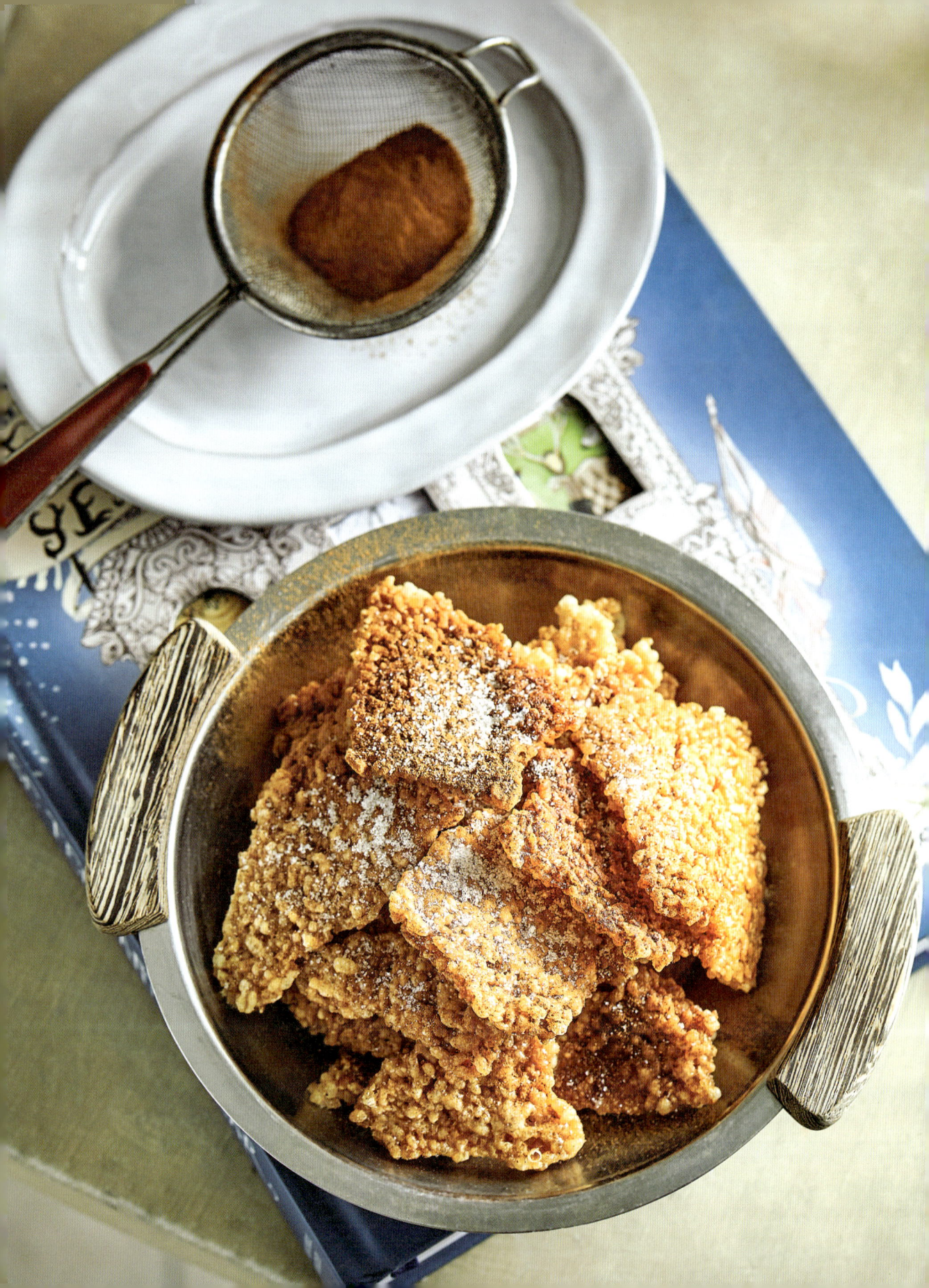

시나몬 누룽지튀김

• 칼로리 **291.4kcal** • 단백질 **3.4g** • 나트륨 **3.7mg** • 칼륨 **49.5mg** • 인 **37.6mg**

시판 과자는 나트륨과 인의 함량이 많아 콩팥병 환자가 먹기 어렵습니다. 바삭한 누룽지에 달콤한 맛과 계피 향을 더한 간식으로 시판 과자를 대신해보세요. 대체 감미료와 계핏가루의 양은 입맛에 따라 조절해도 좋아요.

재료(1인분)
누룽지 50g
대체 감미료 2g
계핏가루 조금
식용유 10g

1. 누룽지를 한입 크기로 자른다.
2. 달군 팬에 식용유를 두르고 누룽지를 바삭하게 튀긴다.
3. 튀긴 누룽지에 대체 감미료와 계핏가루를 뿌린다.

●● **알아두세요**
누룽지는 180℃의 기름에 30초 정도만 튀기세요. 너무 오래 튀기면 딱딱해집니다. 대체 감미료와 계핏가루는 입맛에 맞게 뿌리세요.

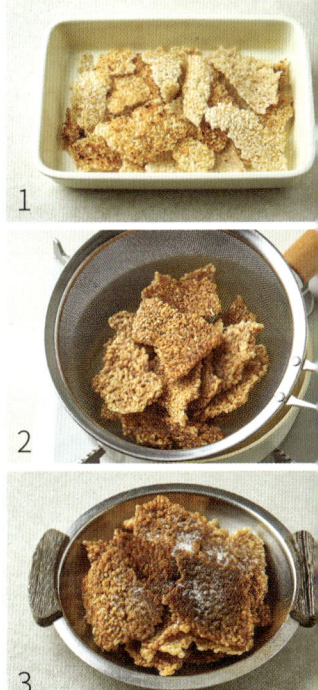

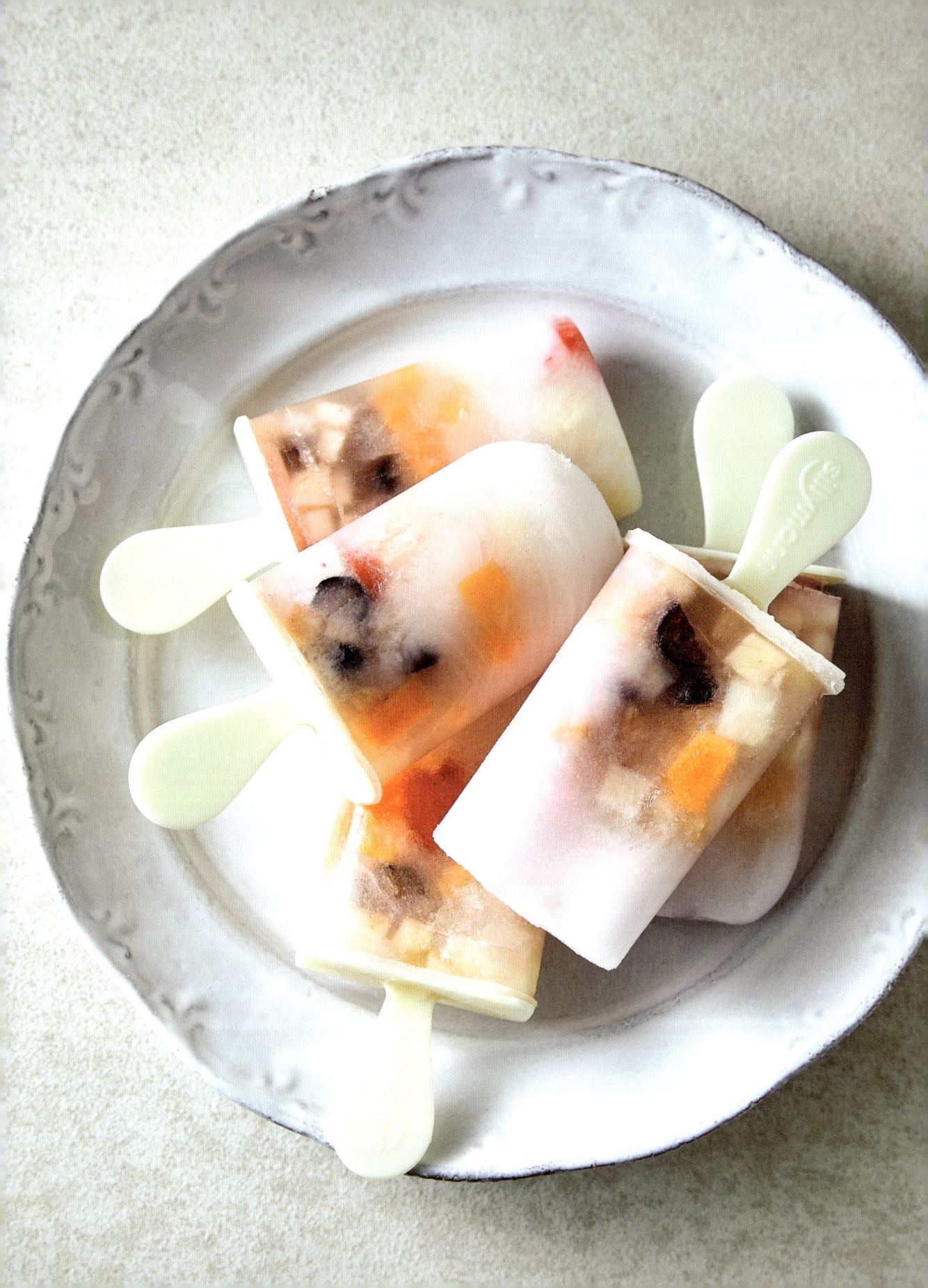

과일 아이스바

당 주의 ⚠️ • 칼로리 **49kcal** • 단백질 **0.1g** • 나트륨 **0.1mg** • 칼륨 **24.7mg** • 인 **2.5mg**

비교적 칼륨이 적은 사과와 블루베리, 통조림 과일로 만든 아이스바입니다. 수제 아이스바는 좋아하는 과일로 당도를 조절해 만들 수 있다는 장점이 있어요. 다만 혈당 관리가 필요한 사람은 당분을 지나치게 섭취하지 않도록 주의하세요.

재료(1인분)

사과 10g
블루베리 10g
프루츠 칵테일 10g
올리고당 10g
물 20g

1. 사과는 껍질을 벗기고 깍둑썰기해 물에 2시간 이상 담갔다가 물기를 뺀다. 프루츠 칵테일도 물기를 뺀다.
2. 사과와 블루베리, 프루츠 칵테일을 아이스바 틀에 담는다.
3. 물과 올리고당을 잘 섞어 과일을 담은 아이스바 틀에 붓는다.
4. 냉동실에서 6시간 이상 얼린다.

•• **알아두세요**

프루츠 칵테일 외에 다른 통조림 과일을 사용해 다양하게 즐겨도 좋습니다.

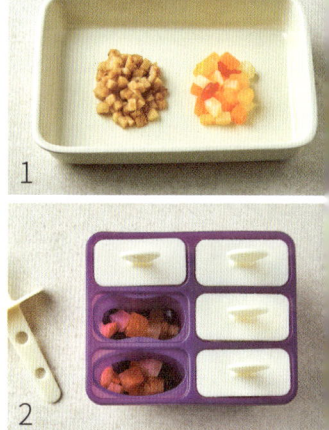

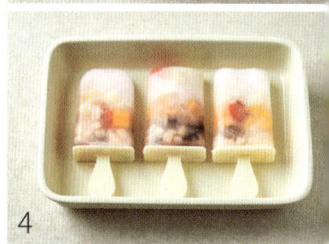

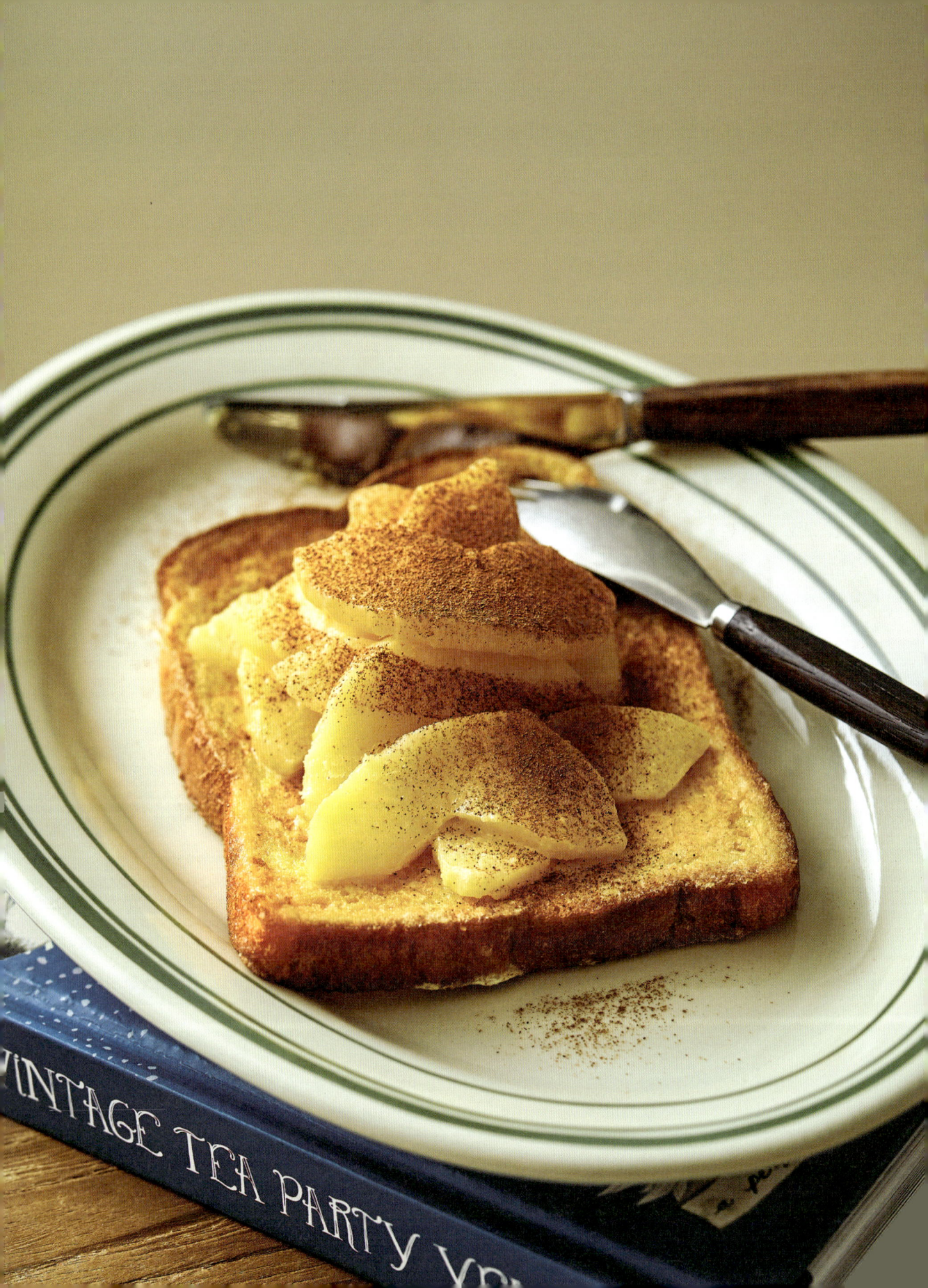

프렌치토스트와 사과조림

당 주의 ❗ • 칼로리 **430kcal** • 단백질 **7.4g** • 나트륨 **229mg** • 칼륨 **168.7mg** • 인 **87.8mg**

프렌치토스트의 부드러움과 사과의 아삭함이 어우러져 색다른 즐거움을 주는 메뉴예요. 식빵으로 부족한 칼로리를 보충하고, 사과로 비타민 C를 보충할 수 있습니다.

재료(1인분)

식빵 35g(1장)
달걀 30g
물 20g
계핏가루 조금
식용유 10g

사과조림

사과 80g
대체 감미료 2g
무염 버터 20g

1. 사과는 껍질을 벗기고 얇게 썰어 물에 2시간 이상 담갔다가 물기를 뺀다.
2. 팬에 무염 버터를 녹인 뒤 사과와 대체 감미료를 넣어 조린다.
3. 달걀을 곱게 풀어 물을 섞는다.
4. 식빵을 달걀물에 적셔 식용유를 두른 팬에 앞뒤로 굽는다.
5. 접시에 프렌치토스트를 담고 사과조림을 얹은 뒤 계핏가루를 뿌린다.

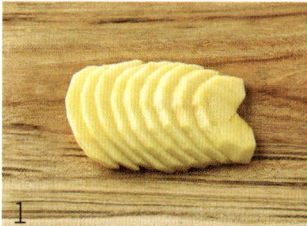
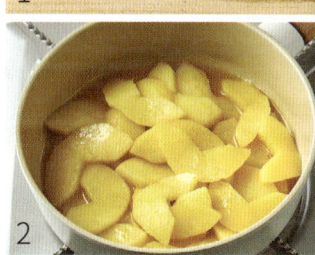
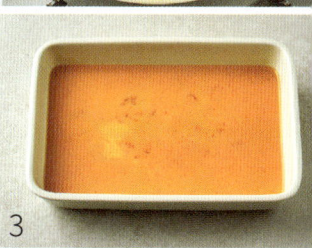
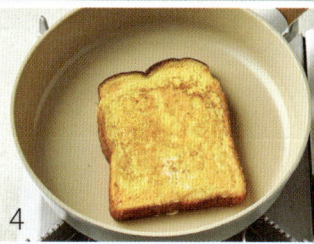

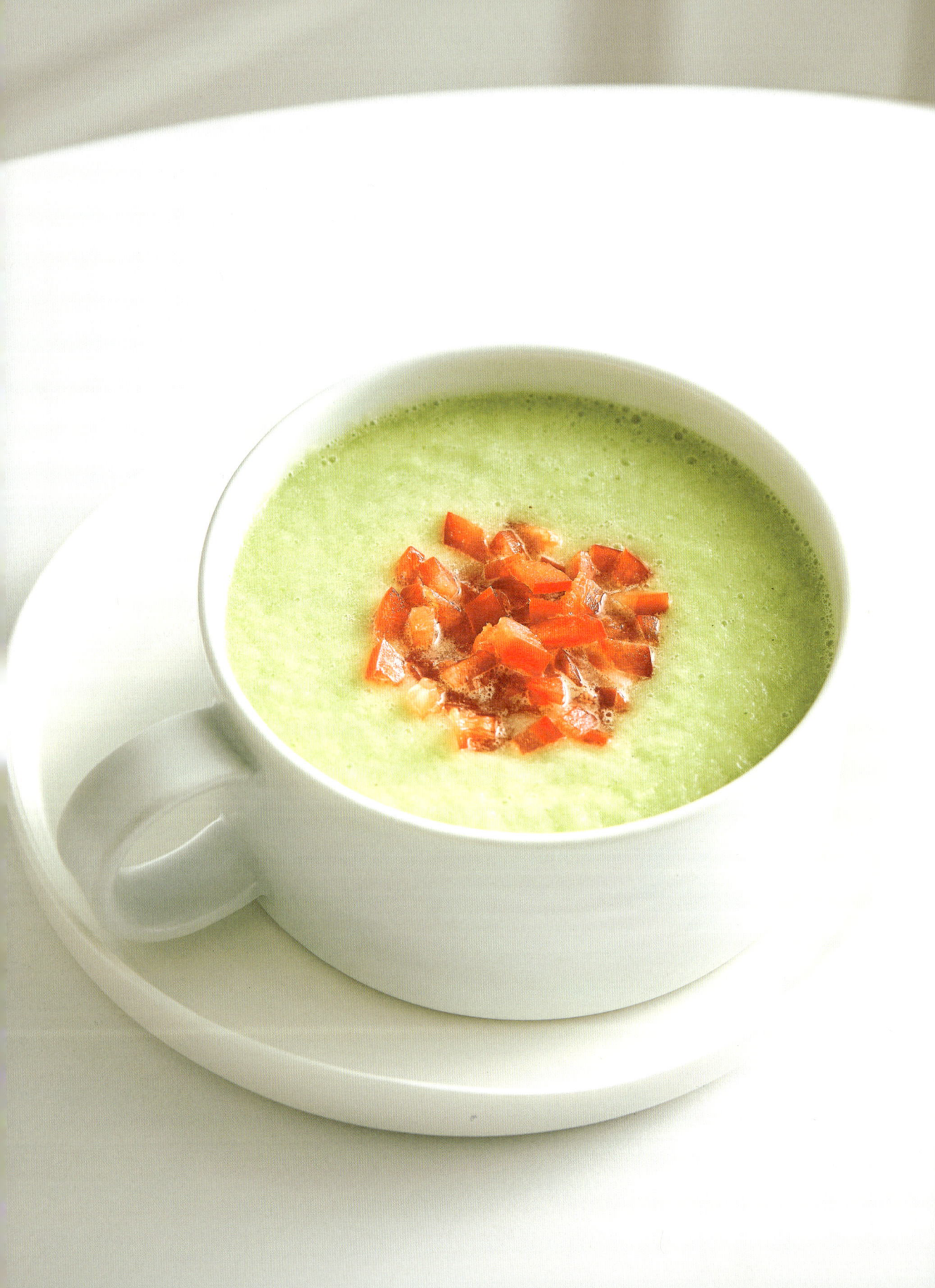

오이 냉수프

• 칼로리 **50.8kcal** • 단백질 **1.7g** • 나트륨 **111.3mg** • 칼륨 **260.8mg** • 인 **35.8mg**

스페인의 채소 수프인 가스파초를 변형한 수프입니다. 신선한 채소를 식초, 얼음과 함께 갈아서 만들어 부족한 비타민을 보충할 수 있어요. 채소를 다양하게 바꿔가며 즐기세요.

재료(1인분)

오이 140g
빨강 파프리카 10g
레몬즙 10g
올리브오일 3g
소금 조금
후춧가루 조금
얼음 20g

1 오이는 필러로 껍질을 벗기고 반 갈라 씨 부분을 도려낸 뒤 한입 크기로 썰고, 파프리카는 다진다. 모두 물에 2시간 이상 담갔다가 물기를 뺀다.
2 오이와 레몬즙, 올리브오일, 소금, 후춧가루, 얼음을 함께 믹서에 넣어 곱게 간다.
3 간 오이를 그릇에 담고 다진 파프리카를 올린다.

●● **알아두세요**
얼음의 양을 조절해 묽거나 되게 만들어도 좋아요. 원하는 농도로 만들어 즐기세요.

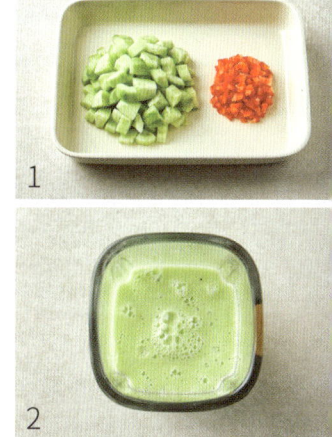
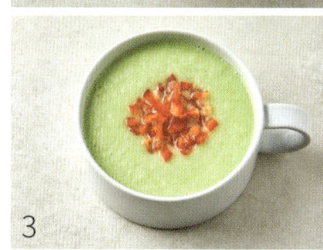

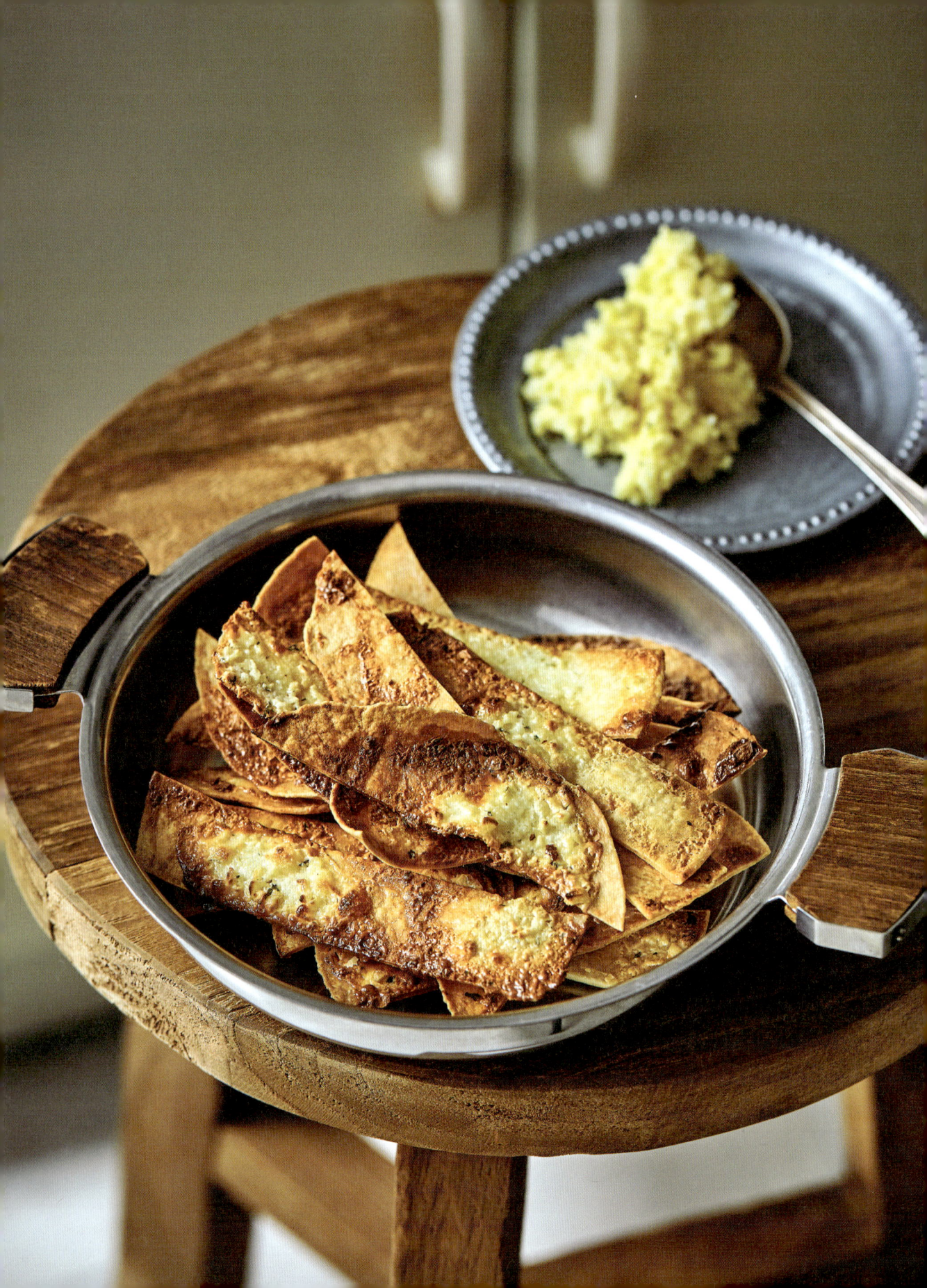

갈릭버터칩

• 칼로리 **61.2kcal** • 단백질 **2.4g** • 나트륨 **181.9mg** • 칼륨 **43.7mg** • 인 **21.3mg**

버터의 풍미와 알싸한 마늘 향, 연유의 달콤함이 고소한 토르티야와 잘 어우러진 간식입니다. 토르티야에 마늘 소스를 발라 굽기만 하면 돼 간단하게 만들 수 있어요.

재료(5인분)

토르티야 100g(5장)

마늘 소스

연유 30g
마요네즈 10g
다진 마늘 20g
파슬리가루 조금
무염 버터 50g

1. 무염 버터를 녹여서 나머지 재료와 섞어 마늘 소스를 만든다.
2. 토르티야에 마늘 소스를 바른 뒤 2cm 폭으로 길게 자른다.
3. 소스를 바른 토르티야를 185℃로 예열한 오븐에 5분간 굽는다.

●● **알아두세요**

오븐 대신 에어프라이어에 구워도 돼요. 170~175℃에서 약 10분간 구우면 적당합니다.

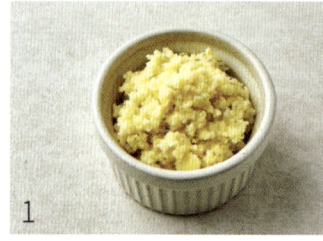
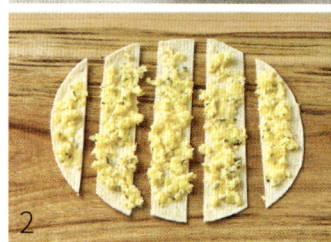
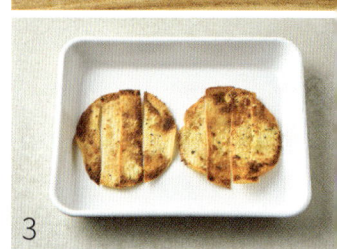

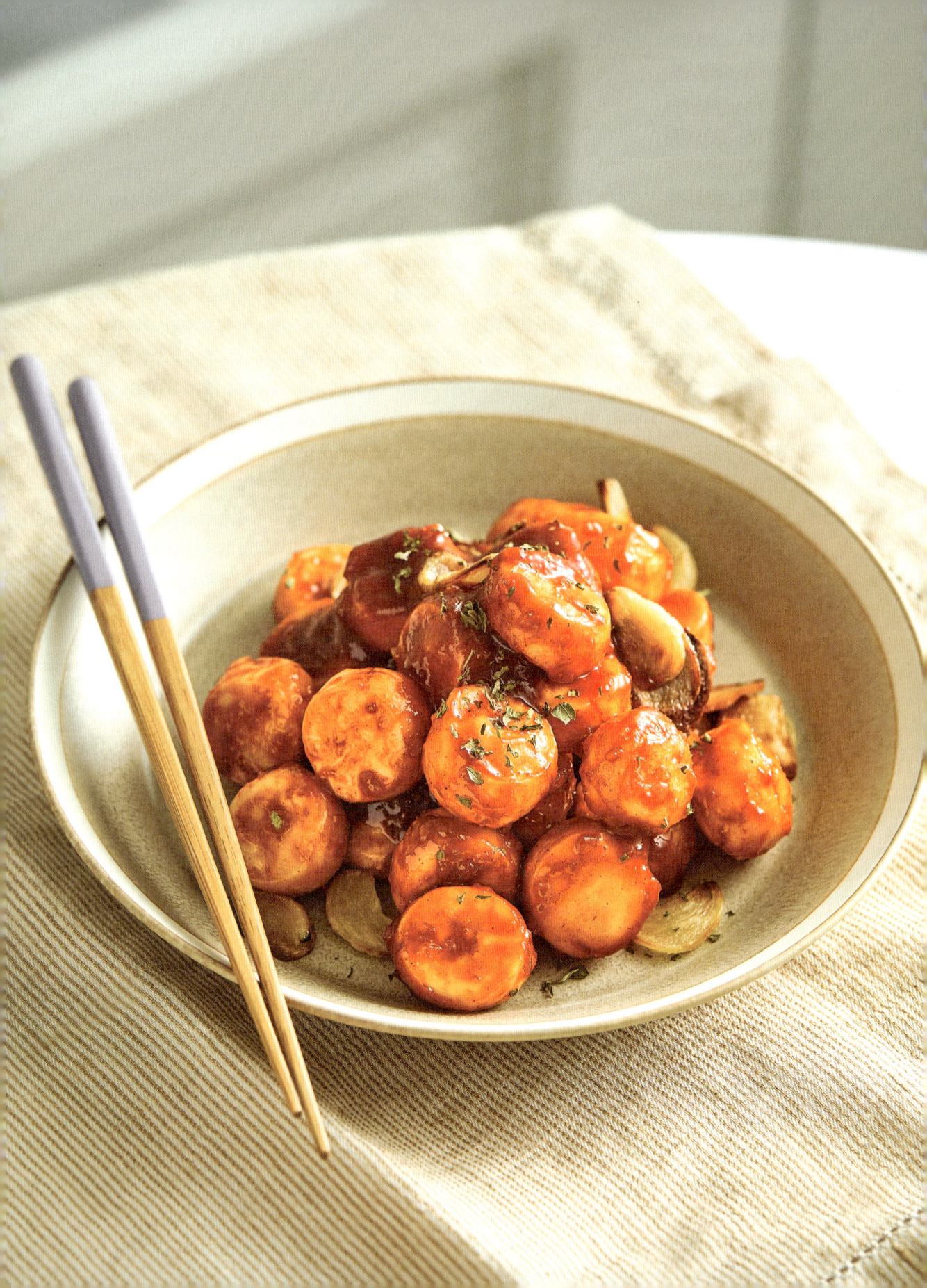

마늘칩 떡강정

• 칼로리 **314.1kcal** • 단백질 **3.9g** • 나트륨 **343mg** • 칼륨 **97.9mg** • 인 **18.4mg**

매콤달콤한 떡강정에 바삭하게 튀긴 마늘을 곁들였습니다. 마늘은 튀기면 매운맛이 사라지고 단맛이 나서 더 맛있게 먹을 수 있어요. 마늘에 풍부한 알리신은 면역력을 높이고, 인슐린의 분비를 촉진해 혈당 수치를 낮춰줍니다.

재료(5인분)

가래떡 400g
마늘 50g
파슬리가루 조금
식용유 50g

강정 양념

고추장 25g
대체 감미료 20g
올리고당 25g
다진 마늘 10g
물 25g

1. 마늘은 밑동을 잘라내고 저며 물에 2시간 이상 담갔다가 물기를 뺀다.
2. 가래떡은 1cm 두께로 썰어 끓는 식용유에 튀긴다.
3. 마늘도 끓는 식용유에 튀긴다.
4. 강정 양념 재료를 냄비에 넣고 잘 섞이도록 끓인다.
5. 튀긴 가래떡을 강정 양념에 버무려 접시에 담고, 튀긴 마늘과 파슬리가루를 뿌린다.

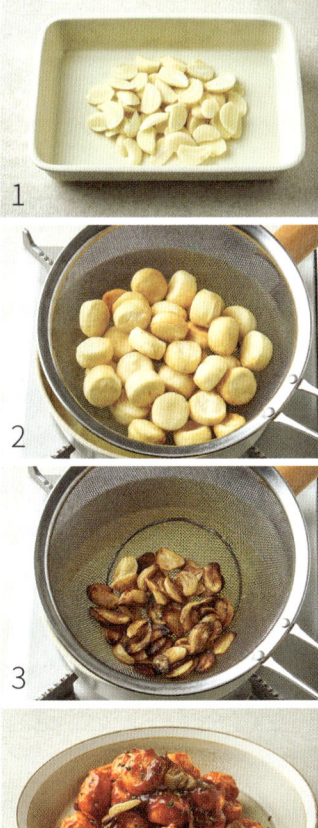
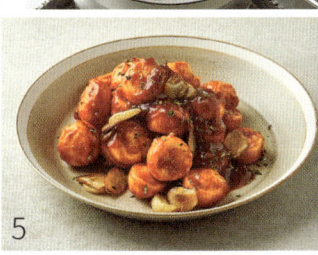

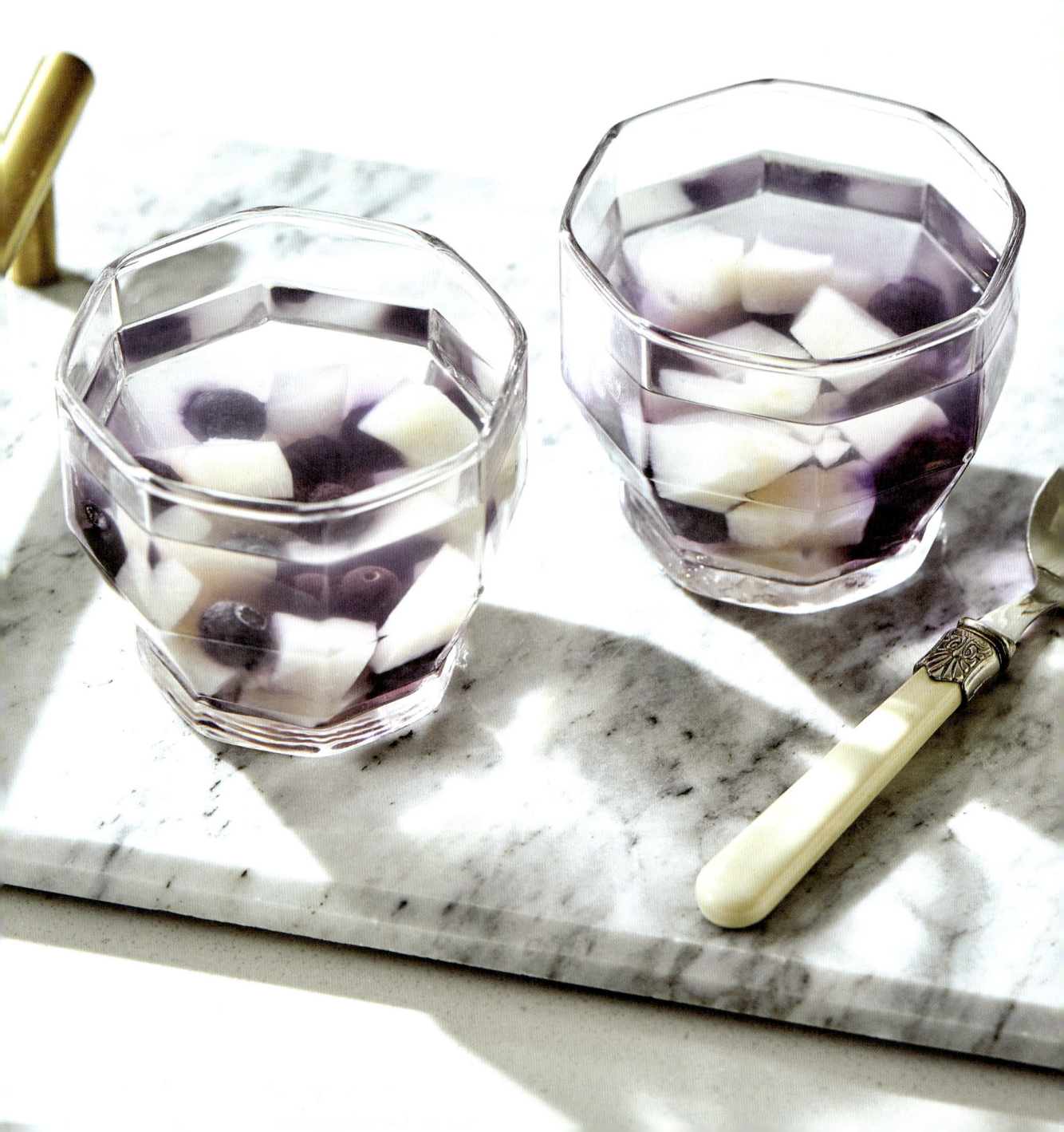

블루베리 복숭아 젤리

당 주의 ❗ • 칼로리 **53.2kcal** • 단백질 **0.2g** • 나트륨 **5.1mg** • 칼륨 **17.9mg** • 인 **4mg**

블루베리는 칼륨이 적어 콩팥병 환자가 먹기 좋은 과일입니다. 항암, 심장병 예방 등의 효과도 있어요. 통조림 과일은 생과일보다 칼륨 함량이 훨씬 적습니다. 칼륨이 걱정돼 과일을 먹기 꺼려진다면 통조림 과일을 먹는 것도 좋은 방법입니다.

재료(5인분)

통조림 복숭아(백도) 100g
블루베리 50g
판 젤라틴 10g(5장)
올리고당 50g
물 500g

1. 통조림 복숭아는 블루베리 크기로 썬다.
2. 판 젤라틴은 찬물에 10분 이상 담가 불린다.
3. 냄비에 물과 올리고당을 끓이다가 불린 젤라틴을 풀어 고루 섞는다.
4. 그릇에 과일을 담고 젤라틴 물을 부어 냉장고에서 2시간 이상 굳힌다.

●● **알아두세요**
생블루베리 대신 냉동 블루베리를 이용해도 좋습니다.

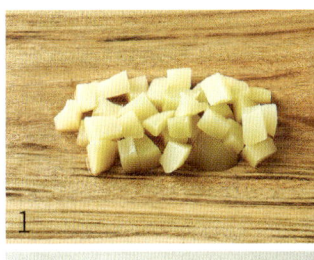
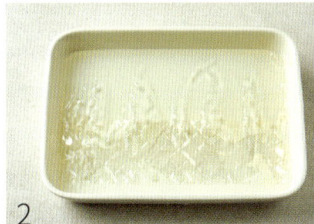
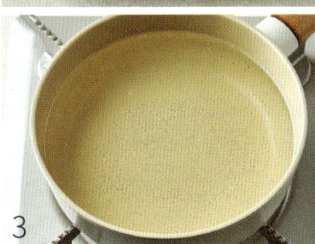
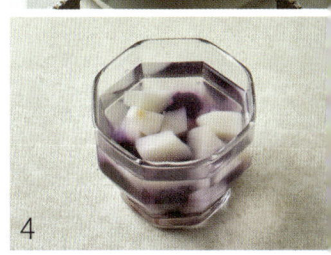

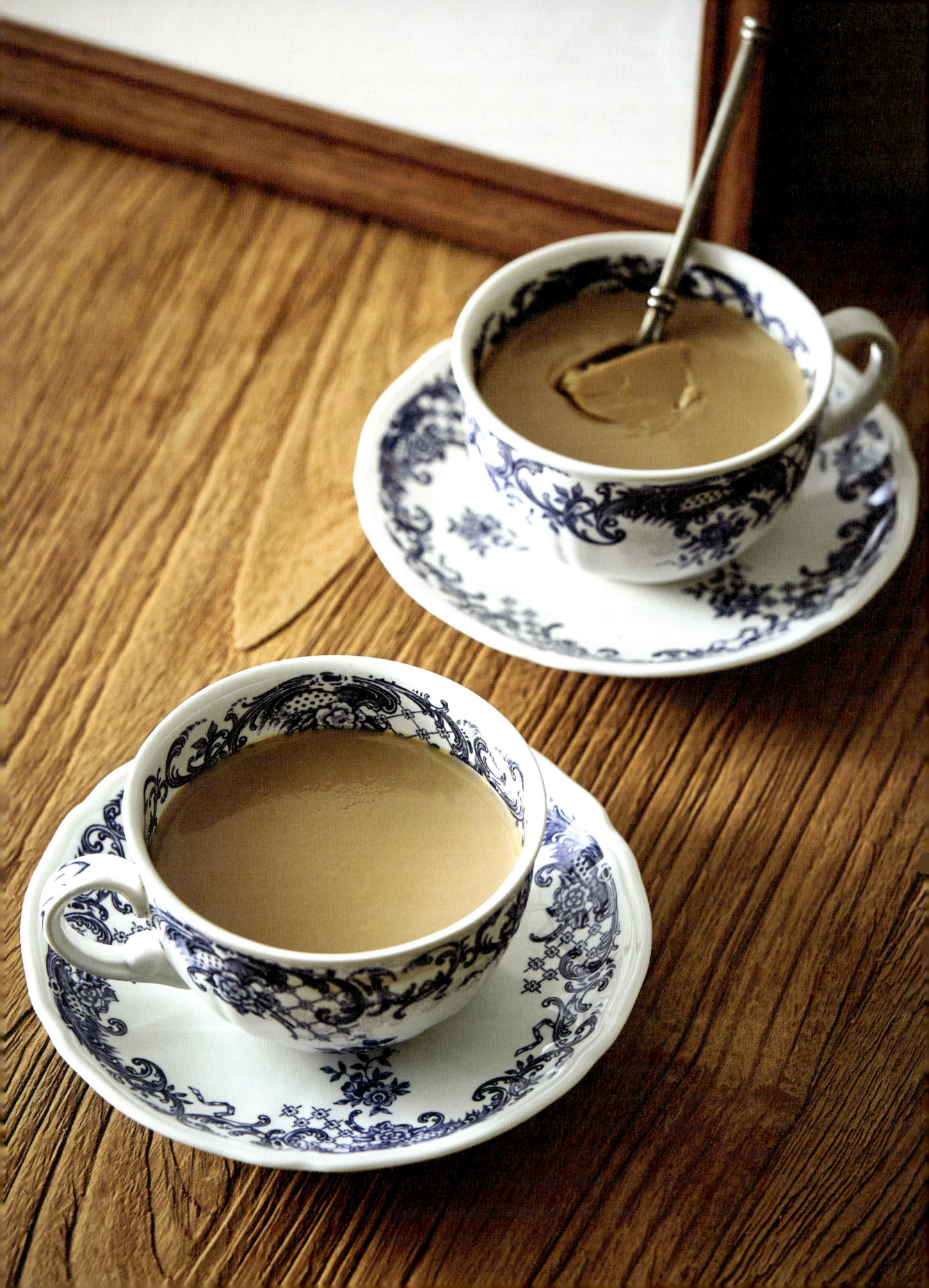

영양음료 젤리

• 칼로리 **167.6kcal** • 단백질 **2.6g** • 나트륨 **57.4mg** • 칼륨 **60.2mg** • 인 **40.8mg**

영양보충음료는 식사로 영양소를 충분히 섭취하기 어려울 때 이를 보충할 수 있는 음료로, 두유와 비슷한 맛이 납니다. 그냥 마셔도 되지만, 새로운 음료나 젤리 등을 만들 때 이용하면 좋습니다.

재료(5인분)

콩팥병 환자용 영양음료 400g(2캔)
판 젤라틴 10g(5장)

1. 판 젤라틴을 찬물에 10분 이상 담가 불린다.
2. 냄비에 콩팥병 환자용 영양음료를 끓이다가, 끓으면 불을 끄고 불린 젤라틴을 풀어 고루 섞는다.
3. 그릇에 담아 냉장고에서 2시간 이상 굳힌다.

●● **알아두세요**

콩팥병 영양음료를 끓일 때 비타민이 손실될 수 있는데, 사과와 같은 과일과 함께 먹으면 손실된 비타민을 보충할 수 있어 좋아요.

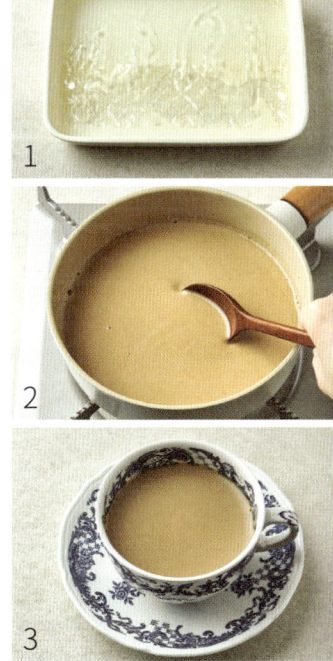

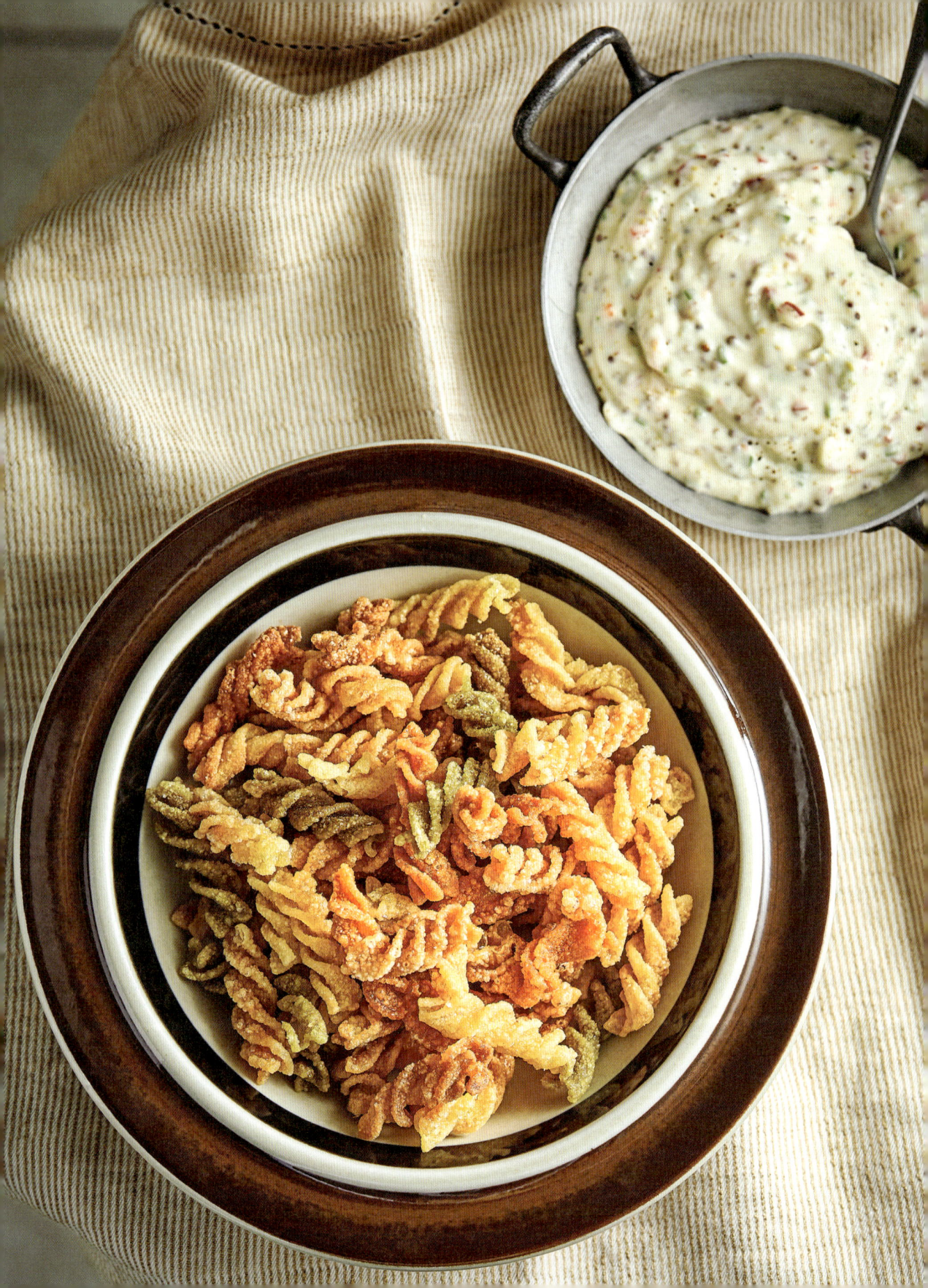

푸실리튀김과 청양마요 디핑소스

• 칼로리 **399.4kcal** • 단백질 **2.6g** • 나트륨 **125.6mg** • 칼륨 **42.1mg** • 인 **14.1mg**

파스타를 기름에 튀기면 바삭한 과자가 됩니다. 부족한 에너지를 보충할 수 있는 푸실리튀김에 청양고추 디핑소스를 곁들였어요. 청양고추의 매운 맛이 튀김의 느끼함을 잡아줍니다.

재료(5인분)

삼색 푸실리 75g
식용유 100g

청양마요 디핑소스

청양고추 20g
붉은 고추 20g
마요네즈 116.5g
홀그레인 머스터드 10g
레몬즙 10g
대체 감미료 5g

1. 푸실리는 끓는 물에 15분 정도 삶아 물기를 뺀다.
2. 청양고추와 붉은 고추는 씨를 빼고 다져 물에 2시간 이상 담갔다가 물기를 뺀다.
3. 팬에 식용유를 푸실리가 반 정도 잠길 만큼 부어 끓인 뒤 푸실리를 튀긴다.
4. 다진 청양고추와 붉은 고추, 나머지 청양마요 디핑소스 재료를 섞어 푸실리튀김에 곁들인다.

●● **알아두세요**

푸실리 외에 펜네, 콘킬리에, 리가토니 같은 쇼트 파스타를 사용해도 좋아요. 마요네즈는 칼로리와 지방이 많으므로 많이 먹지 않는 것이 좋습니다.

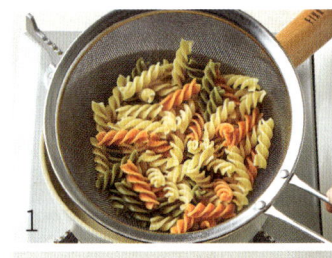
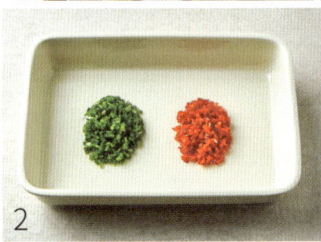
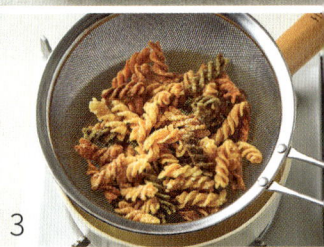
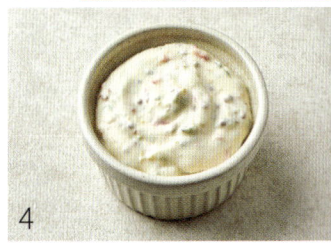

영양학 전문가가 알려주는 저염·저칼륨 식사법

콩팥병을
이기는 매일 밥상

지은이 | 어메이징푸드
　　　 (박현진 이현호 송연주 박유미 이정은)

사진 | 박동민 윤승혁(810스튜디오)
푸드스타일리스트 | 김미은(스튜디오 사슴 @studio.saseum)
어시스트 | 노정아

책임 편집 | 김연주
디자인 | 오은진 한송이
마케팅 | 황기철 이진목 안효원

인쇄 | 금강인쇄

초판 1쇄 | 2022년 2월 7일
초판 12쇄 | 2025년 10월 20일

펴낸이 | 이진희
펴낸곳 | (주)리스컴

주소 | 서울시 강남구 테헤란로87길 22, 7층(삼성동, 한국도심공항)
전화번호 | 대표번호 02-540-5192
　　　　　 편집부 02-544-5194
FAX | 0504-479-4222
등록번호 | 제2-3348

ISBN 979-11-5616-295-7 13590
책값은 뒤표지에 있습니다.

블로그
blog.naver.com/leescomm

인스타그램
instagram.com/leescom

유튜브
www.youtube.com/c/leescom

유익한 정보와 다양한 이벤트가 있는 리스컴 SNS 채널로 놀러오세요!